广义流行病学

主审 张永红
主编 滕国兴 许 锬 张绍艳

苏州大学出版社

图书在版编目(CIP)数据

广义流行病学/滕国兴,许锬,张绍艳主编. —苏州:苏州大学出版社,2016.2 (2017.6.重印)
ISBN 978-7-5672-1676-1

Ⅰ.①广… Ⅱ.①滕…②许…③张… Ⅲ.①流行病学 Ⅳ.①R18

中国版本图书馆 CIP 数据核字(2016)第 038415 号

内 容 简 介

本书由上、下两篇组成。上篇由广义流行病学的概念、广义流行病学理论体系和医学科学研究的质量控制三章组成,主要介绍了广义流行病学的内涵、外延、用途、特点、指导理论、应用理论、应用技术、系统工程、研究过程中可能存在的误差及其控制方法。下篇由描述性研究、分析性研究、实验性研究、理论性研究四大部分共二十三章组成,分类介绍了各种流行病学研究方法的概念、用途和特点,重点介绍了事件个例调查、事件暴发调查、事件普查、事件筛查、事件随机抽样调查、事件重点调查、事件典型调查、事件流行病学监测、事件年报资料研究、事件前瞻性调查、事件定期调查、因素-事件研究、事件-因素研究、因素-事件-因素研究、临床治疗试验、临床预防试验、诊断试验、检测试验及概念、判断、推理、论证等常用的研究方法。

书　　名:	广义流行病学
主　　编:	滕国兴　许　锬　张绍艳
责任编辑:	倪　青
出版发行:	苏州大学出版社(Soochow University Press)
地　　址:	苏州市十梓街1号　邮编:215006
印　　装:	虎彩印艺股份有限公司
网　　址:	http://www.sudapress.com
邮购热线:	0512-67480030
销售热线:	0512-65225020
开　　本:	787mm×1092mm　1/16　印张:20.75　字数:499千
版　　次:	2016年2月第1版
印　　次:	2017年6月第2次印刷
书　　号:	ISBN 978-7-5672-1676-1
定　　价:	48.00元

凡购本社图书发现印装错误,请与本社联系调换。服务热线:0512-65225020

《广义流行病学》编委会

主审 张永红

主编 滕国兴 许 锬 张绍艳

编委（以姓氏笔画为序）

王　宁（中国疾病预防与控制中心）

王　华（江苏省昆山市疾病预防与控制中心）

王莉莉（福建出入境检验检疫局福州机场办事处）

孔芳芳（江苏省苏州市沧浪区疾病预防与控制中心）

白明华（江苏省苏州市人口与计划生育委员会）

庄晓伟（上海市静安区精神卫生中心）

杨　晨（苏州市相城区疾病预防与控制中心）

何志强（江苏省苏州市疾病预防与控制中心）

许　锬（苏州大学流行病学与卫生统计学教研室）

许寒冰（江苏省昆山市疾病预防与控制中心）

张绍艳（苏州大学流行病学与卫生统计学教研室）

陈雪琴（江苏省如东县疾病预防与控制中心）

陈　黎（苏州大学附属第一医院）

闻　俊（江苏省常熟市疾病预防与控制中心）

秦雅楠（苏州市广济医院）

蒋国钦（浙江省绍兴市第一人民医院）

滕国兴（苏州大学流行病学与卫生统计学教研室）

编写说明

随着流行病学的应用范围由"人群的疾病与健康"逐渐扩大到"一切公共卫生问题",各式各样的流行病学分支教材或书籍应运而生。为了使医学专业及与人类健康相关专业更好地传授、学习、掌握、应用流行病学,我们从辩证逻辑的立场出发,应用形式逻辑的基本方法及其原理,对流行病学的分支书籍进行了全面剖析,取其精华,弃其糟粕,提出了"广义流行病学"这一概念。

提出"广义流行病学"这一概念出于以下原因:

第一,适用的对象为各级各类医学专业及与人类健康相关的专业。

第二,研究的对象由"人间"扩展到"物间"。

第三,研究的范围由"人类的疾病与健康"逐渐扩大到"一切公共卫生问题"。

第四,研究的内容扩展为四个方面,包括一切公共卫生问题的发生、发展和分布规律,某个或某些因素与某个或某些公共卫生问题关联的有无、关联性质及关联强度,应对公共卫生问题的策略和措施,总结、完善流行病学的自身理论体系。

第五,具体研究方法由几个扩展到几十个。

第六,"三间"的特征变化:对时间的特征进行了调整;对空间的特征进行了分类;将"人间"扩展为"物间",并对人物、动物、植物、食物、药物、矿物、饮料等的特征进行了归类简介。

第七,统计学指标由"人群的疾病和死亡测量指标"扩展到"公共卫生问题测量指标的分类"。

第八,因素的研究由"病因"扩展到"公共卫生问题的影响因素",包括促进因素、抑制因素和无关因素。

第九,应对方针由"重视措施,轻视策略"转到"策略与措施并重"。

由于上述调整,流行病学的用途不断扩大。

由于我们对相关理论知识的掌握程度有限、流行病学实践经验和编写专著经验的匮乏,加上写作水平有限,书中可能存在这样或那样的问题,殷切期盼广大读者不吝指教,提出建设性的意见或建议。

滕国兴
2015 年 6 月

目 录

上篇 广义流行病学概述

第一章 广义流行病学的概念 ·········· 1
- 第一节 广义流行病学的定义 ·········· 1
- 第二节 广义流行病学研究的问题 ·········· 3
- 第三节 广义流行病学研究的内容 ·········· 6
- 第四节 广义流行病学的研究方法 ·········· 10
- 第五节 医学科学研究的系统工程 ·········· 12

第二章 广义流行病学理论体系 ·········· 15
- 第一节 概述 ·········· 15
- 第二节 广义流行病学应用理论 ·········· 16
- 第三节 广义流行病学应用技术 ·········· 19
- 第四节 流行病学研究的系统工程 ·········· 20

第三章 医学科学研究的质量控制 ·········· 23
- 第一节 医学科学研究方法的局限性 ·········· 23
- 第二节 医学科学研究的误差 ·········· 24
- 第三节 代表性误差及其控制方法 ·········· 26
- 第四节 准确性误差及其控制方法 ·········· 29
- 第五节 均衡性误差及其控制方法 ·········· 31

下篇 广义流行病学研究方法

第四章 描述性研究 ·········· 34
- 第一节 概述 ·········· 34
- 第二节 描述性研究的基本步骤 ·········· 36
- 第三节 描述性研究方法 ·········· 39
- 第四节 "三间"的主要特征 ·········· 42

第五章 描述性研究常用统计指标 ·········· 44
- 第一节 概述 ·········· 44
- 第二节 常用的总数指标和比(例)指标 ·········· 48

第三节　常用的期间指标——发生率 ·· 51
　　第四节　常用的时点指标——现有率 ·· 54
　　第五节　常用的平均数和离散指标 ·· 57
　　第六节　率的标准化 ·· 59

第六章　公共卫生事件的发生、发展、分布规律 ·· 62
　　第一节　规律的概念 ·· 62
　　第二节　公共卫生事件发生的基本规律 ·· 63
　　第三节　公共卫生事件发展的基本规律 ·· 66
　　第四节　公共卫生事件的时间分布规律 ·· 71
　　第五节　公共卫生事件的空间分布规律 ·· 74
　　第六节　公共卫生事件的人间分布规律 ·· 76

第七章　现场流行病学调查 ·· 78
　　第一节　概述 ·· 78
　　第二节　现场流行病学调查的三个时期 ·· 80
　　第三节　公共卫生事件的个案调查 ·· 81
　　第四节　疾病的暴发调查 ··· 84
　　第五节　现场调查结果的归纳推理 ·· 91

第八章　现况流行病学调查 ·· 93
　　第一节　概述 ·· 93
　　第二节　公共卫生事件普查与公共卫生事件筛查 ···································· 97
　　第三节　公共卫生事件抽样调查 ·· 100
　　第四节　公共卫生事件概率抽样调查 ··· 103
　　第五节　公共卫生事件非概率抽样调查 ·· 105
　　第六节　公共卫生事件多级综合抽样调查 ··· 108

第九章　纵向流行病学调查 ·· 109
　　第一节　概述 ·· 109
　　第二节　常用纵向流行病学调查方法 ··· 114
　　第三节　纵向流行病学调查的基本步骤 ·· 116

第十章　预测性流行病学调查 ·· 119
　　第一节　概述 ·· 119
　　第二节　生态流行病学调查 ·· 122
　　第三节　流行病学侦察 ··· 124
　　第四节　流行病学数学模型 ·· 125

第十一章　分析性研究 ·· 128
　　第一节　概述 ·· 128
　　第二节　影响因素 ··· 129
　　第三节　因素与事件关系学说 ··· 132

第四节　影响因素研究的基本步骤 ·· 134
　　第五节　建立关系假设的基本方法 ·· 134
　　第六节　关系推断的基本原则 ·· 136
第十二章　事件-因素研究 ·· 138
　　第一节　概述 ··· 138
　　第二节　事件-因素研究的基本步骤 ·· 140
　　第三节　事件-因素研究的资料统计分析 ·· 147
第十三章　因素-事件研究 ·· 153
　　第一节　概述 ··· 153
　　第二节　因素-事件研究的基本步骤 ·· 156
　　第三节　因素-事件研究的资料统计分析 ·· 161
第十四章　分析性研究的衍生方法 ·· 166
　　第一节　概述 ··· 166
　　第二节　巢式病例对照研究的基本步骤 ··· 170
　　第三节　巢式病例对照研究的结果分析 ··· 172
第十五章　实验性研究 ··· 174
　　第一节　概述 ··· 174
　　第二节　主要实验性研究方法 ·· 177
　　第三节　实验性研究的基本步骤 ··· 179
第十六章　应对公共卫生事件的策略与措施 ··· 185
　　第一节　概述 ··· 185
　　第二节　疾病的三要素预防 ··· 189
　　第三节　传染病的三环节预防 ·· 192
　　第四节　疾病的三级预防 ·· 199
第十七章　临床治疗试验 ··· 203
　　第一节　概述 ··· 203
　　第二节　临床治疗试验的基本步骤 ··· 205
　　第三节　临床治疗试验的结果分析 ··· 211
第十八章　临床预防试验 ··· 213
　　第一节　概述 ··· 213
　　第二节　预防试验的基本步骤 ·· 215
　　第三节　预防试验的结果分析 ·· 220
第十九章　诊断试验与检测试验 ·· 223
　　第一节　概述 ··· 223
　　第二节　诊断试验和检测试验的基本步骤 ··· 229
　　第三节　试验结果的有效性分析 ··· 233
　　第四节　诊断试验与检测试验的综合评价 ··· 237

第二十章　综合防制试验（试点） ····· 239
第一节　概述 ····· 239
第二节　综合防制试验的基本步骤 ····· 241
第三节　综合防制试验的结果分析 ····· 246

第二十一章　流行病学的理论性研究 ····· 249
第一节　概述 ····· 249
第二节　理论性研究方法 ····· 253
第三节　理论性研究的基本步骤 ····· 256

第二十二章　概念和形式逻辑基本规律 ····· 258
第一节　概念概述 ····· 258
第二节　明确概念的方法 ····· 260
第三节　形式逻辑基本规律 ····· 269

第二十三章　判断 ····· 273
第一节　概述 ····· 273
第二节　简单判断 ····· 277
第三节　复合判断 ····· 282

第二十四章　演绎推理 ····· 288
第一节　概述 ····· 288
第二节　简单判断推理 ····· 289
第三节　直言判断推理 ····· 293
第四节　复合判断推理 ····· 296

第二十五章　归纳推理与类比推理 ····· 303
第一节　归纳逻辑 ····· 303
第二节　归纳推理 ····· 305
第三节　类比推理 ····· 310

第二十六章　论证 ····· 313
第一节　概述 ····· 313
第二节　证明 ····· 317
第三节　反驳 ····· 318
第四节　谬误 ····· 321

上篇 广义流行病学概述

第一章 广义流行病学的概念

"流行病学"一词的英文"Epidemiology"来自希腊语,由"epi""dem""ology"三个词素组成。"epi"——在……中、周围(among);"dem"——人群(people);"ology"——学问、科学(science)。"Epidemiology"一词的直译是"人群中医学问题的学问"。可见,只从字面很难准确理解"流行病学"这一概念,往往容易产生错误的理解。

概念是反映思维对象的本质属性和分子范围的思维形式。概念对思维对象本质属性的反映,即内涵(定义),它回答了"思维对象是什么"的问题;概念对思维对象分子范围的反映,即外延(范围),它回答了"哪些是思维对象"的问题。

本章将回答下列问题:什么是流行病学?流行病学研究什么问题?流行病学研究什么内容?流行病学有哪些研究方法?流行病学有哪些研究过程?

第一节 广义流行病学的定义

一、国际流行病学定义的演变

1927年,Frost的定义:"流行病学是关于传染病的人群现象或传染病自然史的科学。"

1927年,苏联的定义:"流行病学是研究疾病流行的科学。它是研究疾病流行发生及发展的原因,阐明促进流行蔓延的条件,并制订以科学材料及实际材料为依据的防止流行的方法。"

1931年,英国人Stallybrass的定义:"流行病学是关于传染病的发生原因、传播蔓延条件以及预防措施的学科。"

1936年,苏联出版的《流行病学总论教程》中的定义:"流行病学是研究疾病发生流行的原因、规律及扑灭的条件,并研究与流行做斗争的措施。"

1949年,苏联出版的《流行病学总论》中的定义:"流行病学是研究疾病流行规律的科学。它把理论性研究及概括的材料转化为合理的,也就是有科学根据的、实用性防疫措施的形式。"

1951年,Maxcy的定义:"流行病学是研究那些决定人群中传染过程的因子,及影响疾病和生理状态的频率与分布条件的学科。"

1958年,苏联出版的《流行病学教程》中的定义:"流行病学是一门研究以传染病在人群中发生、传播与终止为基础的客观规律以及研究预防与消灭传染病方法的科学。"苏联出版的《流行病学讲义》中的定义:"流行病学是研究传染病在人群中发生、传播及消灭的原因,并拟定有科学根据的,也就是合理的预防及消灭传染病的措施的科学。"

1960年,在布拉格召开的国际流行病学学术会议上,关于流行病学的定义,发生了激烈而尖锐的争论。大部分苏联及东欧国家的流行病学家主张,流行病学研究问题的范围限于传染病;而许多西方国家的流行病学家主张,流行病学研究范围不限于传染病。会议无法统一流行病学的定义,于是形成了两个定义。一派坚持限于传染病,定义为:"流行病学是研究在自然情况下人群中传染病发生的原因和传播途径,并将研究所得的知识用于传染病的控制、预防和最终消灭。"另一派认为可以研究任何疾病,定义是:"流行病学是研究人群中疾病的发生频率及影响发生频率的条件的科学。"

1966年,金光正次在《流行病学及其应用》中的定义:"流行病学是以人群为对象,从宿主、病因、环境方面,综合探讨人群的健康及异常原因,以谋求促进健康和预防异常的科学。"

1970年,MacMahon在《流行病学原理及方法》中的定义:"流行病学是研究人群中疾病的频率、分布及决定因子的科学。"

1973年,山本俊一在《流行病学总论》中的定义:"流行病学是研究人群中与健康有关事件的发生频率和规律的科学。"

1973年,Lowe在《流行病学教学方法指南》中的定义:"流行病学是研究决定疾病人群中频率和分布的因素的科学。"

1980年,Lilienfeld的定义:"流行病学是研究人群群体中疾病的表现形式(表型)及影响这些表型的因素的科学。"

1983年,Last主编的《流行病学辞典》中的定义:"流行病学研究在人群中与健康有关状态和事件的分布及决定因素,以及应用这些研究以维持和促进健康的问题。"

二、我国流行病学定义的演变

苏德隆主编的《流行病学》第一版(1960)和第三版(1964)中的定义分别为:"流行病学是研究传染病在人群中的传播规律以及将其彻底消灭的措施的科学。""流行病学是医学中的一门学科,它研究疾病的分布、生态学及防治对策。"

钱宇平主编的《流行病学》第一版(1981)与第二版(1986)中的定义分别为:"流行病学是医学中的一门学科,研究疾病的分布及影响分布的因素,借以探索病因,阐明流行规律,拟定防制对策并验证防制效果。""流行病学是研究人群中疾病与健康状况的分布及其决定因素和预防疾病及保健对策的科学。"

连志浩主编的《流行病学》第三版(1992)、李立明主编的《流行病学》第四版至第六版(1999、2004、2007)以及詹思延主编的《流行病学》第七版(2013)中的定义为:"流行病学是研究人群中疾病与健康状况的分布及其影响因素,并研究防制疾病及促进健康的策略和措施的科学。"

三、流行病学的一些重要分支

流行病学的重要分支包括传染病流行病学、慢性病流行病学、地方病流行病学、动物病流行病学、遗传病流行病学、职业病流行病学、老年病流行病学、妇女病流行病学、口腔病流行病学、肿瘤流行病学、临床流行病学、精神卫生流行病学、环境卫生流行病学、食品卫生流行病学、营养卫生流行病学、劳动卫生流行病学、辐射卫生流行病学、生殖卫生流行病学、社会流行病学、血清流行病学、分子流行病学、地理流行病学、气候流行病学、景观流行病学、健康流行病学、生态流行病学、药物流行病学、伤害流行病学、管理流行病学、行为流行病学、人类基因组流行病学、感染性疾病流行病学、突发公共卫生事件流行病学等。

四、广义流行病学的内涵

（一）广义流行病学的定义

广义流行病学又称一般流行病学或普通流行病学或医学科学研究学,简称流行病学,是一门研究一切公共卫生问题的发生规律、发展规律、分布规律、影响因素、应对策略和措施、理论体系的科学。流行病学研究的最终目的是保护与改善人类的生存环境、促进健康、防治疾病。

（二）广义流行病学定义的诠释

（1）研究的对象：人类→一切动物→一切生物→一切物质→一切事物。

（2）研究的问题：人类传染性疾病→人类疾病→人类疾病与健康→一切公共卫生事件。

（3）研究的内容：公共卫生事件的发生规律、发展规律、分布规律、影响因素、应对策略与措施以及自身的理论体系。

（4）研究的方法：描述性研究、分析性研究、实验性研究、理论性研究。

（5）研究的本质：揭示现象、分析原因、研究对策、理论总结。

（6）最终的目的：保护与改善人类的生存环境、促进人类健康、防制人类疾病。

（三）流行病学研究的四个阶段

第一阶段——揭示现象;第二阶段——分析原因;第三阶段——制定对策;第四阶段——理论总结。

第二节 广义流行病学研究的问题

广义流行病学是研究一切公共卫生问题的学科。也就是说,广义流行病学应用的范围是一切公共卫生问题或一切医学问题。

那么,我们首先必须弄清楚:什么是公共卫生问题？哪些属于公共卫生问题？

一、公共卫生问题的定义

"公",这里指的是"公众""民众""公家""老百姓""大家""大伙儿""人人"等意义。

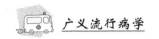

"共",这里指的是"共同""合共""拢共""统统""普遍""都""一同""一起""一齐"等意义。

"卫生问题"是指与保护和改善人类生存环境、促进人类健康、防制人类疾病息息相关的一切事物。

因此,公共卫生问题是指人民大众普遍关心的与保护和改善人类生存环境、促进人类健康、防制人类疾病息息相关的一切事物。

二、公共卫生问题的分类

按照公共卫生问题主要性质的不同,大致可分为四大类:人类健康问题、人类疾病问题、人类生存环境问题、突发公共卫生问题。

三、人体健康

(一) 人体健康的定义

人体健康是指在特定的时间、空间、人间范围内,组成人体的要素齐全、形态正常、结构合理、关系协调、功能满足基本需要。

(二) 人体健康的划分

按照性别的不同,人体健康可分为男性健康和女性健康;按照发育阶段的不同,人体健康可分为胎儿健康、新生儿健康、幼儿健康、儿童健康、少年健康、青年健康、壮年健康和老年健康;按照种族的不同,人体健康可分为黄色人种健康、白色人种健康、黑色人种健康和棕色人种健康等;按照民族的不同,人体健康可分为不同民族人体健康;按照国家的不同,人体健康可分为不同国家人体健康;按照地域的不同,人体健康可分为不同地区人体健康;按照组成人体要素(系统)的不同,人体健康可分为运动系统健康、消化系统健康、呼吸系统健康、生殖系统健康、泌尿系统健康、血液循环系统健康、内分泌系统健康、免疫防护系统健康、感官系统健康、神经系统健康;按照组成人体要素(器官)的不同,人体健康可分为若干个器官健康;按照组成人体要素(组织)的不同,人体健康可分为若干个组织健康;按照组成人体要素(细胞)的不同,人体健康可分为若干个细胞健康;按照人类数量的不同,可分类为个体健康和群体健康;按照人体是否处于特殊情况下,可分为一般人体健康和特殊人体健康(如孕妇);等等。

四、人体疾病

(一) 人体疾病的定义

人体疾病是指人体在必要原因及诸多辅助原因的共同作用下,人体自稳调节功能发生紊乱,使人体的要素、形态、结构、关系、功能等发生异常变化的生命活动过程,并表现为症状、体征和行为的异常。

(二) 人体疾病的划分

按照疾病发生在人类发育阶段的不同,可分为胎儿疾病、新生儿疾病、幼儿疾病、儿童疾病、少年疾病、青年疾病、壮年疾病和老年疾病;按照疾病发生在人体组成要素的不同,可划分为运动系统疾病、消化系统疾病、呼吸系统疾病、生殖系统疾病、泌尿系统疾病、血液循环系统疾病、免疫防护系统疾病、感官系统疾病、神经系统疾病;按照疾病发生在各个系统组成要素的不同,可划分为各个系统若干个细胞、组织、器官的疾病,如:白血病、结缔组织疾病、肝脏疾病等;按照疾病侵害各个系统及其组成要素功能的不同,可分为若干个异常生理功能疾病,如:生殖功能障碍等;按照疾病发生在一个还是多个系统,可划分为全身性疾病和局部性疾病;按照疾病发生率或现有率的高低,可划分为多发性疾病和少发性疾病;按照疾病发生作用期的长短,可划分为急性疾病和慢性疾病;按照疾病是否有传染性,可划分为传染性疾病和非传染性疾病;按照疾病是否遗传给子代,可划分为遗传性疾病和非遗传性疾病;按照疾病发生的必要原因的性质不同,可划分为生物性疾病、化学性疾病、物理性疾病和综合原因性疾病;按照疾病发生的必要原因的来源不同,可划分为内源性疾病、外源性疾病;按照患病人性别的不同,可划分为男性疾病、女性疾病;等等。

五、人类生存环境

(一) 人类生存环境的定义

人类生存环境是指围绕着人群的空间,可直接或间接影响人类生存和发展的全部内外条件的总和。

(二) 人类生存环境的划分

按照人类机体内、外部的不同,人体生存环境可分为人体内部环境和人体外部环境;按照人类性别的不同,人体内部环境可分为男性内环境和女性内环境;按照发育阶段的不同,人体内部环境可分为胎儿内部环境、新生儿内部环境、幼儿内部环境、儿童内部环境、少年内部环境、青年内部环境、壮年内部环境和老年内部环境;按照种族的不同,人体内部环境可分为黄色人种内部环境、白色人种内部环境、黑色人种内部环境和棕色人种内部环境等;按照民族的不同,人体内部环境可分为不同民族人体内部环境;按照国家的不同,人体内部环境可分为不同国家人体内部环境;按照地域的不同,人体内部环境可分为不同地区人体内部环境;按照人类机体生理、病理状态的不同,人体内部环境可分为正常机体内环境、异常机体内环境和特殊机体内环境。按照人类外部环境性质的不同,人体外部环境可分为自然环境、社会环境;按照人类外部自然环境性质的不同,人体外部自然环境可分为生物环境、化学环境和物理环境;按照人类外部社会环境性质的不同,人体外部环境可分为若干种社会环境,如:家庭环境、生活环境、食品环境、饮水环境、工作环境、医政环境、医疗环境、医药环境、政治环境、经济环境、军事环境、文化环境、交通环境、治安环境等;按照国家或地区的不同,人体外部环境可分为不同国家或地区的人体外部自然环境和社会环境。

六、突发公共卫生事件

(一) 突发公共卫生事件的定义

突发公共卫生事件(问题)是指突然发生,造成或者可能造成重大人员伤亡、财产损失、生态环境破坏和严重社会危害,危及公共安全的紧急事件。

（二）突发公共卫生事件的划分

（1）自然灾害：主要包括水旱灾害、气象灾害、地震灾害、地质灾害、海洋灾害、生物灾害和森林草原火灾等。

（2）事故灾难：主要包括工矿商贸等企业的各类安全事故、交通运输事故、公共设施和设备事故、环境污染和生态破坏事件等。

（3）公共卫生事件：主要包括传染病疫情、群体性不明原因疾病、食品安全和职业危害、动物疫情以及其他严重影响公众健康和生命安全的事件。

（4）社会安全事件：主要包括恐怖袭击事件、经济安全事件和涉外突发事件等。

第三节　广义流行病学研究的内容

一、广义流行病学研究的内容

广义流行病学研究的内容是指在某一或某一类公共卫生问题的医学科学研究中可能涉及哪个或哪些方面，包括发生规律、发展规律、分布规律、影响因素、应对策略和措施、理论体系六大方面。

不同公共卫生问题既有共同之处，又有各自的特点。现以人类疾病这一公共卫生问题为例，说明其共同之处。而对某一个公共卫生问题的流行病学研究，就是揭示其特点。

二、人类疾病的发生规律

（一）人类疾病发生规律的定义

人类疾病发生规律是指某一或某一类人类疾病在人群间发生的基本条件和基本过程的基本特点或特征。

（二）人类疾病发生必须具备的三个基本条件（三个要素）

（1）必要原因：即狭义病因，是指某一或某一类人类疾病发生必不可少的前提条件。

（2）易发人群：即高危人群，是指某一或某一类人类疾病发病概率较高的具有某一特征的人群。

（3）适宜环境：即影响因素，是指与某一或某一类人类疾病发生有关的诸多事物综合作用结果达到该病发生的最低限度。

（三）人类疾病发生必须经历的三个基本时期（三个时期）

（1）作用期：即传染病的潜伏期，是指从某一或某一类人类疾病必要原因进入人体到人体出现某些症状或体征的时间。

（2）事件期：即发病期，是指从某一或某一类人类疾病出现某些症状或体征到所有典型症状或体征全部出现的时间。

（3）转归期：即愈后期，是指某一或某一类人类疾病从所有典型症状或体征全部出现到出现疾病各种各样结局的时间。

三、人类疾病的发展(流行)规律

(一) 人类疾病流行的定义
人类疾病流行是指在一定时空范围内,出现某一人类疾病原发病例或继发病例的现象。

(二) 人类疾病流行的过程
人类疾病流行的过程是指某一人类疾病的必要原因(如:传染病的病原体)从各种来源(如:传染病的传染源)排出,经过一定外环境中的载体(如:传染病的传播途径),侵入易发对象(如:传染病的易感者)机体内,并不断形成新的疾病的过程。

(三) 人类疾病流行必须具备的三个基本条件(三个环节)
(1) 必要原因的来源:是指含有某一人类疾病必要原因并可以排放必要原因的物质。

(2) 必要原因进入人体的途径:是指某一人类疾病必要原因通过某种载体进入机体的路径。

(3) 易发对象:是指机体内不存在消除某一人类疾病必要原因对机体危害的特异物质的人或动物。

(四) 人类疾病流行的强度或发展程度
(1) 传染病的流行强度:散发流行、暴发流行、中等流行、大流行。

(2) 非传染病的流行强度:非病区、轻度病区、中度病区、重度病区。

四、人类疾病的分布规律

(一) 人类疾病分布规律的定义
人类疾病分布规律是指某一人类疾病在时间、空间和人间的存在形式或散布状态的特点或特征。

(二) 人类疾病的时间分布规律
(1) 短期波动性:是指某些疾病可以在小范围、短时间内出现较多相同病例,而该病发病率在较大空间、较长时间范围内呈现出小幅度波动升高的现象。

(2) 季节性:是指某些疾病在每年四季中只在某个季节发生或在某个季节多发的现象。疾病季节性也指某些疾病在每年四季中某个季节反复发作的现象。

(3) 周期性:是指某些疾病的发生率经过一个相当规律的时间间隔,呈现规律性升高的现象。周期性也指某些疾病反复发作过程中呈现发作期与缓解期交替出现的情况。发作期可为数分钟、数小时、数日、数周、数月,缓解期可长达几小时、几周、几日、几月、几年或十几年。

(4) 长期趋势性:是指在相当长的时期内,某些疾病的发生率呈现上升、持平、下降或升降交替的现象。

(三) 人类疾病的空间分布规律
(1) 普遍性:是指某种或某类疾病在世界范围内的各大洲、各个国家或地区都可发生的现象。

(2) 差异性:是指某种或某类疾病的发病率在各大洲之间、各个国家或地区之间明显不同的现象。

(3) 聚集性:是指某种或某类疾病在某些家庭、单位、地区的发病率或患病率或死亡率明显高于类似的家庭、单位、地区或高于平时的现象。

(4) 家族性：是指由于遗传、饮食、居住等内外环境因素的影响而使得某种或某类疾病只在某些家族中发生或多发的现象。一个家族中多个成员患有同一种疾病，医学上称为家族史。

(5) 职业性：是指由于职业活动接触粉尘、放射性物质和其他有毒、有害物质等因素而引起的某种或某类疾病在某些企业、事业单位和个体经济组织等用人单位的劳动者中多发的现象。

(6) 地方性（即疾病地区聚集性）：是指由于机体外部环境因素的影响，某种或某类疾病经常存在于某一地区或只在某一地区人群中发生、不需要从外地输入的现象。

(7) 统计地方性：是指由于生活习惯、卫生条件或宗教信仰等社会因素而导致一些疾病的发病率在某些地区长期显著地高于其他地区的现象。这一现象与该地区的自然条件无关。

(8) 虫媒地方性：是指由于自然环境的影响，适合于某种病原体生长发育或传播媒介生存的自然环境使该病只在某些地区存在的现象。这类疾病被称为虫媒传染病。

(9) 疫源地方性：是指某些疾病的病原体不依靠人而以自然界的野生动物为宿主延续其种属，并且在一定条件下可传染给人的现象。这种现象被称为自然疫源性，这类疾病被称为自然疫源性疾病。

(10) 地化地方性：是指由于自然环境的影响，地球表面某些微量元素分布过多或过少，使生活在该地区的人们摄入这些元素过多或过少而引起中毒或缺乏的现象。这种现象被称为地球化学性，这类疾病被称为地球化学性疾病。

(四) 人类疾病的人间分布规律

人类疾病在不同性别、年龄、种族、民族、职业、国籍、籍贯、家庭、信仰、文化水平、饮食习惯、生活习惯的人群之间存在差异性。

五、人类疾病的影响因素

(一) 人类疾病影响因素的定义

人类疾病影响因素（也称作有关因素）是指能使某一或某类人类疾病的性质、发生过程、发展程度（发生概率）、分布状态发生变化的某个或某些事物（因素）。

如果某个或某些事物（因素）能使某一或某类人类疾病的性质、发生过程、发展程度（发生概率）、分布状态发生变化，那么，就认为这个或这些事物（因素）与该（类）人类疾病存在着因果关系。

(二) 人类疾病影响因素的划分

按照与某一或某类人类疾病发生关联的有无，所有事物（因素）可分为有关因素和无关因素。

按照与某一或某类人类疾病发生关联的性质，影响因素可分为促进因素和遏制因素。

按影响因素对某一或某类人类疾病的发生作用是否必要，影响因素可分为两大类：必要影响因素和非必要影响因素。

按照与某一或某类人类疾病发生关联的大小，影响因素可分为若干等级。

按因素的来源分类，人类疾病影响因素可分为内环境因素与外环境因素。

按影响因素本身性质的不同，影响因素可分为物质性因素和事情性因素。

按照来自人体外部环境影响因素本身性质的不同，人体外部环境影响因素可分为自然因素和社会因素。

（三）人类疾病发生与各种因素的关系

任何事件的发生、发展一定有其必要原因。一个因素可能与多个事件的发生、发展有关，一个事件的发生、发展同样可能与多个因素有关。因素与事件发生、发展有三种关系：促进因素、遏制因素、无关因素。因素可能与事件发生、发展的关联强度有大有小，并随着时空的变化而变化。促进因素可分为必要因素和辅助因素。

六、人类疾病的应对措施

（一）人类疾病的管理措施与技术措施

（1）管理措施：是指为了实现具体工作目标所采取的方法、方案、制度、规则、手段等。

（2）技术措施：是指为了实现具体工作目标所应用的方法、标准、规范、手段等。例如，检查、检验措施，诊断、判断措施，预防措施，治疗措施，信息的采集、处理、传递以及防伪措施等。

（二）人类疾病的"三个要素"预防措施

（1）针对疾病发生必要原因的措施：是指在疾病发生必要原因清楚的前提下，杀灭、去除、避免、控制疾病发生必要原因的一切方法。

（2）针对疾病易发对象的措施（即疾病发生敏感对象措施）：是指机体自身固有的或自身产生的和人为施加的保护免于或减轻病因致病作用的一切措施。

（3）针对疾病发生环境影响因素的措施：是指减少或减轻各项主要辅助促进因素的作用和增加或增大各项主要遏制因素的作用的一切措施。

（三）人类疾病的"三个环节"预防措施

（1）控制必要原因（狭义病因）来源的措施：是指避免或减少必要原因（狭义病因）排放、防止或减缓人类疾病流行的一切措施。例如，通过控制传染源来预防传染病，通过控制辐射源来预防辐射病等。

（2）切断传播途径的措施：是指阻断必要原因（狭义病因）转移到易感对象机体内，从而防止或减缓人类疾病的流行的一切措施。

（3）保护易感对象的措施：是指通过机体自身固有的或自身产生的和人为施加的保护易感对象免于或减轻必要原因（狭义病因）对机体致病作用的一切措施。

（四）人类疾病的"三个级别"预防措施

（1）第一级预防：是指在人类疾病发生过程的作用期及其之前所采取的防止或降低人类疾病发生的一切措施。

（2）第二级预防：是指在人类疾病发生过程的发病期所采取的防止或减缓人类疾病流行的一切措施。

（3）第三级预防：是指在人类疾病发生的转归期所采取的争取事件最佳结局的一切措施。

七、人类疾病的理论体系

（一）人类疾病理论体系的内涵

人类疾病理论体系是指研究者对某一或某类人类疾病的客观规律进行全面而深入研究后，所形成的要素齐全、结构合理、概念明确、判断准确、推理符合逻辑规律和规则、论证充

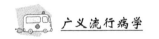

分、表述简明易懂的知识系统。

（二）人类疾病理论体系的内容

人类疾病理论体系的内容包括某一或某类人类疾病的发生规律、发展规律、分布规律、影响因素、应对策略、应对措施等。

（三）人类疾病理论体系的基本要求

人类疾病理论体系的基本要求是要素齐全、结构合理、概念明确、判断准确、推理符合逻辑规律和规则、论证充分、文字表达简明易懂。

要素齐全是指组成整体（系统）的基本部分（要素）不可或缺。结构合理是指将基本部分（要素）合理安排，使得整体（系统）优化。概念明确是指必须应用明确概念的基本方法（定义、划分、限制、概括）和规则，揭示医学科学研究理论体系中各个层次概念的本质属性（内涵）和分子范围（外延），以避免逻辑错误。判断准确是指对医学科学研究理论体系中每个命题都要结合医学知识和有关学科的相关理论，进行真假或对错的判定，以避免逻辑错误。推理符合逻辑规律和规则是指在医学科学研究理论体系中阐述各个原理或观点时，必须严格遵守形式逻辑的基本规律（同一律、排中律、不矛盾律、充分理由律）和所应用的具体推理方法的具体要求，以避免逻辑错误。论证充分是指在医学科学研究理论体系中阐述某一观点时，必须论点明确、论据充分、论证过程符合逻辑规律和规则，以避免逻辑错误。文字表达简明易懂是指整个教材必须具有可读性，即要求每章字数控制在一万左右。

第四节　广义流行病学的研究方法

流行病学研究方法是指对某一个或某一类公共卫生问题进行揭示现象或分析原因或制定对策或理论总结时所使用的一系列技术方法有机组合的优化系统。可从以下三个层次进行分类：宏观角度、性质和目的、具体方法。

一、从宏观角度划分

（一）观察性研究方法

观察性研究方法简称观察法，是指在一定的时空范围内，选择有代表性的研究对象，均衡地分组或不分组，不给任何人为干预措施，只客观地收集、记录某些事件或问题的资料，通过统计分析和逻辑分析，以揭示所研究事件或问题的发生、发展和分布规律及其影响因素的性质和强度。

（二）实验性研究方法

实验性研究方法简称实验法，是指在一定的时空范围内，选择有代表性的研究对象，均衡地分成一个或多个实验组和对照组，人为地给予实验组干预措施，作用一定时间后，收集干预措施的效应资料，通过统计分析和逻辑分析，以评价干预措施的有效性、安全性、经济性和可接受性。

（三）逻辑性研究方法

逻辑性研究方法简称逻辑法，是指以马克思主义哲学思想为指导，应用辩证逻辑、形式逻辑和数理逻辑的方法和原理,总结、完善流行病学的理论体系,使之逐步形成概念明确、判断准确、推理符合逻辑规律和规则、论证充分、结构合理、简明易懂的知识系统。

二、按研究的目的和性质划分

(一) 描述性研究

描述性研究又称描述流行病学,是一类描述某个或某类公共卫生问题的发生、发展、分布规律,分析可能影响因素的观察性研究方法。

(二) 分析性研究

分析性研究又称分析流行病学,是一类分析某个或某类事件与某个或某类因素间有无关联、关联性质及关联强度的观察性研究方法。

(三) 实验性研究

实验性研究又称实验流行病学,是一类研究应对某个或某类公共卫生问题的策略和(或)措施的有效性、安全性、经济性、可接受性的实验性研究方法。

(四) 理论性研究

理论性研究又称理论流行病学,是指一类总结、完善某个或某类公共卫生问题的理论体系的逻辑思维研究方法。

三、流行病学研究的具体方法及其归属

流行病学研究的具体方法很多,按照分类的方法和原则,归纳、总结如表1-1所示。

表1-1 流行病学研究方法分类

宏观角度	研究的性质、目的	流行病学研究具体方法
观察法	描述性研究	(1) 横向性调查:事件的普查、事件的概率抽样调查、事件的非概率抽样调查;(2) 纵向性调查:流行病学监测、事件年报资料研究、事件随访调查、事件定期调查;(3) 现场性调查:事件的个案调查、事件的暴发调查;(4) 预测性调查:流行病学数学模型、流行病学侦查、生态学流行病学调查。
	分析性研究	(1) 因素-事件研究:队列研究;(2) 事件-因素研究:病例对照研究;(3) 衍生研究方法:巢式病例对照研究等。
实验法	实验性研究	(1) 治疗试验:临床前治疗试验(理化、细胞、组织、微生物、动物)和临床治疗试验(Ⅰ~Ⅳ期);(2) 预防试验:临床前预防试验(理化、细胞、组织、微生物、动物)和临床预防试验(Ⅰ~Ⅳ期);(3) 诊断试验:诊断、筛查;(4) 检测试验:检查、检测;(5) 综合试验:综合试点、科学考察。
逻辑法	理论性研究	(1) 形式逻辑:概念、判断、推理、论证、驳谬;(2) 辩证逻辑:分析与综合相结合、归纳与演绎相结合、抽象与具体相结合、逻辑与历史相结合;(3) 数理逻辑:数学的原理与方法、数学模型;(4) 衍生方法:循证医学、Meta分析。

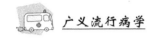

第五节　医学科学研究的系统工程

系统工程是为了更好地达到系统目的,对系统的构成要素、组织结构、信息流动和控制机构等进行分析与设计的一种技术。

一、医学研究的基本要素及其基本要求

（一）研究的问题

研究的问题是指在一项医学科学研究中,所研究的问题属于公共卫生问题中的哪一大类以及这一大类中的哪一小类或具体哪一个。研究的问题应具有重要性,即所研究的问题应当是重大的公共卫生问题。

（二）研究的内容

研究的内容是指在一项医学科学研究中,所研究的内容属于某个公共卫生问题六大类内容中的哪一个或哪几个中的哪一部分或哪几部分。研究的内容应具有必要性或创新性,即所研究的课题应当是没有解决或没有完全解决的关键内容。

（三）研究的目的

研究的目的是指在一项医学科学研究中,所达到的哪几个具体目标。

研究的目的应具有价值,即研究的间接目的具有理论价值或者社会价值和（或）经济价值。

（四）研究的假设

研究的假设是指在一项医学科学研究中,解释、说明、论证怎样才能达到研究的具体目标或达到研究的具体目标的理论根据和事实依据。研究的假设应具有合理性,即所形成的科研假设用现代化理论能够解释明了。

（五）研究的方法

研究的方法是指在一项医学科学研究中,所应用的研究方法属于研究方法中的哪一大类以及这一大类中的哪一个或哪几个。研究的方法应具有科学性,即所应用的研究方法能够达到研究的目的。

（六）研究的对象

研究的对象是指在一项医学科学研究中,在实际对象（研究地点内符合研究条件全部客体）中选择的对目标对象（所要认识的客体）具有代表性的作为观察对象的客体。研究的对象应具有代表性,即所选择的研究对象在诸多特征上与目标对象有较好的相似性（所应用的选择研究对象的技术方法能够有效地控制代表性误差）。

（七）研究的资料

研究的资料是指在一项医学科学研究中,由研究者（所要认识的主体）通过各种先进的工具采集到的通过分析可以反映目标对象某种特征的各种素材。研究的资料应具有准确性,即所收集的科研信息与实际信息基本一致（所应用的收集各种科研信息的技术方法能够

有效地控制准确性误差)。

(八) 研究的混杂因素

研究的混杂因素是指在一项医学科学研究中,对观察研究对象某种特征(某一公共卫生问题与其他事物之间的关系)有较大影响的其他事物。研究的混杂因素应具有均衡性,即所应用的技术方法使得主要混杂因素在试验组和对照组间保持基本一致,以有效地控制均衡性误差。

(九) 研究的参考文献

研究的参考文献是指在一项医学科学研究中,用以阐述立题依据具有充分性的文献。研究的参考文献应具有真实性、可靠性,即所应用的参考文献作为论据可以充分证明论点的正确。

(十) 研究的计划

研究的计划是指在研究工作开始之前,为了使在实施研究中收集到的资料更加真实、准确、全面、完整,研究者运用科学的专业的艺术的思维方法,对所研究的问题进行全面的剖析;对研究的思路进行假设、解释;对研究的科学方法、技术方法和质量控制方法进行抉择、说明;对研究系统的各个要素进行整合、优化;对研究的整个过程进行构思、策划等一系列问题的决策。研究的计划应具有简明性,即科研题目、立题依据、科研假设、研究目的、研究方法、技术方法、技术路线、时间安排、现有条件与研究基础等的阐述应简明易懂。

(十一) 研究资料的分析方法

研究资料的分析方法是指在一项医学科学研究中,为了使统计分析的结果更加可信和论证分析的结论更加可靠,研究者所选择的恰当的统计分析方法和逻辑分析方法。研究资料的分析方法应具有恰当性,即所选择的统计分析方法和逻辑分析方法准确无误。

(十二) 研究的条件

研究的条件是指在一项医学科学研究中,为了使研究实施能够顺利地开展所必备的研究人员、研究经费、研究物资、研究空间、研究时间等。研究的条件应具有可行性,即研究所必备的研究人员、研究经费、研究物资、研究空间、研究时间等条件都已经具备。

二、流行病学研究的基本过程

(一) 准确把握医学科学研究的理论体系

系统学习医学科学研究的理论,全面掌握医学科学研究的基础理论、专业理论、专业技术和系统工程。

(二) 医学科学研究的选题

选题是指从战略上选择科学研究的主攻方向(研究哪类或哪个公共卫生问题)、从战术上确定研究课题(研究哪类或哪个内容)的过程和方法。选题应具有重要性、必要性、合理性、可行性、实用性、效益性、优势性。

(三) 医学科学研究的文献检索

文献检索是指根据学习和工作的需要获取文献的过程。文献检索应当做到新、全、深、快、准。

(四) 医学科学研究的文献评阅

文献评阅是指系统地阅读、评价检索到的与本研究的问题、内容、技术方法等有关的学术文献资料,并提炼出对本研究有价值的科研信息的过程。阅读文献时应做到先宏观后微观、先专著与综述后论文、先泛读后精读、先中文后外文、先标题与摘要后全文、先阅读与评述后记录。评价文献时,应做到公平、公正、客观、实用。

(五) 医学科学研究的文献综述

文献综述是对某一学科、专业或专题的大量文献进行整理筛选、分析研究和综合提炼而成的一种学术论文,是高度浓缩的文献产品。应做到选题要新、说理要明、层次要清、语言要美、文献要新、校者把关。

(六) 医学科学研究的设计

医学科学研究的设计应做到选择题目新颖、研究背景清楚、立项依据充分、研究目的明确、研究方法详尽、研究内容具体、测量指标可靠、技术路线清晰、关键技术准确、研究条件具备、创新/效益突出、研究基础深入、经费预算合理、预期结果丰硕。

(七) 医学科学研究的开题报告

论文开题报告是研究者在完成文献调研后写成的报请上级批准的如何实施的论述性报告。论文开题报告既是文献调研的聚焦点,又是学位论文研究工作展开的散射点,对研究工作起到定位作用。

(八) 医学科学研究的预备试验

所谓预备试验,就是在正式实施试验之前,按照研究设计的方案做一个小样本的试验,但是主要的目的不在于得出什么结论,而是摸索条件,看看正式试验是否可行。开展预备试验是为了完善科研设计,制订实施计划。

(九) 医学科学研究的实施方案

实施方案是指对某项工作从目标要求、工作内容、方式方法及工作步骤等方面做出的全面、具体而又明确的计划类文书。制订实施方案后,应落实科研必备的一切条件,准确收集科研资料。

(十) 医学科学研究的资料整理和统计分析

应及时记录、核对、整理、保存科研资料,确保科研资料的真实、可靠、完整。

选择适宜的数据库软件,双人双机录入数据,并以逻辑纠错的方式建立数据库。

选择适宜的统计分析软件,将科研资料计算为相应的基础统计指标和分析性统计指标,并以文字、统计表、统计图等形式表达出来。统计分析要由表及里,层层深入。

(十一) 医学科学研究统计分析结果的论证分析

统计分析结果的论证分析是指以某一项科学研究的统计分析结果为主要事实论据,以他人类似科学研究的统计分析结果(参考文献)为次要事实论据,以有关的理论为事理论据(参考文献),应用恰当的逻辑推理形式,论证一个或一些学术观点即论点(结论)的正确与否。基本要求是论点明确、论据充分、论证过程符合逻辑规律和规则。

(十二) 医学科学研究的总结

医学科学研究的总结形式包括学术论文的撰写与答辩、科研成果的鉴定与申报。

(滕国兴、王莉莉、王宁编写)

第二章　广义流行病学理论体系

第一节　概　述

一、理论体系的定义

理论体系是指研究者对某一学科的客观规律进行全面而深入研究后,所形成的概念明确、判断准确、推理符合逻辑规律和规则、论证充分、结构合理、表述简明易懂的知识系统。

二、理论体系结构

钱学森等学者认为,一门独立的学科至少应具备下述三个层次的知识。

（一）基础学科

基础学科是指研究社会基本发展规律,提供人类生存与发展基本知识的学科。七大基础学科依次为数学、逻辑学、天文学和天体物理学、地球科学和空间科学、物理学、化学、生命科学。应用型学科都是在基础学科上的衍生学科。

（二）技术学科

技术泛指根据生产实践经验和自然科学原理发展成的各种工艺操作方法与技能。技术涵盖了人类生产力发展水平的标志性事物,是人类生存和生产工具、设施、装备、语言、数字数据、信息记录等的总和。

（三）工程技术

工程技术亦称生产技术,是指在生产中实际应用的技术,即人们将科学知识或技术研究成果应用于生产过程,以达到改造自然的预定目的的手段和方法。

三、流行病学的理论体系结构框架

（一）指导理论

马克思主义哲学是流行病学的指导理论。

（二）应用理论

其应用理论为基础理论,包括认识论、方法论、系统论、信息论、控制论、概率论与数理统计、经济学、管理学、生物学、物理学、化学等学科的相关理论。

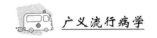

(三) 应用技术

其应用技术为技术学科,包括数理统计技术、生物技术、信息技术等。

(四) 系统工程

其系统工程为工程技术,包括流行病学研究的基本要素和基本过程。

第二节 广义流行病学应用理论

一、认识论

认识论又称知识论,是探讨人类认识的本质、结构,认识与客观存在的关系,认识的前提和基础,认识发生、发展的过程及其规律,认识的真理标准等问题的哲学学说。

认识论主要研究的内容是人的认识来源、认识能力、认识形式、认识过程和认识的真理性等问题。

认识论主要分为唯物主义认识论和唯心主义认识论两种。我们崇尚的是马克思主义的辩证唯物主义认识论。

二、方法论

方法论就是人们认识世界、改造世界的一般方法,是指人们用什么样的方式、方法来观察事物和处理问题。世界观主要解决"世界是什么"的问题,方法论主要解决"怎么办"的问题。

人们关于世界是什么,怎么样的根本观点是世界观,用这种观点做指导去认识世界和改造世界,就成了方法论。

方法论是普遍适用于各门具体社会科学并起指导作用的范畴、原则、理论、方法和手段的总和。

《方法论》(*Discours de la méthode*)是笛卡儿在1637年出版的著名哲学论著,笛卡儿在该论著中指出,研究问题的方法分四个步骤:

(1) 永远不接受任何我自己不清楚的真理,要尽量避免鲁莽和偏见,只能根据自己的判断非常清楚地确定没有任何值得怀疑的地方的真理。就是说,只要没有经过自己切身体会的问题,不管有什么权威的结论,都可以怀疑。这就是著名的"怀疑一切"理论。

(2) 可以将要研究的复杂问题,尽量分解为多个比较简单的小问题,一个一个地分开解决。

(3) 将这些小问题从简单到复杂排列,先从容易解决的问题着手。

(4) 将所有问题解决后,再综合起来检验,看是否完全,是否将问题彻底解决了。

笛卡儿在《方法论》中还第一次提出"我思,故我在"的名言。

三、系统论

系统论是研究系统的一般模式、结构和规律的学问,它研究各种系统的共同特征,用数学方法定量地描述其功能,寻求并确立适用于一切系统的原理、原则和数学模型,是具有逻辑和数学性质的一门新兴科学。

系统论的核心思想是系统的整体观念,认为世界上的一切事物都是成系统的,并且都在一个统一的运转系统之中。

系统论的基本思想方法就是把所研究和处理的对象当作一个系统,分析系统的结构和功能,研究系统、要素、环境三者的相互关系和变动的规律性,并优化系统观点看问题。世界上任何事物都可以看成是一个系统,系统是普遍存在的。

系统论认为,所有系统都具有下列基本特征:目的性、整体性、关联性、等级性、结构性、层次性、动态平衡性、时序性、等级秩序性等。

系统论的任务不仅在于认识系统的特点和规律,更重要的还在于利用这些特点和规律去控制、管理、改造或创造一个系统,使它的存在与发展合乎人的目的需要。也就是说,研究系统的目的在于调整系统结构,规范各要素关系,使系统达到优化目标。

四、信息论

信息是人对于一切事物的可能运动状态和方式的感知,信息可以消除人对于一切事物的可能运动状态和方式的不确定性。

美国著名数学家诺伯特·维纳提出:"信息就是我们在适应外部世界和控制外部世界的过程中,同外部世界进行交换的内容的名称。"

信息论是一门应用概率论、随机过程和数理统计等方法来研究信息的存储、传输和处理中的一般规律的学科。它主要研究如何提高信息系统的可靠性、有效性、保密性和认证性,以使信息系统最优化。它的主要内容包括香农理论、编码理论、维纳理论、检测和估计理论、信号设计和处理理论、调制理论、随机噪声理论和密码学理论等。

五、控制论

控制论就是研究如何利用控制器(措施),通过信息的变换和反馈作用,使系统能按照人们预定的程序运行,最终达到最优目标的学问。控制论是具有方法论意义的科学理论。控制论的理论、观点可以成为研究各门学科问题的科学方法。

控制论的主要方法有系统分析控制法、信息分析控制法、信息反馈控制法、功能模拟控制法和黑箱控制法等。

六、概率论与数理统计

(一) 概率论

概率论是揭示和研究自然界和人类社会中随机现象数量规律性的一门学科。

概率论认为,在自然界和人类社会中存在着两类现象,即确定性现象和随机现象。

在基本相同的条件下,重复进行试验或观察,可能出现各种不同的结果;试验共有哪些结果事前是知道的,但每次试验出现哪一种结果却是无法预见的,这种试验被称为随机试验。

随机试验的某一可能结果被称为随机事件,简称事件。随机事件具有不确定性和统计规律性。

(二) 数理统计

数理统计是一门通过对某些现象的频率的观察来发现该现象的内在规律性,并做出一定精确程度的判断和预测的科学。

按照研究内容的不同,可以分为两大类:(1) 试验的设计和研究,即研究如何更合理、更有效地获得观察资料的方法;(2) 统计推断,即研究如何利用一定的资料对所关心的问题做出尽可能精确可靠的结论。当然,这两部分内容有着密切的联系,在实际应用中应前后兼顾。

七、经济学

经济学是一门研究经济人如何做出理性选择,来使用稀缺的经济资源,在现在和将来生产各种物品,并把物品分配给社会的各个成员或集团的社会科学。

经济学分为微观经济学与宏观经济学两大类。微观经济学重点研究市场经济条件下,微观经济主体(厂商、居民、政府等)的决策行为及其对经济资源配置的影响。宏观经济学从总体上对某一个国家乃至全球经济进行研究,它主要关注某一个国家的价格水平、就业率、利息率、政府支出及其财政和货币政策等如何影响这个国家的经济增长以及这些宏观指标之间存在怎样的关系等。

经济学有诸多理论:经济人理论、需求理论、供给理论、均衡理论、弹性理论、效用理论、生产理论、成本理论、价格理论、市场结构理论、不完全竞争市场理论、分配理论、国民收入决定理论、通货膨胀理论等。

八、管理学

管理是指社会组织中的管理者在特定的环境下,通过计划、组织、领导、控制等职能来有效地协调一切可以调用的资源,以实现预期组织目标的活动过程。

管理的基本职能:计划——规定方向和任务,对组织未来活动进行的一种预先筹划。组织——规定任务由谁去完成,谁向谁报告;为执行计划形成并维持合理的分工协作关系。领导——调动积极性、创造性,指挥、影响、激励和协调组织成员努力工作。控制——保证目标和任务的实现;确立目标、衡量绩效、纠正计划执行中的偏差。协调——管理的本质与核心。

九、生物学

生物学是一门从各个层次研究生命有机体的起源、进化、种类、分布、组成要素、形态、结构、功能、行为、生长、发育、进化以及生物与周围环境的关系等的自然科学。按照研究对象的不同可分为动物学、植物学、微生物学、古生物学等。

十、化学和物理学

（一）化学

化学是在原子、分子层次上研究物质性质、组成、结构与变化规律的科学。世界是由物质组成的,化学则是人类用以认识和改造物质世界的主要方法和手段之一。它是一门历史悠久而又富有活力的学科。它的成就是社会文明的重要标志。

（二）物理学

物理学是研究物质世界最基本的结构、最普遍的相互作用、最一般的运动规律及所使用的实验手段和思维方法的自然科学。

第三节 广义流行病学应用技术

一、技术的内涵

技术就是人类在利用自然、改造自然的劳动过程中,所掌握的各种活动方式、手段和方法的总和。技术的三要素是条件性、抽象性、目的性。

二、技术的外延

（一）信息技术

信息技术（简称 IT）是主要用于管理和处理信息所采用的各种技术的总称。它主要应用计算机科学和通信技术来设计、开发、安装和实施信息系统及应用软件。它也常被称为信息和通信技术（简称 ICT）,主要包括传感技术、计算机技术和通信技术。

（二）生物技术

生物技术（也称生物工程）是指以现代生命科学为基础,结合其他基础学科的科学原理,采用先进的科学技术手段,按照预先的设计,改造生物体或加工生物原料,为人类生产出所需产品或达到某种目的。

（三）新材料技术

新材料技术是按照人的意志,通过物理研究、材料设计、材料加工、试验评价等一系列研究过程,创造出能满足各种需要的新型材料的技术。

（四）新能源技术

与长期广泛使用、技术上较为成熟的常规能源（如:煤、石油、天然气、水能、核裂变能等）对比而言,新能源是一种已经开发但尚未大规模使用,或正在研究试验,尚需进一步开发的能源。它包括潮汐能、波浪能、海流能、风能、地热能、生物能、氢能、核聚变能等。

（五）空间技术

空间技术又称为太空技术和航天技术,是一种探索、开发和利用宇宙空间的技术。它利用空间飞行器作为手段来研究发生在空间的物理、化学和生物等自然现象。

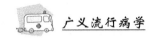

（六）光电子技术

光电子技术是由光子技术和电子技术结合而成的新技术，涉及光显示、光存储、激光等领域，是未来信息产业的核心技术。

（七）传统产业技术

传统行业主要是指劳动力密集型的、以制造加工为主的行业。

三、技术的特性

（一）复杂性

复杂性是指大多现今的工具都很难以了解的特性。例如，一些技术使用相对简单却难以理解其来源和制造方法；另外，也有很难使用且很难理解的技术。

（二）依赖性

依赖性是指现今工具多依赖着其他的现代工具，而其他的现代工具又依赖着另外的其他现代工具的特性，不论是在制造还是使用上。

（三）多样性

多样性是指相同工具的不同类型和变异。即使是更复杂的工具，也通常有许多的形状和样式。

（四）普及性

普及性是指现代技术的应用非常普及。简单地说，技术似乎在每一个角落，支配着现代人的生活。

四、流行病学研究中常用的应用技术

流行病学研究中常用的应用技术包括抽样与分组技术、样本采集与保存技术、化学检验技术、物理检查技术、微生物培养与检验技术、免疫学检测技术、毒理学检测技术、分子生物学检测技术、疾病诊断技术、科研资料统计分析技术等。

第四节　流行病学研究的系统工程

一、系统工程的定义

系统工程是为了更好地达到复杂系统目的，对系统的构成要素、组织结构、信息流动和控制机构等进行分析、规划、研究、设计、制造、试验和使用的科学技术。

二、运用系统工程的目的

运用系统工程的目的是解决总体优化问题。它从复杂问题的总体入手，认为总体大于各部分之和，各部分虽较劣，但总体可以优化。

三、流行病学研究的要素

（一）科研题目

（1）主要回答的问题：以何种事物为研究对象？应用何种研究方法？研究哪类问题？研究什么内容？

（2）基本要求：研究对象应具有代表性，研究方法应具有科学性，研究问题应具有重要性，研究内容应具有必要性，语言的表述应准确、规范、简明、新颖（重点是简明）。

（二）研究背景（即立题依据）

（1）主要回答的问题：研究的方向是否重要——所研究的问题是否为重大的公共卫生问题？研究的课题是否必要——所研究的内容是否为没有人研究过或者与他人的研究结论不一致或者他人的研究结论不可靠？研究的假设是否合理——所形成的科研思路是否理论上可以说得通或者令人信服？研究的目的是否明确——所研究的直接目的是否具体、简单、明了？研究的意义是否重大——所研究的间接目的是否具有重大意义或者实用价值？

（2）基本要求：研究问题应具有重要性；研究内容应具有必要性、创新性、依据性；研究假设应具有合理性；研究目的应具有明确性、具体性；研究意义应具有实用性、价值性。重点要求是重要性、创新性、依据性、合理性、明确性、价值性。

（三）研究对象、研究内容与研究方法

（1）主要回答的问题：选择的科研方法（描述性研究、分析性研究、实验性研究、理论性研究）是否可达到研究目的——说明本研究应用的科研方法属于哪一类、哪一种、哪一个或哪几个；选择的研究对象是否与目标对象类似——包括研究对象的种类、数量、选择方法纳入标准和排除标准等，以便使研究对象对目标对象具有较好的代表性，即有效地控制代表性误差；选择的研究内容是否与研究目的一致？是否具体、简单、明了？选择的研究指标能否客观地反映研究内容的本质？选择的技术方法（研究对象的选择方法和分组方法，研究样本的采集方法，研究内容的检查、检验、测试方法，研究指标的计算、判断方法，研究资料的分析方法等）能否有效地控制各种误差和偏倚？

（2）基本要求：研究方法应具有科学性，研究对象应具有代表性，研究内容应具有简明性，研究指标应具有客观性，技术方法应具有先进性，最终实现代表性、准确性、均衡性的目标，并具有依据性。重点要求是科学性和先进性。

（四）技术路线（即研究过程）

（1）主要回答的问题：尽可能详尽地阐述要达到研究目标准备采取的具体步骤；简明扼要地表述每一个具体步骤所采取的具体技术手段；准确而清楚地阐明技术手段的难点、重点，即关键点；最好采用流程图或线路图或示意图直观地表达具体步骤。

（2）基本要求：研究过程应具有详尽性和具体性，技术手段应具有简明性、可操作性，难点、重点应具有准确性，过程描述应具有直观性。重点要求是简明性、具体性、可行性。

（五）实施步骤（即时间安排）

（1）主要回答的问题：本项研究拟分哪几个阶段完成？每一阶段的具体目标、考核指标是什么？每一阶段的各项工作由谁完成？由谁责任？如何安排每一阶段各项工作完成的具体时间点?完成每一阶段各项工作的保障措施是什么?

(2)基本要求:研究步骤应具有阶段性,阶段目标应具有量化性,工作任务应具有责任性,时间安排应具体,保障措施应切实可行。总体要求是分阶段、量化、具体。

(六)研究条件(即可行性论证)

(1)主要回答的问题:先期研究的基础是否有某些苗头?研究队伍的结构是否具有合理性?研究经费的预算是否充足?研究地点的选择是否能满足需求?研究技术的落实是否满足需要?

(2)基本要求:有先期研究基础,人员结构安排合理,经费预算充足,研究地点符合需求,应用技术先进。总体要求是可行。

四、流行病学研究的一般要求——研究系统的基本原则

重要性、必要性、合理性、目的性、科学性、先进性(代表性、准确性、均衡性)、可行性、简明性等应当作为医学科研设计的基本要求或基本原则。

所谓"重要性",是指所研究的问题应当是重大的公共卫生问题。所谓"必要性",是指所研究的课题应当是没有解决或没有完全解决的关键问题。所谓"合理性",是指所形成的科研假设用现代化理论能够解释明了。所谓"目的性",是指研究的直接目标应当清楚明了。所谓"科学性",是指所应用的研究方法能够达到研究的目的。所谓"先进性",是指所应用的技术方法能够有效地控制偏倚。所谓"代表性",是指所选择的研究对象与目标对象有较好的相似性,即所应用的选择研究对象的技术方法能够有效地控制选择偏倚。所谓"准确性",是指所收集的科研信息与实际信息基本一致,即所应用的收集各种科研信息的技术方法能够有效地控制信息偏倚。所谓"均衡性",是指所应用的技术方法使得主要混杂因素在试验组和对照组间保持基本一致,以便能够有效地控制主要混杂偏倚。所谓"可行性",是指研究所需要的各种条件都已经具备。所谓"简明性",是指科研题目、立题依据、科研假设、研究目的、研究方法、技术方法、技术路线、时间安排等的阐述简明易懂。

五、流行病学研究的基本过程

流行病学研究的基本过程包括科研选题、文献检索、文献述评、文献综述、科研设计、科研实施、统计分析、论证分析、撰写论文、科研成果申报等。

(张绍艳、蒋国钦、庄晓伟、王华、王莉莉编写)

第三章　医学科学研究的质量控制

第一节　医学科学研究方法的局限性

一、研究方法的或然性

从形式逻辑学的角度讲,医学研究方法多属于或然性推理,所以,无论采用何种医学科学研究方法进行研究,都必须考虑研究结果的真实性问题。

形式逻辑学中的推理包括必然性推理(演绎推理、完全归纳推理)和或然性推理(不完全归纳推理、类比推理)两类。根据必然性推理的结果,可以下肯定性结论;而根据或然性推理结果,只能下可能性结论。

医学科学研究方法多数属于归纳推理的范畴。完全归纳推理是指以全部目标对象为研究对象的研究;不完全归纳推理是指以部分目标对象为研究对象的研究。所以,只有事件普查和因素-事件研究可能属于完全归纳推理,其余的则属于不完全归纳推理。

二、空间范围的限制

任何事物均具有空间分布的问题。同一事物在不同空间的分布是不同的。空间分布不同的根本原因是影响因素分布的不同。由于人力、物力、财力等的限制,医学科学研究往往只能进行抽样研究。所以,医学科学研究就存在研究空间与目标空间的差异问题。

三、时间范围的限制

任何事物都是发展变化的。同一事物在不同时间的分布不可能相同,这是因为影响事物的因素是变化的。医学科学研究由于人力、物力、财力等的限制,只能在某一时间点或范围内进行。所以,医学科学研究就存在研究时间与目标时间的差异问题。

四、研究对象的制约

由于影响因素在不同的作用对象之间不可能完全相同,所以同一事物在不同的对象间的表现就不可能相同,甚至可能千差万别。医学科学研究由于人力、物力、财力等的限制,往往只能进行抽样研究。所以,医学科学研究就存在研究对象与目标对象的差异问题。

五、准确性误差的必然性

由于研究人员、观察人员、研究对象、检测方法、检测工具、检测试剂、检测环境等因素的影响,任何医学科学研究所获的结果与真实情形都必然存在差异,有时甚至可能得出相反的结论。

六、均衡性误差的必然性

在医学科学研究中,可能存在诸多干扰因素,并且不容易识别与完全控制,这就必然使医学科学研究结果与真实情况之间存在一定的差别。

鉴于上述种种原因,医学科学研究方法有一定的局限性。为此,在医学科学研究中,更应注意尽可能地避免上述影响因素。

第二节 医学科学研究的误差

一、误差的概念

(一) 误差的定义

误差是指研究所获的结果与真实情形之间的差异。

(二) 误差的分类

根据差异产生的原因,一般把误差分为随机误差和系统误差两大类,也可分为代表性误差、准确性误差、均衡性误差三大类。每一大类又可按照产生的环节与原因,继续分为若干个子类;子类还可继续划分。

二、两种误差简介

(一) 随机误差

1. 随机误差的定义

随机误差又称偶然误差,是指测量结果与同一待测量的大量重复测量的平均结果之差。同一待测量的大量重复测量的平均结果是指在重复条件下得到待测量的期望值或所有可能测得值的平均值。

2. 随机误差的特点

随机误差的大小和方向都不固定,也无法测量或校正。随机误差随着测定次数的增加,正负误差可以相互抵消,误差的平均值将逐渐趋近于零。

虽然单次测量的随机误差没有规律,但多次测量的总体却服从统计规律,通过对测量数据的统计处理,能在理论上估计其对测量结果的影响。

随机误差不能通过修正或者采取某种技术措施来消除。

3. 随机误差的类型

统计学中的随机误差有两种类型,即抽样误差与重复误差。抽样误差(或抽样波动)是指样本与总体间的差异。重复误差是指采用同一方法重复测定时所出现的误差。

4. 随机误差的控制方法

(1) 了解目标对象或实际对象某些特征的总体情况。

(2) 选择合适的调查单位。

(3) 选择合适的抽样方法。

(4) 适当增大样本含量。

(二) 系统误差

1. 系统误差的定义

系统误差又称偏倚,是指在研究过程或推论过程中,某些因素的介入与影响,使得研究所产生的结果与真实情形存在差异。

在医学科学研究中,偏倚是指研究对象(样本)所测得的某变量系统地偏离了目标对象中该变量的真实值,使得研究结果或推论的结果与真实情况之间出现偏差。减少误差就意味着提高真实性。

2. 系统误差的分类

偏倚的来源种类和形式多样。1976 年,Miettinet 详细讨论了偏倚的定义,并给出了分类框架,即后来被广泛接受的选择偏倚、信息偏倚和混杂偏倚三分类。

(三) 系统误差与随机误差的区别

(1) 系统误差具有方向性,随机误差无方向性。

(2) 随机误差的大小可以用统计学方法辨别,任何研究都不可避免;系统误差则是错误,其大小一般无法辨别,一旦发生,往往难以控制。从理论上讲,系统误差是不容许存在的。

三、三种误差简介

(一) 代表性误差

代表性误差是指样本算出来的指标值与总体的实际指标值之间的差别。

在多数医学科学研究中,不能以全部目标为研究对象,只能从目标对象的较大空间范围内选择较小空间范围内的实际对象中抽取一部分对象作为研究对象。如果用这部分研究对象算出来的指标值来推算总体的指标值,就会与总体的实际指标值间有一定的差别,这就产生了代表性误差。

(二) 准确性误差

准确性误差即信息偏倚,又称为观察偏倚或测量性偏倚或先进性误差,是指在资料的收集、整理过程中,由于研究对象、研究人员、检测方法、检测工具、检测试剂、检测环境、资料录入等因素所导致的获得信息与真实信息之间存在的差异。

(三) 均衡性误差

均衡性误差又叫混杂偏倚,是指由于一个或多个潜在的混杂因素的影响,掩盖或夸大了研究因素与事件(或疾病)之间的联系,从而使两者之间的真正联系被错误地估计。

第三节 代表性误差及其控制方法

一、代表性误差的定义

代表性误差是指在研究对象的选取过程中,由于选取方式或方法不当,导致研究对象对目标对象基本特征没有很好的代表性(研究对象与目标对象在某些特征上存在差异)而引起的误差。

目标对象是指将研究结果外推(说明、应用)的对象(总体)。例如,在某省进行某病的抽样调查时,其目标对象就是该省的全部人口;研究用于治疗某病的药物疗效的好坏时,其目标对象是患有该病的全部病人;研究消毒剂的消毒效果的好坏时,其目标对象是各种病原微生物。

实际对象是指某一时空范围(通常指研究时所确定研究地点)内,全部符合研究对象条件的对象(对于目标对象而言,它是样本;对于研究对象而言,它又可理解为总体)。例如,在某县进行某药治疗某病的疗效研究时,其实际对象是该县当时患有该病的全部病人。

研究对象是指在实际对象中选择出来的符合研究对象条件的对象(也称样本)。例如,某市现有10000例某病病人,从中选择200例进行某药的疗效观察。这200例病人就被称作研究对象(人群);而该市现有10000例某病病人就被称作实际对象(人群);全球现有的全部该病病人被称作目标对象(人群)。

选择偏倚是指在研究对象的选取过程中,由于选取方式不当所导致的入选对象与未入选对象之间存在的系统差异。

二、代表性误差产生的环节及原因

(一) 不了解代表性误差与选择偏倚的本质属性

代表性误差是指因研究对象对目标对象的基本特征没有很好的代表性而引起的误差。选择偏倚是指因研究对象对实际对象的基本特征没有很好的代表性而引起的误差。

(二) 不了解目标对象的基本特征

如果不了解目标对象,就不可能知道研究对象可否代表目标对象。

(三) 所选择的研究空间的实际对象不能代表目标空间的目标对象

如果不能在目标空间的目标对象中选择研究对象,就要在目标空间范围内选择数个较小的空间(研究空间),然后在研究空间内选择研究对象。

如果研究空间内的全部对象(实际对象)不能代表目标对象,则实际对象无论如何选择、选择多少研究对象,都不能代表目标对象。

(四) 研究对象的来源不同,对目标对象的基本特征没有很好的代表性

假设以病人为研究对象,病人有社区全部病例、门诊病例、入院病例和个别病例之分。

如果以入院病例做研究对象,就可能产生入院率偏倚。

入院率偏倚亦称伯克森偏倚(Berkson's bias),是指利用医院就诊或住院病人作为研究对象时,由于入院率的不同或就诊机会的不同而导致的偏倚。

不同疾病在不同医院的就诊或住院率各异,其原因是多方面的,如:不同医院的技术专长、患者所患疾病的严重程度、患者的经济状况以及就诊方便与否等。

在病例对照研究、临床防治试验、预后判断研究中,选择医院门诊病人或住院病人作为研究对象时,入院率或就诊机会不同往往会导致入院率偏倚。

(五)研究对象的性质不同,对目标对象的基本特征没有很好的代表性

例如,以病人为研究对象,而病人又具有诸多特征。如果选择研究对象时不能综合考虑这些特征,就可能产生偏倚。

(1)按病例的新旧可划分为新病例和旧病例,两者之和为现患病例。

(2)按病情轻重可划分为轻型、中型、重型等。

(3)按临床特点可划分为Ⅰ型、Ⅱ型、Ⅲ型等。

(4)按生理特点可划分为正常病例和特殊病例(老、弱、病、残、孕等)。

(5)按发展阶段可分为潜(隐)伏期病例、前驱期病例、发病期病例、恢复期病例、并发症期病例等。

(6)按病例来源可分为就诊病例和社区病例。就诊病例又可继续分为门诊病例和住院病例,或者不同级别医院的病例;社区病例又可继续分为普查病例、抽查病例、筛查病例、报告病例等。

(六)研究对象的选择标准不同,对目标对象基本特征没有很好的代表性

在选择研究对象时,由于种种原因,一些实际对象可以作为研究对象,而另一些实际对象不能作为研究对象。纳入标准是指根据实际情况,规定具有某些特征的实际对象可以作为研究对象。排除标准是指根据实际情况,规定具有某些特征的实际对象不可以作为研究对象。

(1)排除偏倚:是指在研究对象的确定过程中,由于纳入标准过于严格或排除标准过于宽泛,或者没有根据纳入标准和排除标准排除某些研究对象,导致所选的研究对象对目标对象的基本特征没有很好的代表性。

(2)志愿者偏倚:是指志愿者和非志愿者的特征不同所产生的误差。

(七)研究对象的选择数量过少,对目标对象的基本特征没有很好的代表性

研究对象数量越少,研究对象对目标对象的代表性越差;研究对象数量越多,代表性越好;研究对象数量越接近目标对象的数量,代表性越好。但是,研究对象数量越少,耗费的资源越少,可行性越大;研究对象数量越多,耗费的资源越多,可行性越小。

(八)研究对象的选择方法不当,对目标对象的基本特征没有很好的代表性或者不具有可行性

根据每一个实际对象被选中为研究对象的机会是否相同,可将选择研究对象的方法分为概率抽样(即随机抽样)和非概率抽样(即非随机抽样)两大类。每一大类又有数种具体方法。如果应用的抽样方法不当,就可能使研究对象对实际对象没有较好的代表性,进而使

研究对象对目标对象没有较好的代表性。

（1）不均衡偏倚：是指由于实际对象中具有所要研究特征的对象的分布非常不均衡，如果机械地应用不恰当的随机抽样方法，就会造成研究对象失去目标对象的代表性，从而产生偏倚。

（2）可行性偏倚：是指由于应用的抽样方法不具有可行性，不能实施，实际操作时只好采取随便抽样等，从而产生偏倚。

（九）研究对象的依从性不同，对目标对象的基本特征没有很好的代表性

在研究过程中，研究对象可能失访，可能不应答，可能不依从，从而使研究对象减少。如果失访、不应答、不依从的对象过多，研究对象对目标对象的代表性就可能受到质疑。

（1）失访偏倚：是指研究对象在随访过程中由于健康原因或者死亡、不合作、迁出等原因而不能随访所产生的偏差。

（2）无应答偏倚：是指研究对象拒绝回答调查的内容而产生的偏差。

（3）不依从偏倚：是指研究对象没按要求回答调查的内容而产生的偏差。

（十）研究对象剔除过多，对目标对象的基本特征没有很好的代表性

在资料的整理、审核过程中，可能会有一部分研究对象的资料信息不完整或不真实，这些资料信息不完整或不真实的研究对象必须剔除。

剔除偏倚：是指由于研究对象的资料信息不完整或不真实，使研究对象剔除过多，进入分析阶段的研究对象数量不足，对目标对象的基本特征没有很好的代表性，从而产生偏倚。

三、代表性误差的控制方法

（一）控制代表性误差的关键词

控制代表性误差的关键词是"代表性"，同时兼顾"可行性"。

1. 代表性

中国政法大学社会学院游正林认为，要评估一个具体样本的代表性，只能依据实际抽取该样本的具体方法和具体程序。换句话说，对一个具体样本的代表性的评估，其实是对实际抽取该样本的具体方法和具体程序进行评估。

2. 可行性

可行性是指对过程、设计、程序或计划能否在所要求的时间范围内成功完成。可行性包含政策可行、组织可行、经济可行、技术可行、环境可行、道德可行、风险因素控制的可行等。

（二）控制代表性误差的方法

（1）充分了解研究中可能出现的各种代表性误差。

（2）充分了解目标对象的总体情况。

（3）选择有代表性的研究地点、实际对象。

（4）选择适宜性质的研究对象。

（5）选择适宜来源的研究对象。

（6）严格掌握研究对象的纳入标准与排除标准。

（7）选择适宜的抽样方法抽取研究对象。

(8) 适当增加研究对象的数量。
(9) 尽可能降低失访率和剔除率(<10%)。
(10) 尽可能提高应答率(>90%)。

第四节 准确性误差及其控制方法

一、准确性误差的定义

准确性误差即信息偏倚,又称为观察偏倚或测量性偏倚或先进性误差,是指在资料的收集、整理过程中,由于研究对象、研究人员、检测方法、检测工具、检测试剂、检测环境、资料录入等因素的影响所引起的获得信息与真实信息之间的差异。

二、准确性误差产生的环节及其原因

(一) 研究对象的原因产生的准确性误差
研究对象能否客观、如实地报告研究内容,可影响研究内容的准确性。
1. 回忆偏倚
回忆偏倚是指在回忆过去的暴露史或既往史时,因研究对象的记忆失真或回忆不完整所导致的获得信息与真实信息之间的差异。回忆偏倚产生的原因有以下几点:(1)由于调查的因素或事件发生的频率低,未给研究对象留下深刻的印象而被遗忘。(2)调查事件是很久以前发生的事,研究对象记忆不清或已遗忘。(3)研究对象对调查的内容或事件关心程度不同,因而回忆的认真程度不同,回答问题的多少及准确性也有所不同。
2. 报告偏倚
报告偏倚又称说谎偏倚,是指研究对象因某种原因故意夸大或缩小或隐瞒某些信息所导致的获得信息与真实信息之间的差异。
3. 代答偏倚
代答偏倚是指调查对象不能回答(死亡病例)或不能正常思维(如:意识不清的危重病人、智障人群、精神病人等)而由知情者代替回答问题所引起的偏差。
4. 主观倾向偏倚
主观倾向偏倚是指调查对象带有某种主观嗜好报告所问的问题所导致的获得信息与真实信息之间的差异。

(二) 研究人员、观察人员的原因产生的准确性误差
1. 技术水平偏倚
技术水平偏倚是指由于研究人员业务水平、认知水平等原因所导致的获得信息与真实信息之间的差异。
2. 诊断怀疑偏倚
如果研究者事先了解研究对象对研究因素的暴露情况,怀疑其已经患某病,或者在主观

上倾向于应该出现某种阳性结果,于是在做诊断或分析时,倾向于自己的判断。例如,对暴露者或实验组进行非常细致的检查,而对非暴露者或对照组则不然,从而使研究结果出现偏差。

3. 暴露怀疑偏倚

研究者若事先了解研究对象的患病情况或某种结局,主观上认为某病与某因素有关联时,在病例组和对照组中采用不同的方法或使用不同深度和广度的调查方法探索可疑的致病因素,从而导致错误的研究结论,由此引起的偏倚称为暴露怀疑偏倚。

4. 诱导偏倚

在调查过程中,调查者询问技术不当,或者为取得阳性结论,诱导调查对象做某一倾向性的回答,从而使调查得到的结果偏离真实情况。

(三) 检测方法不够先进所产生的准确性误差

如果研究中所应用的物理检查、化学检验、生化检测等技术方法不够先进,就可能导致所获信息与真实信息之间产生差异。

(四) 检测仪器、设备、器材不符合要求所产生的准确性误差

即使研究中应用了先进的检测方法,如果仪器、设备、器材没有达到要求,也可导致所获信息与真实信息之间产生差异。

(五) 检测仪器、设备、器材不统一或未校正所产生的准确性误差

即使研究中应用了先进的检测方法,仪器、设备、器材也达到了要求,但如果检测仪器、设备、器材不统一或未校正,也可导致所获信息与真实信息之间产生差异。

(六) 试剂不符合要求所产生的准确性误差

如果研究中所应用的化学试剂的纯度或生化试剂达不到要求,也可导致所获信息与真实信息之间产生差异。

(七) 环境因素不符合要求所产生的准确性误差

1. 非同期对照偏倚

非同期对照偏倚是指不同时期试验结果做比较所产生的差异,不是试验效用真的有差异,而是由于随着时间的变化,试验对象本身发生变异,导致试验结果不同。

2. 条件性偏倚

条件性偏倚是指在检测过程中,客观条件未达到检测方法、仪器、设备所规定的环境条件要求,导致所获信息与真实信息之间出现差异。

(八) 诊断或判断标准不同所产生的准确性误差

如果没有应用公认、先进的诊断或判断标准,也可导致所获信息与真实信息之间产生差异。

(九) 精密度要求不同所产生的准确性误差

测定的精密度越高,测定结果也越接近真实值。但不能绝对认为精密度高,准确度就高。因为系统误差的存在并不影响测定的精密度,相反,如果没有较好的精密度,就很难获得较高的准确度。可以说,精密度是保证准确度的先决条件。

（十）资料记录不完整或数据录入不准确所产生的准确性误差

在资料的记录、整理、管理和建立数据库时，也可产生错误。

三、准确性误差的控制方法

（一）控制准确性误差的关键词

控制准确性误差的关键词是"准确性"或"先进性"，同时兼顾"可行性"。

准确性即准确度，是指测得值与真值（正确的标准）之间的符合程度。准确度的高低常以误差的大小来衡量。即误差越小，准确度越高；误差越大，准确度越低。

（二）控制准确性误差的方法

（1）充分了解研究中可能产生的准确性误差及其产生原因。

（2）培训研究人员，提高水平，端正态度。

（3）宣传教育研究对象，提高依从性。

（4）尽可能采用盲法收集资料。

（5）尽量广泛收集各种客观指标、定量指标。

（6）应用先进的方法、标准、仪器、试剂，并做到统一。

（7）校正科研仪器。

（8）规范技术操作规程。

（9）严格控制检测环境、精密度。

（10）按要求进行资料的审核、录入、统计分析。

第五节 均衡性误差及其控制方法

一、均衡性误差的概念

（一）均衡性误差的定义

均衡性误差又叫混杂偏倚，是指由于一个或多个潜在混杂因素的影响，掩盖或夸大了研究因素与事件（或疾病）之间的联系，从而使两者之间的真正联系被错误地估计。

（二）均衡性误差的种类

混杂偏倚可以分为正混杂性偏倚和负混杂性偏倚两类。正混杂性偏倚是指由于混杂因素的作用使暴露因素与事件之间的关联被人为地夸大所引起的偏倚。负混杂性偏倚是指由于混杂因素的作用使暴露因素与事件之间的关联被人为地减弱所引起的偏倚。

二、均衡性误差的产生环节和原因

（一）不知道混杂因素的定义

混杂因素又称外来因素，是指与研究因素和研究事件均有关，若在两组之间分布不均，可歪曲研究因素与事件（如：疾病）之间真正联系的一切事物（混杂因素）。

（二）不知道混杂因素的基本特征

（1）混杂因素肯定是所研究事件的影响因素之一，即二者之间存在统计学联系。

（2）混杂因素必须是所研究因素的影响因素之一，即二者之间存在统计学联系。

（3）混杂因素一定不是研究因素与研究事件（如：疾病）因果链上的一个环节或中间变量。

（三）没有识别出各种主要的混杂因素

任何一项医学科研都存在许许多多的混杂因素。但所研究的事件和（或）因素不同，其混杂因素是不同的。如果不能识别出主要的混杂因素，也就谈不上控制混杂因素。

（四）没有控制主要的混杂因素

在一项研究中，不可能做到控制所有混杂因素。如果在一项研究中所控制的混杂因素是次要混杂因素而忽视了主要混杂因素，那么就失去了控制混杂因素的意义了。

（五）主要混杂因素没有限制或无法限制

在一项研究设计阶段，有时忽略了对主要混杂因素的限制；或者由于某些主客观的原因，有时主要混杂因素无法限制。

（六）主要混杂因素没有配比或无法配比

在一项研究设计阶段，有时忽略了对主要混杂因素的配比；或者由于某些主客观的原因，有时主要混杂因素无法配比。

（七）未进行均衡性检验

在现实科研工作中，在资料分析阶段，应当对组间主要混杂因素的均衡性进行检查。因为设计阶段组间均衡不等于分析阶段还均衡。但是，有时往往忽视了组间的均衡性检验。

（八）未进行率的标准化或标化的因素不是主要混杂因素

标化率的全称为标准化率，亦称调整率，是指在进行两个率的比较时，为了消除组间某些混杂因素分布不均的影响，而去寻找一个统一的分布作为标准组，然后每个比较组均按该分布标准计算相应的率再进行比较。

（九）未进行分层分析

分层分析是分析阶段控制混杂因素的主要方法之一。

（十）未进行多因素分析

多因素分析是分析阶段控制混杂因素的主要方法之一。

三、均衡性误差的控制方法

（一）控制均衡性误差的关键词

控制均衡性误差的关键词是"均衡性"或"可比性"，同时兼顾"可行性"。

均衡性是指各种混杂因素在各个研究小组（如：比较组与被比较组、事件组与对照组、暴露组与未暴露组、实验组与对照组等）之间分布或构成的一致性程度。可比性是指各种混杂因素在各个研究小组（如：比较组与被比较组、事件组与对照组、暴露组与未暴露组、实验组与对照组等）之间分布或构成的一致性程度。可比性和均衡性一般用组间差异有无显著性来表示。若 $P>0.05$，两者均衡、可比；若 $P<0.05$，两者不均衡、不可比。

（二）控制均衡性误差的方法

（1）熟悉混杂因素的基本特征。

（2）识别可能的混杂因素。

（3）分析可能的混杂因素,并根据影响的大小排序。

（4）限制:是指针对某一或某些可能的混杂因素,在设计时对研究对象的入选条件予以限制。它可以控制已知的混杂因素,但不能控制未知的混杂因素。

（5）均衡:是指在设计阶段,采取适当方法,将研究对象分配到各比较组,使各种因素,包括未知混杂因素均衡地分布在各组中,使混杂作用消除。

（6）配比:是指将可疑混杂因素作为配对因素,使各比较组同等分配具有同等混杂因素的对象,以此来消除混杂作用。

（7）均衡性检验:就是分析某因素（一般认为是可能的混杂因素）在两组之间所占的比例是否相同。如果不均衡,就不能排除此因素对结论会有影响。

（8）标准化:是指在统计分析之前,按照标准化方法,将需要比较的率进行调整,使可疑的混杂因素在比较组中得到同等加权,从而获得有可比性的标准化率,以避免混杂因素的影响。

（9）分层分析:是指在研究资料分析阶段,将已知的或可疑的混杂因素按其不同水平分层,然后再分别加以分析。分层有单纯分层分析法和 Mantel-Haenszel 分层分析法。

（10）多因素分析:是指在研究资料分析阶段,应用多因素分析的方法控制混杂因素的影响,如:应用 Logistic 回归模型、Cox 模型等。随着电子计算机统计软件的发展,多因素分析将应用得更为广泛,从而更有效地消除混杂因素的影响。

（张绍艳、秦雅楠编写）

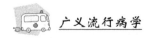

下篇　广义流行病学研究方法

第四章　描述性研究

第一节　概　述

一、描述性研究的内涵

(一) 描述性研究的性质定义

描述性研究(descriptive study)又称描述流行病学(descriptive epidemiology)，是指一类以描述某一个或某一类公共卫生事件(问题)的发生规律、发展规律、分布规律为主，也可以分析该个或该类公共卫生事件(问题)可能影响因素的观察性研究方法。

(二) 描述性研究的过程定义

描述流行病学研究的基本步骤是：(1) 准确调查或收集某一个或某一类公共卫生事件及其可能的影响因素的资料；(2) 将资料按时间、空间、物间(包括人间)的有关特征分组；(3) 将各组资料计算成适宜的统计学指标；(4) 通过统计分析，得出组间是否有显著性差异的结果；(5) 通过逻辑分析，揭示这一或这类公共卫生事件的发生规律、发展规律、分布规律以及可能的影响因素。

描述性研究在揭示公共卫生事件发生原因的探索过程中是最基础的步骤。例如，当对某事件的情况了解不多的时候，往往总是从描述流行病研究着手，取得事件的分布特征，从而获得有关的研究假设的启发，进而逐步建立研究假设，为分析流行病学提供线索；再根据发生、发展和分布规律以及影响因素，制定应对的策略与措施。

二、描述性研究的外延

(一) 描述性研究的研究问题范围

描述流行病学研究的问题范围是一切公共卫生事件，包括人类健康问题、人类疾病问题、人类的生存环境问题以及突发公共卫生问题。

(二) 描述性研究的研究内容范围

描述流行病学研究公共卫生事件(问题)的发生规律、发展规律、分布规律，分析公共卫生事件(问题)的可能影响因素。

(1) 事件(问题)的发生规律:发生的三个基本条件——"三个要素"、发生的四个基本过程——"四个时期"。

(2) 事件(问题)的发展规律:发展(流行)的三个基本条件——"三个环节"、发展的程度——流行强度或程度分级。

(3) 事件(问题)的分布规律:时间分布特点——时间分布规律、空间分布特点——空间分布规律、物间分布特点——物间分布规律,统称"三间"分布。

(4) 公共卫生事件(问题)的可能影响因素:什么事物可能是必要促进因素?哪些事物可能是辅助促进因素?哪些事物可能是遏制因素?

(三) 描述性研究的研究过程范围

(1) 准确获取第一手资料。
(2) 按"三间"特征有无分组。
(3) 计算出各组的描述性统计指标。
(4) 计算出相应组间的评价性统计指标并判定相应组间描述性统计指标差异的显著性。
(5) 通过逻辑分析,揭示所研究事件(问题)的发生、发展和分布规律及其可能的影响因素。

(四) 描述性研究的研究对象范围

描述流行病学的研究对象可能是与人类健康有关的一切事物,包括人(传统流行病学)、动物(动物病流行病学)、植物(药物流行病学、营养流行病学)、微生物环境(感染性疾病流行病学)、食物(食品卫生流行病学)、空气和水等环境(环境流行病学)、工作或学习环境(劳动卫生流行病学)、辐射环境(放射卫生流行病学)、地质环境(地理流行病学)、气象环境(气象流行病学)等。

(五) 描述性研究的研究方法范围

描述流行病学的研究方法很多,分类也不统一。研究方法详见本章第三节及有关章节。

(1) 横向性调查:包括事件的普查(筛查)、事件的概率抽样调查(筛查)、事件的非概率抽样调查(筛查)等。

(2) 纵向性调查:包括流行病学监测、事件年报资料研究、事件随访调查、事件定期调查等。

(3) 现场性调查:包括事件的个案调查、事件的暴发调查、个案调查或暴发调查结果的归纳推理等。

(4) 预测性调查:包括流行病学数学模型、流行病学侦查、生态流行病学调查等。

三、描述性研究的特点

描述性研究具有以下特点:(1) 属于观察法;(2) 不设立对照组;(3) 不采取干预措施;(4) 研究方法众多;(5) 研究方法多数属于或然性推理;(6) 一个事件的"三间"特征很多;(7) 描述性指标众多;(8) 分析性指标众多;(9) 逻辑性指标众多;(10) 用途广泛。

四、描述性研究的用途

描述性研究的用途如下:(1) 描述公共卫生事件的发生、发展和分布规律;(2) 分析公共卫生事件的可能影响因素;(3)揭示公共卫生事件的现状和趋势;(4)实现二级预防——"三早"或"五早";(5)评价预防控制策略或措施及其效果,为其他类型研究提供基础资料(基线资料),为制定卫生标准及做出卫生决策提供依据。

第二节 描述性研究的基本步骤

不同的描述流行病学方法有不同的具体过程和要求,主要区别在于收集资料的方法,详见各方法的有关章节。下面只介绍描述流行病学研究的基本过程。

一、准确获取第一手资料

获取第一手资料的方法就是描述流行病学的各种调查方法,但在流行病学所应用的统计学指标中,概率指标最为常用。获取概率指标中的分子和分母资料的方法虽然相近,但重点不同。前者以流行病学实地调查为主,后者以搜集业务主管部门的资料为主。

（一）流行病学实地调查

例如,事件个案调查、事件暴发调查、事件普查、事件抽样调查、事件流行病学监测、事件流行病学侦查、生态流行病学调查等。

（二）搜集业务主管部门的资料

例如,总人口及其构成资料可从统计部门获取,死亡人口资料、出生人口资料可从公安户籍部门获取,事件资料可从各种专业研究机构(各级疾病控制中心、各级保健机构、各级计生机构、各级医院等)获取。

（三）查阅历史文献资料

例如,年鉴资料、文史资料等。获取资料的方法详见本章第三节及有关章节。

二、将资料按可能有意义的"三间"特征分组

从狭义上讲,"三间"是指人间、时间和空间;从广义上讲,"三间"是指物间(包括人间)、时间和空间。每个事物都具有众多特性,可根据与所研究事件关系可能性的大小及特性的有无分组。

三、计算每一组资料的描述性统计指标

描述性统计指标也称基础指标,是指反映社会现象实际情况的指标。描述性指标包括总量指标、相对指标和平均指标。描述性指标一般是独立存在的,一个指标反映一种情况。描述性指标是对社会现象的客观描述,仅凭一个描述性指标很难做出好坏得失的评价。

四、计算可能相关组件的分析性统计指标及统计分析

分析性统计指标也称比较指标或评价性指标或诊断性指标,是指通过不同时间或不同空间或物间(人间)的基础指标互相比较而得到的数值。分析性指标通常是以某种理论为指

导,为说明某种社会问题而对两种或两种以上社会现象做比较或进行计算而得出的结果。统计分析是指应用适宜的统计分析方法,对分组资料指标进行显著性检验。

（一）显著性检验的含义

显著性检验的含义是:事先对总体（随机变量）的参数或总体分布形式做出假设,然后利用样本信息来判断这一假设（原假设）是否合理,即判断总体的真实情况与原假设是否有显著性差异。

或者说,显著性检验就是要判断样本与我们对总体所做的假设之间的差异是纯属机会变异,还是由我们所做的假设与总体真实情况之间不一致所引起的。

显著性检验是针对我们对总体所做的假设做检验,就是利用小概率事件实际不可能性原理来接受或否定假设。

抽样研究会产生抽样误差。对实验资料进行比较分析时,不能仅凭两个结果（平均数或率）数值的不同就得出结论,而要进行统计学分析,以鉴别两者之间的差异是由抽样误差引起的还是由特定的实验处理引起的。

（二）常用检验方法

1. t 检验

t 检验适用于计量资料、正态分布、方差具有齐性的两组小样本间的比较,包括配对资料间、样本与均数间、两样本均数间的比较三种,三者的计算公式不能混淆。

2. t' 检验

t' 检验的应用条件与 t 检验的大致相同,但 t' 检验用于两组间方差不齐时,t' 检验的计算公式实际上是方差不齐时 t 检验的校正公式。

3. u 检验

u 检验的应用条件与 t 检验的基本一致,只是大样本时用 u 检验,而小样本时则用 t 检验,t 检验可以代替 u 检验。

4. 方差分析

方差分析用于正态分布、方差齐性的多组计量资料间的比较。常见的有单因素分组的多样本均数比较及双因素分组的多个样本均数的比较,方差分析首先是比较各组间总的差异,如果总差异有显著性,再进行组间的两两比较,组间比较用 q 检验或 LST 检验等。

5. 卡方检验

卡方检验是计数资料主要的显著性检验方法。用于两个或多个百分比（率）的比较。常见的有四格表资料、配对资料、多于 2 行×2 列资料及组内分组卡方检验。

6. 零反应检验

零反应检验用于计数资料,是当实验组或对照组中出现概率为 0 或 100% 时,卡方检验的一种特殊形式。它属于直接概率计算法。

7. 非参数统计方法

符号检验、秩和检验和 Ridit 检验均属非参数统计方法,三者的共同特点是简便、快捷、实用,可用于各种非正态分布资料、未知分布资料及半定量资料的分析。其主要缺点是容易丢失数据中包含的信息。所以,凡是正态分布或可通过数据转换成正态分布者,尽量不用非参数统计方法。

8. Hotelling 检验

Hotelling 检验用于计量资料、正态分布、两组间多项指标的综合差异显著性检验。

五、论证分析

论证分析即逻辑分析,是指以统计分析结果和参考文献为依据(论据),应用适宜的逻辑推理方法(论证方式),并严格遵守逻辑规律和相应的规则,揭示所研究事件(问题)的规律、发展和分布规律及其可能影响因素(结论或论点)的论证过程。论证分析要求论点明确、论据充分、论证方式符合逻辑规律和相应的规则。

(一)论证的定义

论证是以一个或一些已知的真判断为论据,运用一定的推理形式,来确定另一判断(结论)真实性的思维过程。

(二)结论的含义

从逻辑学来看,结论是指论证结构中的论题(论点),即用一定的前提(论据),推论(论证方式)出的结果(论点),也就是对事物做出的总结性判断。

从哲学观点来看,结论是相对一定条件而言的,结论与条件互为因果关系,条件(原因)是引起一定现象的现象,结论(结果)是由于条件作用而产生的现象。

(三)论证的三个要素

1. 论题

论题也称论点,是指在论证中需要确定其真实性的判断。它回答的是"论证是什么"的问题。根据论题的性质(肯定、否定),论题可以分为证明和反驳。

证明是指用已知为真的判断确定另一个判断真实性的思维过程。

反驳是指用已知为真的判断确定另一个判断虚假性的思维过程。

2. 论据

论据是指用来确定论点真实性或者可接受性的判断或使论题成立并使人信服的理由或根据。它回答的是"用什么论证"的问题。论据是论证的基础,没有论据就不存在论证。在一个论证中,只能有一个论题,可以有多个论据。

根据论据性质的不同,论据分为事实论据和事理论据两类。事实论据是指已经发生的客观事实,即自己研究的结果和他人的研究结果。事理论据是指公理、原理、定理、定义、法律、法规、诊断标准、判定标准等。

3. 论证方式

论证方式是指论证中将论题和论据有机结合起来所使用的推理方式,即从论据推出论点的逻辑思维过程。论证方式是论证的手段,它所回答的是"怎样用论据论证论题"的问题。任何论证方式都是某种或某几种推理形式的具体应用。正确的论证方式是使论证成立的必要条件。论证方式可从多个角度进行分类:

(1)按照所应用推理方法的不同,可分为演绎推理论证、归纳推理论证、类比推理论证、综合推理论证。

(2) 按照人们应用习惯的不同,可分为事实论证(归纳论证)、理论论证(演绎论证)、比较论证(类比论证)、比喻论证(形象论证)、因果论证。

第三节 描述性研究方法

对某一概念划分的标准可以有很多,但每一次划分只能用同一个标准。按照主要的直接目的,描述流行病学方法大致可分为四类。

一、第一类:现场性调查

现场流行病学调查又称现场性调查,主要是指研究公共卫生事件发生、发展规律的方法。例如,事件个案调查、事件暴发调查等都属于现场性调查。

(一) 疾病个案调查

疾病个案调查简称个案调查,是指对正在发生的传染病、原因不明疾病等公共卫生事件病例或案例的发生原因、过程以及影响因素进行较为细致的调查。

(二) 疾病病例调查

病历是医务人员对患者疾病的发生、发展、转归进行检查、诊断、治疗等医疗活动过程的记录,也是对采集到的资料加以归纳、整理、综合分析,按规定的格式和要求书写的患者的医疗健康档案。

病历书写是指医务人员通过问诊、查体、辅助检查、诊断、治疗、护理等医疗活动获得有关资料,并进行归纳、分析、整理形成医疗活动记录的行为。

(三) 疾病暴发调查

疾病暴发调查简称暴发调查,是指对某特定时空范围内,人群中发生多例同一种疾病等突发公共卫生事件所进行的较为详细的调查。疾病暴发调查的目的是查明事件原因及其来源、事件描述分布特征,弄清事件受威胁人口,揭示事件发展规律,以便及时采取控制措施,防止事件蔓延。

(四) X 例病例调查结果分析

X 例病例分析报告是指通过对某一疾病的一两个病例或一些病例调查结果的归纳整理、统计分析、逻辑分析,从而揭示该病可能的发生、发展规律的观察性研究方法。

二、第二类:横向性调查

现况流行病学调查又称横向性调查或现况性调查,主要是指揭示公共卫生问题物间(包括人间)、空间分布规律的方法。例如,事件普查、事件抽样调查(包括典型调查、重点调查)、事件筛查等都属于横向性调查。

(一) 公共卫生事件普查

公共卫生事件普查简称普查,是指在某一特定空间范围内,在某一特定时间点或较短时间内,以每一个目标对象作为研究对象,对某一或某类公共卫生事件的现状所进行的调查。

其目的是了解调查事件的现有总数、现有率、分布情况、可能影响因素等。

(二) 公共卫生事件抽样调查

公共卫生事件抽样调查简称抽样调查,是指在某一特定空间范围内,在某一特定时间点或较短时间内,从目标对象的总体中抽取一部分有代表性的对象作为研究对象(样本),对某一或某类公共卫生事件的现状所进行的调查。其目的是以样本的调查结果估计目标对象的分布情况和可能影响因素等。

(三) 公共卫生事件筛查

公共卫生事件筛查简称筛查或筛检、筛验,是指在某一特定空间范围内,在某一特定时间点或较短时间内,以每一个目标对象全部或部分对象为研究对象,应用简单、便利、快速、灵敏、经济的检查、检验等方法,主动地从研究对象中发现某一或某类公共卫生事件的可疑对象,以便达到早期发现、早期诊断或确定、早期治疗或采取应对措施的目的。

三、第三类:纵向性调查

纵向流行病学调查又称纵向性调查或流行病学监测,主要是指研究公共卫生问题时间分布规律的方法。例如,公共卫生事件年报资料的调查、公共卫生事件流行病学监测、公共卫生事件随访调查、公共卫生事件定期调查等都属于纵向性调查。

(一) 公共卫生事件年报资料调查

公共卫生事件年报资料调查简称资料调查,是指有计划地收集或搜集某一空间范围内较长时期的某一或某类公共卫生事件的常规年报(鉴)资料或历史档案资料,按不同特征分组,计算统计学指标,对这一公共卫生事件的三间分布情况进行简单描述;再经过分析比较,以揭示这一公共卫生事件分布规律,特别是时间分布规律,并预测研究事件的发展趋势。此类调查类似于连续地普查。

(二) 公共卫生事件流行病学监测

公共卫生事件流行病学监测简称监测,是指在特定空间范围内,对某一种或某一类公共卫生事件及其可能影响因素的有代表性的资料,有目的、有组织、有计划、长期、连续、准确地进行采集、核对、汇总、分析、解释,使之成为信息,并将这些信息及时地反馈给各级领导机关、各有关部门及有关人员,使决策机关所制定的防制疾病、促进健康、保护生存环境的策略和措施更加科学、有效。此类调查类似于连续地抽样调查。

(三) 公共卫生事件随访调查

公共卫生事件随访调查简称随访调查或随访,是指选择一定条件、数量的具有某种公共卫生问题特征的个体(如:患某种疾病的病人),进行长期、定期、连续、详细的前瞻式追踪调查,以了解所调查的公共卫生事件的发生规律(特别是各种转归的概率、期限)、影响因素、防制效果。此类调查类似于连续地个案调查。

(四) 公共卫生事件定期调查

公共卫生事件定期调查简称定期调查或定期检查,是指在一定的空间范围内,对全部或部分对象的某个或某些事件的有代表性的内容和指标,每间隔一定时间进行一次调查,以便及时了解调查对象所发生的公共卫生事件的发生规律(特别是前兆期各种特征的概率、期限）、影响因素,实现"三早"。此类调查类似于连续地筛查。

四、第四类:预测性调查

预测性流行病学调查又称预测性调查,是指在特定空间范围内,对某些公共卫生事件和某些公共卫生事件影响因素的现状和历史进行调查、分析,并进行预测预报,以便事先采取应对措施。例如,公共卫生事件生态学研究、公共卫生事件流行病学侦察都属于预测性调查。

（一）公共卫生事件生态流行病学调查

公共卫生事件生态流行病学调查又称生态学调查或生态学研究,是指在特定空间范围内,以群体为研究对象,对某个或某些公共卫生事件和生态环境因素进行宏观调查,以揭示某生态环境因素与某个或某些公共卫生事件的关系,并预测公共卫生事件的发展趋势,以便事先采取应对措施,防止或减少公共卫生事件发生。

（二）公共卫生事件流行病学侦察

公共卫生事件流行病学侦察是指在军队新集聚区、新开发区、新移民区、新水源区、新建设区等特定空间内,在上述新区开工之前,对某些公共卫生事件和某些公共卫生事件影响因素的现状和历史进行调查、分析,并进行预测预报,以便事先采取应对措施,防止当人群进入后发生公共卫生事件。

（三）流行病学数学模型

流行病学数学模型简称数学模型,是指应用数学公式明确地和定量地表达影响因素、作用对象和环境之间的作用规律,以预测某事件的发展趋势。

（四）其他预测方法

预测是指通过对客观事实的历史和现状进行科学的调查和分析,由过去和现在去推测未来,由已知去推测未知,从而揭示客观事实未来发展的趋势和规律。

1. 定性预测

定性预测属于主观判断,它基于估计和评价。常用的定性预测方法包括一般预测、市场调研法、小组讨论法、历史类比、德尔菲法等。

2. 时间序列分析

时间序列分析是建立在这样一个设定基础上的:与过去需求相关的历史数据可用于预测未来的需求。历史数据可能包含诸如趋势、季节、周期等因素。常用的时间序列分析方法主要有简单移动平均、加权移动平均、指数平滑、回归分析、鲍克斯·詹金斯法、西斯金时间序列等。

3. 因果联系法

使用因果联系法的条件是假定需求与某些内在因素或周围环境的外部因素有关。常用的因果联系法主要有回归分析、经济模型、投入产出模型、行指标等。

4. 模拟

模拟模型允许预测人员对预测的条件做一定程度的假设。

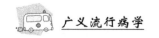

第四节 "三间"的主要特征

特征是指某一或某类客观事物在不同时间、空间、物间上的异于其他事物的特性(特点)在人们心理上的反映。任一客观事物都具有众多特性。人们根据一群客观事物所共有的特性形成某一概念。这些共同特性在心理上的反映,称为该概念的特征。

一、时间特征

(一) 时间的含义

时间是人类从客观事物的变化性或周期性(运动过程或事件发生过程)的角度来描述物质存在形式或散布状态的参数。

时间和空间并不存在,但人类社会又需要时间和空间,因此人们把自然事物形态变化的变化特点认知为时间的作用,把自然事物的变化现象认知为空间的存在。

(二) 时间特征

时间特征有很多,下面只是常用部分的简介。

(1) 秒、分、刻:常用于生命指征、应急事件。

(2) 小时、时辰:24 小时、12 时辰。

(3) 昼与夜,上、中、下午,早、午、晚饭,饭前饭后。

(4) 日:工作日与休息日、节日、假日。

(5) 周:周日至周六。

(6) 月份:阳历月与阴历月,上、中、下旬,上半月与下半月、新月和望月及上弦月与下弦月。

(7) 节气、季节:二十四节气,春、夏、秋、冬四季。

(8) 年份:阳历年与阴历年、上半年与下半年。

(9) 年代:年代初、中、末,00—90 年代。

(10) 世纪:上、中、下叶。

二、空间特征

(一) 空间的概念

空间是一种从客观事物的广延性(长度、宽度、高度三维或四方上下)的角度来描述物质存在形式或散布状态的参数。

(二) 空间特征

空间特征更是不胜枚举。

(1) 行政区域特征:全球→南北半球或东西方→大洲→国家或地区→省(市、区)→地区(市、州、盟)→县(市、区、旗)→乡(镇、街道)→村民(居民)委员会→村民(居民)小组等。

(2) 城市化程度特征:特大城市→大城市→中等城市→小城市→乡镇→乡村→偏远乡

村等。

（3）海拔、地形特征：海拔高度；高山、高原、丘陵、平原、盆地等。

（4）地貌植被特征：森林、草原、沙漠、沼泽、旱田、水田、海洋、湖泊、江河等。

（5）气候、气象特征：气候类型、气象类型、气温带等。

（6）降水、气湿特征：全年多雨区、全年少雨区、夏季多雨区、冬季多雨区、常年湿润区；低气湿区、中气湿区、高气湿区；小旱、中旱、大旱、特大旱。

（7）生态环境特征：按环境的性质，可把环境分为自然环境、半人工环境和人工环境三类。

（8）土壤环境特征：有机土、人为土、灰土、火山灰土、铁铝土、变性土、干旱土、盐成土、潜育土、均腐土、富铝土、淋溶土、雏形土和新成土等。

（9）社会发展程度特征：发达国家或地区、发展中国家或地区、落后国家或地区、贫穷国家或地区。

（10）经纬度特征：东经（E）、西经（W），北纬（N）、南纬（S）。

三、物间特征

（一）物间的含义

物泛指事物，既包括人类生活中的一切活动和现象（事情），也包括不依赖于人的主观意识而客观存在的东西（物质）。

物间是用来描述某一事物与其他事物之间相对可能关系的参数。

（二）物间特征

在研究具体公共卫生事件时，需要对下列有关事物特征进行学习。

（1）人物的特征：包括年龄、性别、职业、民族、种族、国籍、籍贯、身高、体重、宗教信仰、生活习惯、饮食习惯、行为习惯、经济收入、文化程度、社会地位、婚姻状况、家庭住址、家庭人口、流动情况等。

（2）动物的特征：包括属种、形态、细胞结构、营养类型、遗传、生理、生化、生态、生殖、哺乳、呼吸、栖息地、行为、健康状态、生长环境、活动特征等。

（3）植物的特征：包括茎的形态、生态习性、生活周期、花、种子等。

（4）食物的特征：包括种类、品种、源产地、主要营养成分含量、加工与否（天然、加工）、加工与用途、生产地点、生产时间、生产厂家、生产工艺、生产批次等。

（5）水的特征：包括来源、用途、所含物质等。

（6）大气的特征：包括主要组成及其含量、状态、结构、污染物的成分及其含量等。

（7）土壤、岩石的特征：包括土壤组成、土壤污染程度、岩石类型等。

（8）用品特征：包括种类（生产、生活）、数量、质量、生产日期等。

（9）矿物的特征：包括分类、形态、物理性质、化学成分、晶体结构、成因产状等。

（10）药物的特征：用于预防、诊断、治疗疾病和计划生育；中药与西药；成品与半成品；产地或生产厂家；生产的时间与批号；主要成分及其含量；动物、植物、矿物、合成等。

（滕国兴、王宁编写）

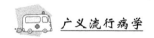

第五章 描述性研究常用统计指标

第一节 概 述

一、统计指标的定义

统计指标是指在特定时间、空间和物间范围内,具有某种特征的事物的具体数值及其与总体或其他特征事物关系的综合数值。

统计指标的构成要素包括名称、时间范围、空间范围、总体对象范围、计量单位、计算方法和指标数值。

二、统计指标的划分

(一)按照指标反映的内容或其数值表现形式不同,统计指标可以分为总量指标、相对指标和平均指标三种

1. 总量指标

总量指标又称绝对数,是反映现象总体规模的统计指标,通常以绝对数的形式来表现。例如,人口总数、卫生人员总数、卫生机构总数等都属于总量指标。

2. 相对指标

相对指标又称相对数,是用两个有联系的指标进行对比的比值来反映社会经济现象数量特征和数量关系的综合指标。相对指标的数值有两种表现形式:无名数和复名数。无名数是一种抽象化的数值,多以系数、倍数、成数、百分数或千分数表示。复名数主要是用来表示强度的相对指标,以表明事物的密度、强度和普遍程度等。

(1) 相对指标的作用。

① 相对指标通过数量之间的对比,可以表明事物的相关程度、发展程度。它可以弥补总量指标的不足,使人们清楚了解现象的相对水平和普遍程度。

② 把现象的绝对差异抽象化,使原来无法直接对比的指标变为可比。

③ 说明总体内在的结构特征,为深入分析事物的性质提供依据。

(2) 相对指标的种类。

Ⅰ. 按其作用不同可划分为以下六种:

① 结构相对指标：又称结构相对数，是总体的某一部分与总体数值相对比求得的比重或比率指标。

② 比较相对指标：又称比较相对数或同类相对数，是同类指标在不同空间进行静态对比形成的相对指标。

③ 比例相对指标：又称比例相对数或比例指标，是反映总体中各组成部分之间数量联系程度和比例关系的相对指标。

④ 强度相对指标：又称强度相对数，是有一定联系的两种性质不同的总量指标相比较形成的相对指标。该类指标通常以复名数、百分数(％)、千分数(‰)表示。

⑤ 动态相对指标：又称动态相对数或时间相对指标，是将同一现象在不同时期的两个数值进行动态对比而得出的相对数，借以表明现象在时间上发展变动的程度。该类指标通常以百分数(％)或倍数表示，也称为发展速度。

⑥ 计划完成程度指标：又称计划完成百分数，是以计划为比较标准，将实际完成数与计划规定数相比较，用以表明计划完成情况的相对指标，通常用百分数(％)表示。

Ⅱ．按其表现形式不同可划分为以下三种：

① 比：指两个变量的数值之商，表示分子、分母之间的数量关系，而不管分子、分母是否来自同一个总体。

② 比例：指同一事物局部与总体间数量上的比值，分子、分母单位相同，且分子包含于分母之中。

③ 比率：指某确定对象总体中具有某特征对象的频率，分子和分母是部分与整体的数量关系。

3. 平均指标

平均指标又称平均数或均值，是反映某一现象在某一空间或时间上平均数量状况的指标。

(二) 按指标反映现象的时间状况不同，统计指标可分为时期指标、时点指标和趋势指标

1. 时期指标

时期指标是反映现象在一段时期内的数值的指标，如：(年)发病率、(年)死亡率。时期指标通常可以累积，从而得到更长时期内的总量，如：累计发病率、累计死亡率。

2. 时点指标

时点指标是反映现象在某一时刻上的总量的指标，如：患病率、检出率。时点指标通常不能累积，各时点数累计后没有实际意义。

3. 趋势指标

趋势指标是反映现象在一段时期内发展趋势的数值的指标，如：定基比、环比、增长率。

(三) 按指标反映现象的性质状况不同，统计指标可分为数量指标和质量指标

1. 数量指标

数量指标又称总量指标，是用于说明总体规模大小和数量多少的指标，一般用统计绝对数的形式表现。

2. 质量指标

质量指标是用于说明总体内部或总体之间数量关系、反映总体单位水平的指标,一般用统计相对数或平均数来表现。

(四)按指标反映现象的本质状况不同,统计指标可分为客观指标和主观指标

1. 客观指标

客观指标是根据客观存在的具体事物而得出的统计指标。它具有客观性。

2. 主观指标

主观指标是根据众多个人对某一事物的主观判定而得出的统计指标。它具有一定的模糊性。

(五)根据指标在认识中的作用不同,统计指标可分为基础指标和分析指标

1. 基础指标

基础指标是反映总体基本状况的指标,由总量指标和相对指标构成。基础指标一般是独立存在的,一个指标反映一种情况。它是对社会现象的客观描述,单凭一个基础指标很难做出好坏得失的评价。

2. 分析指标

分析指标是通过不同时间或不同空间或物间(人间)的基础指标互相比较而得到的数值。分析指标通常是以某种理论为指导,为说明某种社会问题而将两种或两种以上社会现象做比较或进行计算而得出的结果。

(六)根据指标的功能和用途不同,统计指标可分为描述性指标、评价性指标和决策性指标等

1. 描述性指标

描述性指标也称基础指标,是反映社会现象实际情况的指标。

2. 评价性指标

评价性指标也称比较指标或分析指标或诊断性指标,它是反映社会发展、社会效果在某些方面利弊得失的指标。

3. 决策性指标

决策性指标又称综合指标或综合评价指标体系,是对大量个体指标及其数值进行分组、对比和加权等变换后得到的指数。

三、设计统计指标体系应遵循的原则

(一)科学性

要求所设置的统计指标体系能够客观反映分析对象本身的性质、特点、内在关系和运动过程。

(二)客观性

在设计统计指标的定性规范和定量方法时,应以相关学科中的理论范畴为依据,并对量化统计中某些难以避免的差异加以说明。

（三）全面性

要求在经济合理的前提下，所设体系中的各个指标力求从不同的角度、不同的层次反映统计对象，从而为全面认识统计总体提供可能。

（四）敏感性

列入体系的统计指标应能比较敏感地反映统计分析对象的各种变化。

（五）实用性

统计指标体系的设计应便于资料的搜集、整理和分析。

（六）数量性与可量性

统计指标是数字的语言，是可以计量的概念。因此，在设计统计指标时，对于某些比较抽象的概念，必须在概念的外延、统计口径和计算方法等方面加以具体化，使之成为可以计量的统计指标。

（七）同质性与可比性

统计指标是统计的语言，而指标的可比性是统计语言沟通的前提。为此，在设计统计指标时，应当注意在指标范围、分类标准、计算方法等方面保持时间和空间上的可比性。

（八）综合性

统计指标是大量个别单位的总计，是许多个体现象数量综合的结果；统计指标的形成都必须经过从个体到总体的过程。

（九）具体性

统计指标不是抽象的概念和数字，而是一定的具体的量的反映；统计指标说明的是客观存在的、已经发生的事实，反映了事件在具体时间、地点和条件下的数量变化。

（十）目的性

客观现象的多样性和多层次性决定了可供选择的统计指标非常多，这些指标可以分别从不同的角度和层次，按照不同的口径和计量方法，对同一对象进行描述和分析。为此，在设计和确定统计指标时必须有所选择，即根据统计研究目的的需要，定义指标的内涵与外延，规定统计的口径、时空要求和计量方法等。

四、统计指标设计的主要内容

（一）确定指标的名称

确定指标的名称包括两个方面：一是规定指标的分子部分，以明确哪些应当计入，哪些不应当计入；二是规定指标的分母，以明确该指标的统计总体范围。

（二）确定指标的量化尺度和计量单位

客观现象的性质和人们的认识能力决定了对于不同的现象应当采用不同的量化尺度。统计中常用的量化尺度从低到高依次为定类尺度、定序尺度、定距尺度和定比尺度；统计指标的计量单位主要有实物单位、货币单位和时间单位，一般应根据指标的性质和要求选取。

（三）明确指标的计算方法

计算方法因指标而异。有的统计指标只要确定概念的内涵和外延之后，统计方法也就随之确定，不必再专门规定计算方法，一些汇总性的总量指标即是如此，如：土地出让总面积、土地增值税总额等。

（四）明确指标的时间范围

任何事物和现象都存在于一定的时间。因此，时间范围是统计指标设计的重要组成部分。时间标准应根据统计对象的特点，采用时点标准或时期标准。

（五）明确指标的空间范围

任何事物和现象都存在于一定的空间。因此，空间范围是统计指标设计的重要组成部分。空间标准可以根据需要，采用地区范围或管理范围。

（六）确定指标的数值

相对指标数值的确定包括分子具体数值和分母具体数值的确定。

第二节 常用的总数指标和比（例）指标

一、总数指标

（一）总数指标的定义

总数指标也称绝对指标，是反映现象总体规模的统计指标，通常以绝对数的形式来表现。

（二）常用总数指标

（1）总人口数：指某空间范围内某一时点上的全部人口统计数。

（2）年初总人口数：指某空间范围内某年1月1日零时的总人口数。

（3）年末总人口数：指某空间范围内某年12月31日24时的总人口数。

（4）某时空范围内卫生机构总数。

（5）某时空范围内卫生人员总数。

（6）某时空范围内卫生费用总数。

（7）某时空范围内突发公共卫生事件、死伤人口总数。

（8）某时空范围内出生或死亡人口总数。

（9）某时空范围内某种重大人为事故总数。

（10）某时空范围内某种重大自然灾害总数。

（11）某病病区、病人和病区人口总数。

（12）人口自然增长数：指某时空范围内出生人数与死亡人数之差。

二、比（比值）

（一）比的定义

比（ratio）是指不同事物间的比值，是两个变量的数值之商，表示分子和分母之间的数量关系。

（二）比的种类

1. 比

比是指两个变量的数值之商，表示分子与分母之间的数量关系，而不管分子、分母是否来自同一个总体。

2. 比例

比例是指同一事物局部与总体之间数量上的比值，分子、分母单位相同，且分子包含于分母之中。

3. 百分构成比

百分构成比是表示同一事物局部与总体数量上的比值，说明某一事物内部组成部分所占的比重或分布，常用百分数表示。分子与分母的单位相同，而且分子包含在分母之中。其计算公式为：

$$P = \frac{n_x}{n_1 + n_2 + n_3 + n_4 + n_5 + \cdots + n_m} \times 100\%$$

4. 定基比

定基比也叫发展总速度，是指报告期水平与某一固定时期水平之比，表明某种现象在较长时期内总的发展速度。

5. 环比

环比也叫环比发展速度，是指报告期水平与前一时期水平之比，表明现象逐期的发展速度。

6. 指数

从广义上讲，任何两个数值对比形成的相对数都可以称为指数；从狭义上讲，指数是用于测定多个项目在不同场合下综合变动的一种特殊相对数。

（三）常用的比

1. 性别比

性别比（或称性比例）是人口学上关于社会或国家男女人口数量的一种比率，基本上以每100位女性所对应的男性数目为计算标准。

性别比 = 男性人数∶女性人数

2. 人口百分构成比

人口年龄构成是指一个国家（或地区）在某一时间各个年龄组人口在其总人口中所占的比重。通常用各个年龄组人口在总人口中所占的百分比表示。

$$人口百分构成比 = \frac{不同特征别人口数}{人口总数} \times 100\%$$

3. 死因百分构成比

$$死因百分构成比 = \frac{不同死因别人口数}{总死亡人口数} \times 100\%$$

4. 人均期望寿命增长定基比

$$人均期望寿命增长定基比 = \frac{某年人均期望寿命}{参比年人均期望寿命} \times 100\%$$

5. 卫生总费用增长环比

$$卫生总费用增长环比 = \frac{某年卫生总费用}{前一年卫生总费用} \times 100\%$$

6. 身体体质指数

身体质量指数(BMI)简称体质指数,又称体重指数,是用体重千克数除以身高米数平方得出的数值,是目前国际上常用的衡量人体胖瘦程度以及是否健康的一个标准。

$$体质指数(BMI) = \frac{体重(kg)}{身高(m)的平方}$$

我国成年人肥瘦判断标准如下:最理想的体质指数是22。轻体重:BMI<18.5;健康体重:18.5≤BMI<24;超重:24≤BMI<28;肥胖:BMI≥28。

7. 肺活量指数

$$肺活量指数 = \frac{肺活量}{体表面积}$$

我国成年人肺活量指数为:男2310,女1800。如果低于这个值,说明呼吸功能较弱。

8. 腰围与身高的比值

$$腰围与身高的比值(WHtR) = \frac{腰围}{身高}$$

我国成年人腰围与身高的比值(WHtR)<0.46。

9. 腰臀围比值

$$腰臀围比值 = \frac{腰围}{臀围}$$

我国成年人腰臀围比值:男性不大于0.9,女性不大于0.8。如果大于这个数值,就判定为腹部肥胖。

10. 出生婴儿性别比

出生婴儿性别比是指在一定时间内出生婴儿中男婴与女婴人数之比例。

$$出生婴儿性别比 = \frac{期内出生男婴数}{期内出生女婴数} \times 100\%$$

11. 人口密度

人口密度是指单位面积上的总人口数。它反映了一定时期、一定区域内人口的稠密程度。一般以每平方千米的居住人数来表示。其计算公式为:

$$人口密度 = \frac{总人口数}{土地面积}$$

12. 死因构成比

$$死因构成比 = \frac{某病死亡人数}{总死亡人数} \times k$$

第三节 常用的期间指标——发生率

一、发生率的定义

发生率的全称为期间发生率,是表示在特定空间和在特定期间范围内,全部对象中新发生某事件或具有某种特征的频率。

$$期间发生率 = \frac{新发生某事件数}{同时期对象总数} \times k$$

上式中,k 为 100%、1000‰、10000‱等。

二、发生率的种类

按空间范围的不同,可分为不同空间范围的发生率。例如,某某国、某某省、某某地区、某某县、某某乡、某某村、某某单位等。

按时间范围的不同,可分为短期发生率、年发生率、累计发生率。短期发生率是指在某一较短时期内全部或部分对象中新发生某事件的频率。例如,疾病暴发调查时应用的罹病率。年发生率通常就是发生率,是指一年中某一范围的全部或部分对象中新发生某事件的频率,如:发病率、死亡率。累计发生率是指很长一段时期内(一年以上)某一范围的全部或部分对象中新发生某事件的频率,如:累计发病率、累计死亡率。

按对象或事件多少的不同,可分为总(粗)发生率和发生专率。总(粗)发生率是指某一段时期内某一区域人群新发生某事件的频率,如:总(粗)发病率、总(粗)死亡率。发生专率是指按三间的不同特征计算的发生率,如:某病发病专率或死亡专率。

按对象构成可比性的不同,可分为直接发生率和调整(标化)发生率。直接发生率是指不需设立标准组,而直接计算各个组的发生率。调整(标化)发生率是指按照一个统一的分布作为标准组,各个比较组均按该分布标准计算出相应的率。由于所得到的率是相对于标准组调整后的,故称为调整(标化)发生率。

三、常用发生率指标

(一)发病率

1. 定义

发病率表示在一定空间和期间范围内一定人群中某病新病例出现的频率。

2. 计算公式

$$发病率 = \frac{某病新病例人次数}{同时期暴露人口数} \times k$$

上式中,$k = 100\%$、1000‰、10000‱等。

3. 应用

(1)可用作描述急性疾病的分布情况。

(2) 用于病因假设的形成。

(3) 预测未来疾病发生的危险性。

(4) 评价卫生保健规划、措施的效果等。

（二）罹病率

罹病率是指短时间、小范围内新发病例的频率。

$$罹病率 = \frac{观察期间的新病例数}{同期暴露人口数} \times 100\%$$

观察的时间可以是月、周、日，或者以一个流行期为时间单位。

该指标适用于分析局部地区疾病暴发、食物中毒、传染病及职业中毒等暴发流行情况。其优点是可以根据暴露程度精确地测量发病频率。

（三）续发率

续发率又称继发率或家庭二代感染率，是指易感接触者中发病的人数（续发病例）占家庭或某集体成员中所有易感接触者总数的比率。

$$续发率 = \frac{一个潜伏期内易感接触者中发病人数}{易感接触者总人数} \times 100\%$$

续发率主要用于分析传染病的传染力及评价卫生防疫措施的效果。

（四）死亡率

死亡率表示在一定期间内、在一定人群中死于某病（或死于所有原因）的频率。

$$死亡率 = \frac{某期间内（因某病）死亡总数}{同期平均人口数} \times k$$

上式中，$k = 100\%$、$1000‰$、$10000‰$ 等。

1. 粗死亡率（人口死亡率、普通死亡率）

死于所有原因的死亡率是一种未经调整的率，也称粗死亡率（crude death rate）。

2. 死亡专率

按疾病的不同特征分别计算的死亡率，称为死亡专率。

$$年龄别死亡率(‰) = \frac{某年某年龄组死亡人数}{同年同年龄组平均人口数} \times k$$

$$婴儿死亡率(‰) = \frac{某年不满一岁婴儿死亡数}{同年活产总数} \times k$$

$$新生儿死亡率(‰) = \frac{某年不满一个月新生儿死亡数}{年活产总数} \times k$$

$$围产儿死亡率(‰) = \frac{某年28周以上胎儿到出生后第7天内产儿死亡数}{当年活产数 + 孕期满28周以上死胎产儿数} \times k$$

$$产妇死亡率(‰) = \frac{某年因孕产而死亡产妇数}{同年出生总数} \times k$$

$$疾病别死亡率(1/10万) = \frac{某年因某病死亡人数}{同年平均人口数} \times k$$

3. 调整死亡率

对不同地区死亡率进行比较时，须注意不同地区因某一特征构成不同而存在差异。为消除构成不同所造成的影响,须将死亡率进行标化后才可以进行比较。

4. 应用

(1)粗死亡率反映一个人群的总死亡水平,是衡量人群因病死亡危险大小的指标。

(2)疾病死亡专率可提供某病在时间、地区和人群上的死亡变化。

(3)对于病死率高的疾病,其死亡率基本上可以替代发病率,而且其死亡率准确性也高于发病率。

(4)为卫生事业管理提供有用的信息。

(五)病死率

病死率是指一定时期内(通常为1年)患某病的全部病人中因该病死亡者所占的比例。

$$病死率(\%) = \frac{某时期内因某病死亡人数}{同期患某病的病人数} \times 100\%$$

病死率可表明疾病的严重程度,也可反映医疗水平和诊断能力。

(六)粗出生率

粗出生率是指某地每年平均每千人口中的出生数。

$$粗出生率(‰) = \frac{同年活产总数}{某年平均人口数} \times 1000‰$$

(七)生育率

生育率是指某年活产总数占同年15~49岁有生育能力的育龄妇女总数的比例。

$$生育率(‰) = \frac{同年活产总数}{某年15~49岁有生育能力的育龄妇女数} \times 1000‰$$

(八)总和生育率

总和生育率是指某年活产总数占同年15~49岁育龄妇女总数的比例。

$$总和生育率(‰) = \frac{同年活产总数}{某年15~49岁妇女数} \times 1000‰$$

总和生育率、生育率比出生率更能确切地反映各地区的生育水平,但因育龄妇女在不同年龄间生育能力有差异,因此需要在年龄别育龄妇女生育率的基础上算出总和生育率。

(九)N年生存率

N年生存率是指某种疾病病人能够活过N年的百分概率。它是评价疾病预后或治疗效果好坏的重要指标。

$$N年生存率(\%) = \frac{活过N年的病例数}{观察期初的病例数} \times 100\%$$

(十)计划生育率

计划生育率是指出生婴儿中按计划生育者所占的百分比。它是评价计划生育工作成绩的一项指标。

(十一)人口增长率

人口平均自然增长率是指一年内人口自然增加数与年平均人口数之比,通常用千分率表示。

$$人口自然增长率 = \frac{年内出生人数 - 年内死亡人数}{年平均总人口数} \times 1000‰$$

(十二) 婚姻指标

$$结婚率 = \frac{一年内结婚人数}{年平均人数} \times 1000‰$$

$$离婚率 = \frac{一年内离婚人数}{年平均人数} \times 1000‰$$

$$再婚率 = \frac{再结婚人数}{已结过婚的人数} \times 1000‰$$

$$平均初婚年龄(岁) = \frac{期内初次结婚的男性(或女性)的年龄总和}{期内初次结婚的男性(或女性)人数}$$

第四节 常用的时点指标——现有率

一、现有率的定义

现有率的全称为时点现有率,是表示在特定空间和在特定期间范围内,在全部对象中现有某事件或某现象发生的比例。

二、现有率的种类

(1) 按空间范围的不同,可分为不同空间范围的现有率。例如,某某国、某某省、某某地区、某某县、某某乡、某某村、某某单位某事件或某现象的现有率等。

(2) 按时间范围的不同,可分为时点现有率和期间现有率。时点现有率是指某一时点特定范围的对象中现有某事件特征对象所占的比例。期间现有率是指某一段时期内特定范围对象中现有某事件特征对象所占的比例。

(3) 按对象或事件多少的不同,可分为总(粗)现有率和现有率专率。总(粗)现有率是指在特定空间和特定期间范围内,经普查或经抽样调查推断出的现有某事件的频率。检出现有率简称检出率,是指在特定空间和特定期间范围内,用抽样调查资料直接计算出来的样本对象中某事件的频率。现有率专率是指按照不同特征分组后,所得到的该特征组别中某事件的频率。

(4) 按对象构成可比性的不同,可分为直接现有率和调整(标化)现有率。直接现有率是指用调查资料直接计算出的某事件的频率。调整(标化)现有率是指每个比较组按统一标准组的分布计算出的现有率(所得到的率是针对标准组的)。

三、常用现有率指标

(一) 总患病率

1. 定义

总患病率简称患病率或现患率,是指某特定时空范围内,总人口中某病新旧病例所占比例。患病率可按观察时间的不同分为期间患病率、时点患病率两种。

2. 计算公式

$$时点患病率 = \frac{某一时点一定人群中现患某病新旧病例数}{该时点人口数} \times k$$

$$期间患病率 = \frac{某观察期间一定人群中现患某病的新旧病例数}{同期的平均人口数} \times k$$

$k = 100\%$、$1000‰$、$10000‱$ 等。

3. 用途

（1）通常用来表示病程较长的慢性病的发生或流行情况。

（2）可用于推测致病因子与疾病之间可能的因果关系。

（3）为卫生管理提供科学的依据。

（4）用于估计某病对居民健康危害的严重程度。

（二）常用检出率

$$感染率(\%) = \frac{受检者中阳性人数}{受检人数} \times k$$

$$儿童氟斑牙检出率 = \frac{8\sim12岁氟斑牙人数}{受检总人数} \times 100\%$$

$$儿童甲状腺肿大检出率 = \frac{8\sim12岁甲状腺肿大人数}{受检总人数} \times 100\%$$

$$儿童大骨节病检出率 = \frac{儿童大骨节病人数}{受检总人数} \times 100\%$$

$$龋齿检出率 = \frac{检出龋齿人数}{受检总人数} \times 100\%$$

$$视力低下检出率 = \frac{视力低下人数}{受检视力总人数} \times 100\%$$

$$营养不良检出率 = \frac{体重在标准体重90\%以下的人数}{现时营养状况评估总人数} \times 100\%$$

$$肥胖患病检出率 = \frac{体重在标准体重120\%以上的人数}{现时营养状况评估总人数} \times 100\%$$

$$贫血患病检出率 = \frac{红细胞计数、血红蛋白水平在标准水平以下的人数}{体检总人数} \times 100\%$$

$$出生缺陷检出率 = \frac{出生缺陷新生儿数}{受检新生儿数} \times 100\%$$

（三）文盲率

$$文盲率 = \frac{15岁以上文盲人数}{15岁以上人口数} \times 100\%$$

（四）避孕率

避孕率是指一定地区、一定时点，育龄妇女采取各种避孕措施的人数占育龄妇女总人数的比率。

$$综合节育率 = \frac{所有采取避孕措施的育龄妇女人数}{育龄妇女总人数} \times 100\%$$

$$已婚育龄妇女节育率 = \frac{采取各种避孕措施的已婚育龄妇女人数}{已婚育龄妇女人数} \times 100\%$$

（五）人口系数

$$老年（人口）系数 = \frac{65\ 岁及以上人口数}{总人口数} \times 100\%$$

老年人口系数越大，表明人口中老年人口所占比重越大。它在一定程度上可反映出人群的健康水平。

$$少年儿童（人口）系数 = \frac{14\ 岁及以下人口数}{总人口数} \times 100\%$$

少年儿童人口系数越大，表明人口中少年人口所占比重越大，人口越年轻。该指标主要受生育水平的影响。

（六）负担系数

负担系数又称抚养比或抚养系数，是指人口中非劳动年龄人数与劳动年龄人数之比。负担系数包括以下四个指标：

$$总负担系数 = \frac{14\ 岁及以下人口数 + 65\ 岁及以上人口数}{15 \sim 64\ 岁人口数} \times 100\%$$

$$少年儿童负担系数 = \frac{14\ 岁及以下人口数}{15 \sim 64\ 岁人口数} \times 100\%$$

$$老年负担系数 = \frac{65\ 岁及以上人口数}{15 \sim 64\ 岁人口数} \times 100\%$$

$$老少比 = \frac{65\ 岁及以上人口数}{14\ 岁及以下人口数} \times 100\%$$

（七）传染病漏报检出率

$$传染病漏报检出率 = \frac{传染病漏报数}{传染病应报例数} \times 100\%$$

（八）疫苗接种率

$$疫苗接种率 = \frac{全程完成接种人数}{应接种人数} \times 100\%$$

（九）五苗覆盖率

$$五苗覆盖率 = \frac{五种疫苗完成基础免疫人数}{五种疫苗应完成基础免疫人数} \times 100\%$$

（十）达标率

达标率也可理解为有效度、有效率，在某种程度上也是合格率。

第五节 常用的平均数和离散指标

一、均数指标

（一）均数指标的定义

平均数（average）是指描述一组变量平均水平的数值。

（二）均数指标的种类

1. 算术均数

算术均数简称均数（mean），可用于反映一组呈对称分布的变量值在数量上的平均水平。其计算公式为：

$$\bar{x} = \frac{\sum_{i=1}^{n} X_i}{n}$$

2. 几何均数

几何均数（geometric mean）可用于反映一组经对数转换后呈对称分布的变量值在数量上的平均水平。其计算公式为：

$$G = \left(\prod_{i=1}^{n} X_i\right)^{\frac{1}{n}}$$

3. 中位数

中位数（median）是指将 n 个变量值从小到大排列，位置居于中间的那个数。当 n 为奇数时，取位次居中的变量值；当 n 为偶数时，取位次居中的两个变量的均数。

4. 调和平均数

调和平均数（harmonic mean）是平均数的一种。但统计调和平均数与数学调和平均数不同。在数学中调和平均数与算术平均数都是独立自成体系的。两者计算结果不相同且前者常常小于后者。数学调和平均数的定义为：数值倒数的平均数的倒数。但统计加权调和平均数则与之不同，它是加权算术平均数的变形，附属于算术平均数，不能单独成立体系，且计算结果与加权算术平均数完全相等。它主要是用来解决在无法掌握总体单位数（频数）的情况下，只有每组的变量值和相应的标志总量，而需要求得平均数的情况下使用的一种数据方法。其计算公式为：

$$调和平均数 = \frac{n}{\sum_{i=1}^{n} \frac{1}{X_i}}$$

5. 加权平均数

加权平均数（weighted average）是不同比重数据的平均数，加权平均数就是把原始数据按照合理的比例来计算，若 n 个数中，X_1 出现 f_1 次，X_2 出现 f_2 次，…X_k 出现 f_k 次，那么

$(\sum_{i=1}^{k} X_i f_i) \div \sum_{i=1}^{k} f_i$ 叫作 $X_1, X_2, \cdots X_k$ 的加权平均数。$f_1, f_2, \cdots f_k$ 是 $X_1, X_2, \cdots X_k$ 的权。其计算公式为：

$$加权平均数 = \frac{\sum_{i=1}^{k} X_i f_i}{\sum_{i=1}^{k} f_i}$$

上式中，$f_1, f_2, \cdots f_k$ 叫作权。

说明：①"权"的英文是 weight，表示数据的重要程度。②平均数是加权平均数的一种特殊情况，即当各项的权相等时，加权平均数就是算术平均数。

6. 平方平均数

平方平均数（quadratic mean）又称均方根，是 2 次方的广义平均数的表达式，也可称为 2 次幂平均数。其英文缩写为 RMS（root mean square）。其计算公式为：

$$M = \sqrt{\frac{\sum_{i=1}^{n} x_i^2}{n}} = \sqrt{\frac{x_1^2 + x_2^2 + \cdots + x_n^2}{n}}$$

二、离散指标

（一）离散指标的定义

离散指标是描述同一总体不同个体之间离散趋势的变量。

（二）离散指标的种类

1. 极差（R）

$$R = 最大值 - 最小值$$

极差越大，数据间的变异越大。但它仅仅利用了样本中的两个数据（最大值与最小值）的信息，不能反映其他数据的变异情况。因此，即使样本量相同，R 也不够稳定。

2. 四分位数间距（Q）

$$Q = P_{75} - P_{25}$$

四分位数间距为总体中数值居中的 50% 个体散布的范围。同类资料相比，Q 越大，数据间的变异越大。

3. 方差 σ^2

$$\sigma^2 = \frac{\sum (x - \mu)^2}{N}$$

上式中，σ^2 表示总体方差，μ 为总体均数，N 为总体中的个体总数。

方差为离均差平方和，是总体内所有个体与总体均数差值平方之和。但当参加计算的个体数量越多时，离均差平方和往往越大，故将其按例数取平均得到方差。同类资料相比时，方差越大，数据间的离散趋势越强，变异越大。

4. 标准差（s）

标准差为方差的算术平方根。同类资料相比，标准差越大，个体间变异越大。

5. 变异系数(CV)

变异系数用于量纲不同的变量间,或均数差别较大的变量间变异程度的比较。变异程度大,说明相对于均数的相对性变异较大。

三、常用均数指标

(一) 平均人口数

平均人口数是指在一个时期(通常是一年)内,各个时点的平均生存人数。它代表某一时期的人口规模。

$$平均人口数 = \frac{年初总人口 + 年末总人口}{2}$$

(二) 平均寿命

平均寿命是指处于某不稳定状态的一种微观粒子(基本粒子、原子核、原子或分子)的平均生存时间。对于一个指数衰减的微观粒子体系,平均寿命等于粒子数衰减到原来数目的 $1/e$ 所需的时间。

(三) 平均潜伏期

潜伏期是指从病原体侵入人体起,至开始出现临床症状为止的时期。各种传染病的潜伏期不同,可为数小时、数天、数月甚至数年不等。常用的有平均潜伏期、最长潜伏期、最短潜伏期。

(四) 人体生理生化正常值

人体生理生化正常值通常包括最高限值、最低限值和正常值范围。

(五) 样本检查、检测结果统计

样本检查、检测结果统计指标有平均数、最大值、最小值、极差($R = 最大值 - 最小值$)、四分位数间距($Q = P_{75} - P_{25}$)、方差(σ^2)、标准差(s)、变异系数(CV)等。

(六) 年平均孩次

$$年平均孩次 = \frac{孩次 \times 该孩次活产婴儿数}{全部活产婴儿数} \times k$$

(七) 人均龋齿指数

$$人均龋齿指数 = \frac{检出龋齿颗数}{受检总人数}$$

第六节 率的标准化

一、标准化率的概念

标准化率(standardized rate)也叫调整率(adjusted rate),是指消除相比较组间因构成不同对所比较指标的影响而通过标准化法计算得到的率。

标准化率的基本思想是寻找一个统一的分布作为标准组,然后每个比较组均按该分布标准计算相应的率,所得到的率是相对于标准组的,故称为标准化率。

二、标准化率的意义

标准化率的意义是标准化(standardization),即为了消除相比较组间因构成不同对所比较指标的影响,采用统一的标准构成,使相比较的各组在同一构成条件下进行比较,这种方法称为标准化法。

三、标准化率的计算

标准化率的常用计算方法有直接法、间接法和反推法三种。根据收集到的资料不同,选用不同的方法。其中以直接法最为常用。

(一) 直接法

1. 概念

先用某一特征(如:年龄)的标准构成的各个组数值乘以该特征对应组的率,得到各组的标准数值;再用各组的标准数值之和作为分子,除以标准构成总数,所得到的率即为标准化率。在已知各特征组的率时,应用直接法。该法计算简便,易于理解,较为常用。其计算公式为:

$$P' = \frac{\sum N_i P_i}{N}$$

2. 步骤

(1) 将标准人口构成的各年龄组人数(N_i)乘以原来相应年龄组的发病率,得出年龄组按标准人口计算的预期发病数。

(2) 分别把各年龄组按标准人口计算的预期发病数相加,得出按标准人口计算的预期总发病人数。

(3) 用预期总发病人数除以标准总人口数,即得标化发病率。

3. 选定标准构成的方法

(1) 选择一个公认的构成作为标准构成。例如,以全国、全省或本地区的构成作为标准构成。

(2) 用两组构成之和作为标准构成。

(3) 以两组中任意一组的构成作为标准构成。

(二) 间接法

1. 概念

如果缺乏年龄别发病率,只有两者的总发病率和各年龄组人口数,或者有些年龄组的人口数太少,使年龄组发病率波动太大时,不能用直接法进行标准化,可改用间接法。其计算公式为:

$$P' = \sum \left(\frac{N_i}{N}\right) P_i$$

2. 步骤

先用标准人口的年龄别率与观察人群中相对年龄组人数相乘,求出年龄组预期发病(或死亡)人数的总的预期数,再与实际数相比,得出标化发病(或死亡)比[(standardized incidence ratio,SIR)或(standardized mortality ratio,SMR)],然后乘以标准人口总发病(或总死亡)率,得出该人群的标化发病(或死亡)率。已知标准组各层(如:年龄别)人口构成比($C_i = N_i/N$),先计算出标准人口构成,再计算出预期死亡率,然后求和。

四、率的标准化应注意的问题

(1)当比较各组内部构成(如年龄、性别、职业、民族等)不同,并足以影响总率的比较时,应对率进行标准化,然后再做比较。

(2)标准化法随着选定的标准不同,所计算得到的标准化率也不同。

(3)标准化只是为了进行合理的比较。标化率只表明相互比较的各组间率的相对高低,而不能反映某时某地的实际水平。

(4)两样本标化率的比较应做假设检验。

(5)如果各年龄组率出现明显交叉,如:低年龄组死亡率甲地高于乙地,而高年龄组则甲地低于乙地,此时应分别比较各年龄组死亡率,而不能用标化率进行比较。

(许锬、王宁编写)

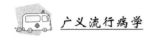

第六章　公共卫生事件的发生、发展、分布规律

第一节　规律的概念

一、规律的内涵

规律亦称法则,是指自然界和社会诸事物(现象)之间存在的必然的、本质的、稳定的、反复出现的、决定着事物发展必然方向的关系。

二、规律的外延

(一) 自然规律、社会规律和思维规律

自然规律是指在自然界中各种不自觉的、盲目的动力相互作用表现出来的规律。

社会规律是指必须通过人们的自觉活动表现出来的规律。

思维规律是指人的主观思维形式对物质世界的客观规律的反映。

(二) 一般规律与特殊规律

一般规律又称普遍规律,即各种事物普遍具有的共同规律。

特殊规律又称个别规律,即某种事物具有的区别于其他事物的规律。

由于事物范围的广大,发展的无限性,一般规律和特殊规律的区分是相对的。某一规律在一定场合为一般规律,而在另一场合则变为特殊规律;反之亦然。

三、规律的特点

(1) 规律的必然性:指事物运动过程中固有的本质的必然的联系。任何规律都是事物运动过程本身所固有的、本质的、必然的联系。

(2) 规律的客观性:规律的存在和发生作用不以人的意志为转移;规律是客观的;规律既不能被创造,也不能被消灭;规律具有不可抗拒性;人们能认识规律并能利用规律。

(3) 规律的关联性:按规律办事,就是实事求是。实事,就是客观存在着的一切事物,就是客观事物的内部联系,即规律性;求是,就是我们去研究规律性。实事求是,出于实事,着眼于是,用力于求。

(4) 规律的普遍性:一切事物都有其内部联系,即规律性。求是就是要认真地研究,发现其规律性。

四、规律与本质的关系

规律和本质(特征)是同等程度的概念,都是指事物本身固有的、深藏于现象背后并决定或支配现象的方面。

本质是指事物的内部联系,由事物的内部矛盾所构成;规律则是就事物的发展过程而言,指同一类现象的本质关系或本质之间的稳定联系,是千变万化的现象世界的相对静止的内容。规律是反复起作用的,只要具备必要的条件,合乎规律的现象就必然重复出现。

五、规律与规则的关系

规则是人们规定出来供大家共同遵守的制度或章程;规律是事物运动过程中固有的本质的必然的联系。规则是人们制定的,可以修改、补充或废除,它是主观的;规律则不能被修改、补充或废除,它是客观的。一个正确的合理的规则总是根据客观规律指定的,是对客观规律的反映。

六、公共卫生问题(事件)的规律性

公共卫生问题(事件)和世间万物一样,也有其规律性。流行病学的主要任务之一就是不断地认识、发现、揭示公共卫生问题(事件)的各种规律,并用其指导实践,即应用客观规律来改造自然,改造社会,为人类谋福利。

前人已经认识、发现、揭示了众多公共卫生问题(事件)的一些规律,如:发生规律、发展规律、分布规律等。

第二节 公共卫生事件发生的基本规律

发生是指在特定三间范围内出现了原来不存在的事物。任何事件的发生都必须满足一定的基本条件,并且经历一定的基本过程。公共卫生事件的发生必须满足一定的基本条件,并且经历一定的基本过程。

一、公共卫生事件发生的基本条件

任何事件的发生都必须满足三个基本条件,即"三要素":必要原因、易感对象、辅助原因。

(一)必要原因

必要原因又称必要条件或必要因素,是指某一公共卫生事件必不可少的前提条件。如果没有事物情况 A,则必然没有事物情况 B;如果有事物情况 A 而未必有事物情况 B,A 就是 B 的必要而不充分的条件,简称必要原因(必要条件或必要因素)必要条件。例如,只有摄入了结核杆菌,才会得结核病;但摄入了结核杆菌,不一定会得结核病。因此,摄入了结核杆菌

就是得结核病的必要原因。

必要原因与事件的发生之间存在以下几种关系:

(1) 任何事件的发生一定有其必要原因。

(2) 一个必要原因可能与多个事件的发生有关。例如,衣原体作为必要原因可能引起眼炎、肺炎、尿道炎等。

(3) 一个事件的发生可能与必要原因有关。例如,间质性肺炎可能由多种病原体引起。

(二) 易发对象

易感性是指在相同的环境辅助原因作用下,不同个体对必要原因的敏感程度或者发生某事件概率的大小。

易发对象是指在相同的环境辅助原因作用下,对必要原因敏感的对象或者发生某事件概率大的对象(人或动物)。

例如,传染病的易感人群是指容易感染某种传染病的人群。易感者是指对某种传染病缺乏特异性免疫力而容易被感染的人群整体中的某个人。人群易感性是指人群作为整体对某种传染性疾病病原体的易感程度。某人群的易感性取决于构成该人群每个个体的易感状态。如果该人群中有免疫力的人数多,则人群易感性低;反之则高。一般情况下,人群易感性是以人群非免疫人口占全部人口百分比来表示。

又如,疾病易感性是指由于遗传等因素的影响,使得某一特征的对象易于患某种或某类疾病的倾向性。易感动物是指对某种疾病病原体具有易感性的动物。

(三) 辅助原因(条件)

1. 原因(条件)的分类

(1) 充分条件:由条件 a 推出条件 b,但是,由条件 b 并不一定能推出条件 a。在这种情况下,将 a 称作 b 的充分条件,即充分不必要条件。

例如,机体在严重免疫力低下的情况下摄入了结核杆菌,必然患结核病。

(2) 必要条件:由后一个条件 b 推出前一个条件 a,但是,前一个条件 a 并不一定能推出后一个条件 b。在这种情况下,将 a 称作 b 的必要条件,即必要不充分条件。

例如,只有摄入了结核杆菌,才可能患结核病。但是,摄入了结核杆菌,不一定患结核病。

(3) 充要条件:如果有事物情况 a,则必然有事物情况 b;如果没有事物情况 a,则必然没有事物情况 b。在这种情况下,将 a 称作 b 的充分必要条件(简称充要条件)。

例如,机体摄入鼠疫杆菌,必然患鼠疫;机体不摄入鼠疫杆菌,就不会患鼠疫。

2. 充分条件与必要条件的关系

$$充分条件 = 辅助条件 + 必要条件$$

例如:

机体在严重营养不良的情况下(辅助条件),摄入了结核杆菌(必要条件),必然患结核病。

机体在严重精神打击的情况下(辅助条件),摄入了结核杆菌(必要条件),必然患结核病。

机体在严重体质低下的情况下(辅助条件),摄入了结核杆菌(必要条件),必然患结核病。

机体在严重过度疲劳的情况下(辅助条件),摄入了结核杆菌(必要条件),必然患结核病。

3. 辅助原因

辅助原因即辅助条件或辅助因素,是指在必要条件存在的前提下,除了事件发生的必要条件以外,能使事件发生的其他所有因素。

例如,结核病的发生必须有结核杆菌(必要条件),必须有易感对象(人、牛、羊等),同时受营养、精神、体质、劳累等因素(辅助原因)的影响。

任何事件的发生都必须满足三个基本条件。这三个基本条件又称为事件发生的"三要素"。三者同时存在、相互作用,通常情况下处于平衡状态,一旦平衡失调,就会引起事件的发生。

二、公共卫生问题发生的基本过程

事件发生的基本过程是:从必要原因作用于易发对象开始,经过一定的作用时间(作用期、潜伏期),之后出现一定的征兆(预兆期、前兆期),然后发生典型事件(事件期、临床期),最后出现事件的结局(转归期、后果期)。

例如,传染病的传染过程是:病原体侵入机体后,与机体相互作用、相互斗争,经过一定时间的潜伏期后,机体逐渐出现一定的征兆,之后临床症状和体征日益明显,进入典型症状期,最后临床症状逐渐加重或消失,病人死亡或恢复。

(一)作用期(潜伏期)

作用期是指自必要原因作用于易发对象开始到最早出现征兆的这段时期。例如,传染病的潜伏期(作用期)是指自病原体侵入机体到最早临床症状出现的时期。

(二)预兆期(前兆期)

预兆期是指作用期(潜伏期)末到事件期(发病期)前出现某些非特异征兆的较短时期。例如,发生地震前动物的异常反应等。

(三)事件期(发病期)

事件期是指预兆期(前兆期)过后到转归期(恢复期)前出现某些特异的表象的较长时期。例如,传染病的临床期是指病原体增殖后,出现疾病特异症状和体征的时期。

(四)转归期(结局期)

转归期是指从事件期到出现该事件某种结局的期间。例如,传染病的结局(预后)可能是自愈、彻底治愈、临床治愈、并发症、后遗症、死亡等。

任何公共卫生事件的发生都必然经历上述四个基本时期。但是,有的公共卫生事件的四个基本时期比较明显,有的则不明显。

第三节 公共卫生事件发展的基本规律

事件的发展过程是指事件由小到大、由简单到复杂、由低级到高级的运动变化过程。具体地说,就是事件的必要原因在外界环境的影响下,经过一定的途径,作用于新的对象,形成了新的事件,并不断发生发展的过程。

公共卫生事件的发展过程是指公共卫生事件数量由少增多,范围由小到大,由简单到复杂的变化过程。公共卫生事件的发展必须具备一定的基本条件,同时受某些因素的影响。

一、传染病的流行(发展)规律

(一)传染病的疫源地及传染病流行

1. 传染病疫源地的定义

传染病疫源地是指传染源及其排出的病原体向四周播散所能波及的范围,即可能发生新病例或新感染的范围。一般将范围较小的或单个传染源所构成的疫源地称为疫点;较大范围的疫源地或若干疫源地连成片时,称为疫区。

2. 传染病流行的定义

传染病流行是指在一定时空范围内,传染病的病原体不断更换宿主的现象,即在一定时空范围内,不断出现原发病例或继发病例的现象。

(二)传染病的流行规律

传染病在人群中的流行规律是:病原体从已受感染者机体排出,经过一定的传播途径,侵入易感者机体,形成新的感染,并不断地发生、发展。

传染病流行必须具备传染源、传播途径、易感对象三个基本条件(三个环节),同时受到促进因素和遏制因素两类因素的影响和制约。

(三)传染病流行必备的基本条件

1. 传染源

传染源是指体内有病原体生长,并能排出病原体的人和动物。传染源包括病人、病原携带者和受感染的动物。

(1)病人作为传染源的意义。病人是重要的传染源。病人体内存在大量病原体,其某些症状有利于病原体的排出。例如,霍乱、痢疾等肠道传染病的腹泻,麻疹、白喉等呼吸系统传染病的咳嗽,均可排出大量病原体,增加易感者受感染的机会;有些传染病(如:麻疹、水痘)无病原携带者,病人是唯一的传染源;有些传染病不存在受感染的动物。

(2)病原携带者作为传染源的意义。病原携带者是指没有任何临床症状,但能排出病原体的人。对于病原携带现象的本质,一般可将病原携带者分为潜伏期病原携带者、恢复期病原携带者和健康病原携带者三类。病原携带者作为传染源意义的大小不仅取决于携带者的类型、排出病原体的数量和持续时间,更重要的是取决于携带者的职业、卫生习惯、生活环境及社会活动范围等,其中以携带者的职业和卫生习惯最为重要。例如,HIV感染者作为传染源的意义远大于艾滋病病人。

（3）受感染的动物作为传染源的意义。人类罹患以动物为传染源的疾病，统称为动物性传染病，又称人畜共患病。这类传染病大多数能在家畜、家禽或野生动物中自然传播。受感染的动物作为传染源的流行病学意义取决于人与动物接触的机会、受感染动物的数量，以及是否有适宜的传播条件和传播媒介存在等。例如，狂犬病的受感染动物作为传染源意义远大于患狂犬病的病人。此外，与人们的卫生知识水平和生活习惯等因素也有很大关系。

2. 传播途径

传播途径是指病原体从传染源排出后，侵入新的易感宿主前，在外环境中所经历的全部过程。病原体在外界环境中必须依附于一定的媒介物，即传播因素或传播媒介。根据传播因素（媒介）的不同可将传播途径分为以下八种：

（1）经空气传播。经空气传播是呼吸系统传染病的主要传播方式。传播媒介是空气，包括飞沫、飞沫核与尘埃三种。飞沫传播是指病人喷出的飞沫直接被他人吸入而引起感染。对外环境抵抗力较弱的病原体常经此方式传播，如：脑膜炎双球菌、流感病毒、百日咳杆菌等。飞沫核是飞沫在空气中失去水分后由剩下的蛋白质和病原体所组成的。一般在空气中存活时间较长、耐干燥的病原体常以此方式引起传播，如：白喉杆菌、结核杆菌等。较大的飞沫、痰液迅速落在地面，干燥后可随尘埃重新悬于空气中，感染易感者。以尘埃作为媒介传播方式的病原体主要是一些对外界抵抗力较强的病原体，如：结核杆菌和炭疽杆菌芽孢。

经空气传播传染病的流行特征是：①多有季节性升高的特点，常见于冬春季节；②在未经免疫预防的人群中，发病呈现周期性；③居住拥挤和人口密度大的地区高发。

经空气传播的途径易于实现，影响空气传播的主要因素有人口密度、卫生条件等。目前人口居住日趋稠密，人们的社会交往日趋频繁，空气传播有着非常重要的意义。

（2）经水传播。经水传播包括经饮用水传播和疫水传播两种方式。一般肠道传染病多经此途径传播。经饮用水传播传染病的流行特征是：①病例与供水范围一致，且有饮用同一水源史；②除哺乳婴儿外，无职业、年龄及性别的差异；③如果水源经常受污染，则病例长期不断；④污染源消除或采取消毒、净化措施后，暴发或流行停止。经疫水传播疾病的流行特征是：①病人有接触疫水史；②有地区、季节、职业分布的差异；③大量易感人群进入疫区，可引起暴发或流行；④可通过加强个人防护、对疫水采取措施等途经来控制疾病的发生。

（3）经食物传播。经食物传播主要为肠道传染病、某些寄生虫病、少数呼吸系统疾病的传播方式。作为传播媒介的食物大体可分为两类，即本身存在病原体的食物及被病原体污染的食物。

经食物传播疾病的流行特征是：①病人有食用相同食物的历史，不进食者不发病；②患者的潜伏期短，一次大量污染可致暴发流行；③一旦停止供应污染食物，暴发或流行即可平息。

（4）经接触传播。接触传播通常分为直接接触传播和间接接触传播两种。直接接触传播是指没有外界因素参与，易感者与传染源直接接触而导致的传播，如：性病、狂犬病等的传播。间接接触传播是指易感者间接接触了被病原体污染的物品所造成的传播。通常多由于接触了日常生活用品（如：毛巾、餐具、门把手、电话柄等）造成传播，故将这种传播方式又称为日常生活接触传播。这类传播多见于引起肠道传染病和在外环境中抵抗力较强的呼吸系统传染病的病原体,如:白喉杆菌、结核病杆菌等。

(5) 经节肢动物传播。经节肢动物传播又称虫媒传播。其传播媒介是节肢动物,如:蚊子、跳蚤、虱子、蜱、螨等。经此途径传播的疾病可呈现地区、季节、职业、年龄等分布差异,人与人之间一般无直接传染,如:疟疾、乙型脑炎、鼠疫、流行性斑疹伤寒、森林脑炎等。

(6) 经土壤传播。含有病原体的传染源的排泄物、分泌物等可直接或间接污染土壤,有时埋葬死于传染病的病人或动物的方法不当也可引起土壤的污染。某些肠道寄生虫(如:蛔虫、钩虫、鞭虫等)的虫卵经宿主排出体外,在土壤中发育到一定阶段才具有感染力;还有一些病原体(如:炭疽、破伤风等)可形成芽孢,在土壤中其传染力可达数十年。经土壤传播的意义在于病原体的存活力、人与土壤的接触机会以及个人的卫生习惯。

(7) 医源性传播。在医疗预防工作中,由于未能严格执行规章制度和操作规程而人为地造成某些传染病的传播,称为医源性传播。医源性传播可分为以下两类:①易感者在接受治疗、检查时由污染的器械导致疾病的传播;②由于生物制品或受到污染而造成传播。

(8) 母婴传播。母婴传播又称垂直传播,是指病原体通过母体传播给子代,包括经胎盘传播、产道传播和母乳传播三种方式。

3. 易感对象

易感对象是指在相同的环境辅助原因作用下,对必要原因敏感的对象或者发生某事件概率大的对象(人或动物)。

人群易感性是指人群作为整体对传染病的易感程度。人群易感性高低与人群中每个个体的特异性免疫状况有密切关系,通常以人群中非免疫人口占全部人口的百分比表示。人群中非免疫人口所占的比例越大,人群易感性越高;反之,则人群易感性越低。

影响人群易感性高低的主要因素有新生儿增加、易感人口迁入、免疫人口免疫力的自然消退、免疫人口死亡、计划免疫、传染病流行、隐性感染等。

(四) 影响传染病流行的因素

1. 促进因素和遏制因素

(1) 促进因素又叫作危险因素、流行因素、有害因素、致病因素、病因等,是指能使某一传染病的发生概率上升的所有因素。危险因素还可继续分为必要危险因素(狭义的病因)和辅助(条件)危险因素(广义的病因)。

(2) 遏制因素又称为保护因素、有益因素、抑制因素,是指能使某一传染病发生的概率下降的所有因素。

2. 作用对象的内环境因素和外环境因素

(1) 内环境因素是指作用对象本身的诸多因素,如:特异免疫状态、非特异免疫状态、生理状态、遗传特征、年龄、性别等。

(2) 外环境因素是指作用对象所处的诸多生存环境因素,包括自然环境和社会环境。

3. 自然环境因素和社会环境因素

(1) 自然环境因素主要有气候、地理因素,媒介昆虫和宿主动物的特异栖息习性等。这些因素均可影响传染病的流行。

（2）社会环境因素包括人们的卫生习惯、卫生条件、医疗卫生状况、生活条件、居住环境、人口流动、风俗习惯、社会动荡等。这些因素也可影响传染病的流行。

（五）疫源地消灭的三个条件
（1）传染源已被移走或不再排出病原体（或死亡，或彻底治愈）。
（2）消灭了传染源排于外环境的病原体（如：经过了终末消毒）。
（3）所有易感接触者经过该病最长潜伏期后未出现新病例或被证明未受感染。

二、公共卫生问题的发展规律

（一）事件发展的基本条件
任何事件的发展必须具备三个基本环节，同时受两个因素的影响。
（1）必要危险因素的来源，如：放射性物质的来源。
（2）必要危险因素进入作用对象的途径，如：放射性物质进入人体的途径可能有经空气吸入、经水饮入、经食物或药物摄入、经皮肤侵入等。
（3）作用对象对必要危险因素的易感性，如：不同的人对放射性物质的易感性是不同的。

（二）事件的发展过程
事件的发展过程是指事件由小到大、由简单到复杂、由低级到高级的运动变化过程。具体地说，不同来源的必要危险因素在外界环节的影响下，经过一定的途径，引入作用对象，形成新的事件，并不断发生、发展的过程。
事件的发展是由于事件联系的普遍性所致，属于社会现象，必须具备上述三个环节，同时受两个因素的影响。

三、疾病的流行强度（公共卫生事件的发展程度）

（一）疾病流行的定义
疾病流行是指一定时期内在某地区某人群中出现某病原发病例或继发病例的现象。将出现某病原发病例或继发病例的地区称作该病的流行区（对于传染病也称疫区，对于非传染病也称病区）。

（二）疾病流行的强度
疾病流行的强度是指一定时期内在某地区某人群中某病发病概率、数量的多少，以及各病例之间的联系程度。根据流行强度的大小，可人为地将其分为若干等级。

（三）传染病的流行强度
描述传染病流行强度的术语有散发流行、暴发流行、中等流行、全球流行。

1. 散发流行
散发流行简称散发，是指在较大空间（如：某个国家或地区、县）、较长时间（一般为一年）范围内某病的发病数量较少，发病的概率较低（发病率呈现历年的一般水平），各病例之间在发病时间和地点方面无明显联系（只是散在发生或零星出现）。
确定散发时，多与此前三年该病的发病率进行比较。例如，当年的一般发病率未超过历年一般发病率水平时,为散发。

2. 暴发流行

暴发流行简称暴发,是指在较小空间(如:一所幼儿园或一所学校或一个单位等)、较短时间(一般大多数病人常同时出现在某病的最短潜伏期至最长潜伏期)范围内,某病的发病数量较多,发病的概率较高,病例与病例之间往往有共同的传染源或传播途径。例如,发生食物中毒,托幼机构暴发麻疹、流行性脑脊髓膜炎等。

3. 中等流行

中等流行简称流行,是指在较大空间(如:某个国家或地区、县)、较短时间(一般为数周至数月)范围内某病的发病数量较多,发病的概率较高(显著超过该病历年散发发病率水平3倍以上),病例与病例之间往往形成明显的传播链。例如,手足口病流行,红眼病流行。

4. 全球流行

全球流行简称大流行,是指在非常大的空间(如:全球、几个大洲、数个国家)、较短时间(一般为数周至数月)范围内某病的发病数量较多,发病的概率较高(显著超过该病历年散发发病率水平10倍以上),病例与病例之间往往形成明显的传播链。例如,鼠疫、流感、霍乱、冠状病毒性肺炎等的世界大流行。

(四) 非传染病的流行强度

根据患病率的高低和病情的轻重,一般将非传染病人为地分为四个等级:非病区、轻病区、中病区、重病区。

下面以地方性氟中毒为例,介绍病区划分标准。

本标准适用于以自然村(屯)为单位的饮水型和燃煤污染型地方性氟中毒病区的确定和病区程度的划分。

(1) 病区的确定:①当地出生成长的8~12周岁儿童氟斑牙患病率大于30%。②饮水型地方性氟中毒病区,饮水含氟量大于1.0mg/L;燃煤污染型地方性氟中毒病区,由于燃煤污染,总摄氟量大于3.5mg。

(2) 病区程度的划分:①轻病区:当地出生成长的8~12周岁儿童氟斑牙患病率大于30%;经X线检查证实无氟骨症或出现轻度氟骨症患者;饮水含氟量大于1.0mg/L,或总摄氟量大于3.5mg。②中等病区:缺损型氟斑牙患病率大于20%;经X线检查证实出现中度氟骨症患者,重度氟骨症患者发生率小于2%;饮水含氟量大于2.0mg/L,或总摄氟量大于5.0mg。③重病区:缺损型氟斑牙患病率大于40%;经X线检查证实重度氟骨症患者发生率大于或等于2%;饮水含氟量大于4.0mg/L,或总摄氟量大于7.0mg。

(3) 当环境氟含量与病情不符合时,以病情为准。

(五) 其他公共卫生事件的发展程度

所有公共卫生事件的发展程度都可以以一定时空范围内的发生率或现有率的大小以及危害程度的大小,人为地划分为若干个等级。

例如,社会人口老龄化的衡量标准如下:

(1) 年轻型社会:60岁以上老年人口占总人口数的比例小于5%;或者65岁以上老年人口占人口总数的比例小于4%。

(2)成年型社会:60岁以上老年人口占总人口数的5%~10%;或者65岁以上老年人口占人口总数的4%~7%。

(3)老年型社会:60岁以上老年人口占总人口数的比例大于10%;或者65岁以上老年人口占人口总数的比例大于7%。

第四节 公共卫生事件的时间分布规律

分布是指某一事物在世间的存在形式或散布状态。要想了解某一事物在世间的存在形式或散布状态,就必须通过"三间"(时间、空间、物间)不同特征之间的差异性进行描述。

分布规律是指某一事物在"三间"不同特征上的特点。时间分布规律是指某一事物在时间不同特征上的存在形式或散布状态的特点;空间分布规律是指某一事物在空间不同特征上的存在形式或散布状态的特点;物间分布规律是指某一事物在物间不同特征上的存在形式或散布状态的特点。

公共卫生事件的分布规律是指某一公共卫生事件在"三间"不同特征上的特点。公共卫生事件的时间分布规律是指某一公共卫生事件(如:疾病)在时间不同特征上的存在形式或散布状态的特点;公共卫生事件的空间分布规律是指某一公共卫生事件(如:疾病)在空间不同特征上的存在形式或散布状态的特点;公共卫生事件的物间分布规律是指某一公共卫生事件(如:疾病)在物间不同特征上的存在形式或散布状态的特点。

本书以人类疾病(特别是传染病)为主,讲解公共卫生事件的一些分布规律。

人类疾病的分布规律是指某一人类疾病在"三间"不同特征上的特点。人类疾病的时间分布规律是指某一人类疾病在时间不同特征上的存在形式或散布状态的特点;人类疾病的空间分布规律是指某一人类疾病在空间不同特征上的存在形式或散布状态的特点;人类疾病的物间分布规律是指某一人类疾病在人群不同特征上的存在形式或散布状态的特点。

一、传染病的时间分布规律

传染病的时间分布规律一般可分为下列四种类型:短期波动、季节性、周期性、长期趋势。

(一)短期波动

短期波动是指在一个地区短时间内突然有很多相同的病人出现的现象。这里所说的短期主要是指在该病的最长潜伏期内。短期波动的含义与暴发相近,二者的区别在于:暴发常用于较小范围,而短期波动常用于较大范围。

1. 原因

引起疾病短期波动或暴发的原因是许多人接触同一致病因子所致。此外,自然灾害及人为造成的环境污染等也会引起短期波动或暴发。

2. 特点

因致病因素的特性、接触致病因素的数量和期限的不同,所以潜伏期的长短不一致,疾病的发生有先后,但多数病例发生于该病的最长潜伏期与最短潜伏期之间。

3. 应用

可根据发病时间推算出潜伏期,从而推测出暴露的时间、暴发的原因及可能的传播途径。

(二)季节性

季节性是指某一种疾病每年在一定季节内呈现发病率升高的现象。

1. 类型

(1)严格的季节性:传染病发病多集中在少数几个月内,这种严格的季节性多见于虫媒传播的传染病或花粉症。

(2)季节性升高:虽一年四季均发病,但仅在一定月份发病率升高。例如,肠道传染病与呼吸道传染病全年均有发生,但肠道传染病的发生多在夏秋季升高,而呼吸道传染病的发生则多在冬春季升高。

非传染病也有季节性升高的现象。例如,克山病就有明显的季节多发现象。在东北、西北病区,各型克山病病人多集中出现在冬季,11月至次年2月份为高峰;而西南病区却以6—8月份为发病高峰。

2. 季节性升高的常见原因

(1)病原体的生长繁殖受气候条件影响,因季节而异。

(2)媒介昆虫的吸血活动、寿命、活动力及数量的季节消长均受到温度、湿度、雨量的影响。

(3)与野生动物的生活习性及家畜的生长繁殖等因素有关。

(4)受人们的生活方式、生产劳动条件、营养、风俗习惯及医疗卫生水平变化的影响。

(5)与人们暴露接触病原因子的机会及其人群易感性的变化有关。

3. 探索季节性的意义

(1)确定防制工作的重点季节。

(2)为进一步研究影响因素提供线索。

(三)周期性

周期性是指疾病发生频率经过一个相当规律的时间间隔,呈现规律性变动的现象。周期性也指某病反复发作,病程中出现发作期与缓解期交替出现的情况。发作期可为数周甚至数月,缓解期可长达数月或数年。

1. 意义

了解疾病的周期性变化规律,不仅对致病因素的探讨至关重要,而且对预测疾病的流行及制定相应的预防控制对策也非常重要。

2. 原因

(1)多见于人口密集、交通拥挤的大中城市。当无有效的预防措施时,周期性便可发生。

(2)传播机制容易实现的疾病,人群受感染的机会较多。只要有足够数量的易感者,疾病便可迅速传播。

(3) 由于这类疾病可形成稳固的病后免疫,所以一度流行后发病率可迅速下降。

(4) 周期性的发生还取决于易感者积累的速度及病原体变异的速度,它们也决定着流行间隔的时间。

3. 传染病流行间隔时间的决定性因素

(1) 取决于前一次流行后所遗留下的易感者人数的多少。易感者与免疫者人数的比例越小,间隔时间越长。

(2) 取决于新的易感者补充积累的速度。补充积累的速度越快,间隔时间越短。

(3) 取决于人群免疫持续时间的长短。免疫水平持续越久,其周期间隔越长。

(四)长期趋势

长期趋势也叫长期变异或长期变动,是指在一个相当长的时间内(多为数年或数十年),疾病的发病率、发生规律、发展规律等动态变化的倾向。

1. 意义

研究疾病的长期趋势有助于探索致病因素与宿主的关系,为疾病的影响因素提供线索,并为疾病的预防策略的制定提供理论依据。

2. 原因

(1) 病因或致病因素发生了变化,这为病因探讨提供了线索和依据。

(2) 抗原型别的变异,病原体毒力、致病力的变异和对机体免疫状况的改变,是传染病产生长期变异的主要原因。

(3) 诊断能力的改变、医生诊断经验和诊断技术的提高、新的诊断技术方法的引进及普及应用。

(4) 诊治条件,药物疗效及新的治疗方法、手段的进步和防疫措施的采取等因素对长期变异也起到重要作用。

(5) 登记报告及登记制度是否完善,疾病的诊断标准、分类是否发生改变。WHO对疾病分类编码(ICD)几经修改,可使死因证明、死因编码和报告结果发生改变。

(6) 由于人口学资料的变化,如:长期观察人群中随着时间的迁移,其年龄分布也在发生改变,观察期间内该病的诊断标准和报告标准发生了变化,致使最终统计结果也发生了变化。如果考虑到疾病长期变化在某期间对年龄分布的影响,应采用出生队列的方法进行分析。

二、公共卫生事件时间分布的其他规律

事实上,除了传染病的时间分布规律外,公共卫生问题(包括非传染病)在时间分布上还有很多规律。

(1) 分秒:心跳、脉搏、呼吸等的以分为单位衡量是否正常;急诊急救是否及时与效果的关系——分秒必争。

(2) 时刻、时辰:突发公共卫生事件应急反应的速度与后果的关系——时刻准备着;自然出生、自然死亡、事故等的高发时段;重症低钾血症引发的周期性瘫痪、周期性风湿症。

(3) 饭前饭后:吃药时间与疗效及不良反应的关系;某些血液生化指标的准度与吃饭的关系;胃溃疡的"饥饿痛"。

（4）昼夜：某些疾病的发病时间或症状加重与昼夜有关。

（5）日、周：疾病潜伏期长短——急性疾病与慢性疾病；工作日与休息日——节日病；癫痫的周期性发作；疟疾的周期性发作；月经的周期性。

（6）月、季：某些公共卫生事件和某些疾病一样有季节性，如：自然灾害、四害密度、野生动物的冬眠或迁移、沙尘暴、赤潮等；自然灾害前后——"大灾之后必有大疫"。

（7）年：某些公共卫生事件和某些疾病一样有周期性，如：地震。

（8）年代：所有的公共卫生事件都和疾病一样有长期趋势的问题。

第五节 公共卫生事件的空间分布规律

空间分布也可称为三维分布或立体分布，是指某一事物在空间的存在形式。

描述公共卫生事件空间分布往往是指某一事件（主要是疾病）在不同地方（全球、各大洲、各个国家、各个大行政区、各个省市自治区、地市州盟、县市区旗、乡镇街道、村民或居民委员会、城乡）的存在状态。下面就以疾病的聚集性为例，讲解公共卫生事件的空间分布规律。

一、聚集性

（一）疾病的聚集性

1. 定义

疾病聚集性是指某种或某类疾病在某些家庭、单位、地区的发病率或患病率或死亡率明显高于类似的家庭、单位、地区或高于平时的现象。

2. 分类

按范围大小可分为家庭聚集性、单位聚集性、地区聚集性。

（1）疾病的家庭聚集性是指某些疾病在某些家庭或家族多发的现象。例如，急性传染病、乙型肝炎、糖尿病、脑卒中等。

（2）疾病的单位聚集性是指某些疾病在某些单位多发的现象。例如，急性传染病、食物中毒、职业病等。

（3）疾病的地区聚集性即疾病的地方性，是指某些疾病在某些地区或某类地区多发的现象。

3. 原因

（1）传染病：可能原因是传染源未被控制、传播途径未被切断、易感人群未得到保护、防制策略和措施未落实或未优化。

（2）非传染病：可能原因是局部致病因子较强（有环境病因、行为病因、遗传病因存在）、防制策略和措施未落实或未优化。

（二）其他公共卫生事件的聚集性

其他公共卫生事件也有聚集性，如：自然灾害、人为事故、环境污染等。

二、疾病的地方性

（一）定义

疾病地方性即疾病地区集聚性，是指由于自然因素或社会因素的影响，某种疾病经常存在于某一地区或只在某一地区的人群中发生，不需要从外地输入的现象。

（二）分类

1. 统计地方性

统计地方性是指由于生活习惯、卫生条件或宗教信仰等社会因素导致一些疾病的发病率在某些地区长期显著地高于其他地区的现象。这一现象与该地区的自然条件无关。

2. 虫媒地方性

虫媒地方性是指由于自然环境的影响，适合于某种病原体生长发育或传播媒介生存的自然环境使该病只在某些地区存在的现象。这类疾病被称为虫媒传染病，如：血吸虫病、丝虫病、疟疾、乙型脑炎等。

3. 疫源地方性

疫源地方性是指某些疾病的病原体不依靠人而以自然界的野生动物为宿主延续其种属，并且在一定条件下可传染给人的现象。这种现象被称为自然疫源性；这类疾病被称为自然疫源性疾病，如：鼠疫、钩端螺旋体病、森林脑炎、流行性出血热等。

4. 地化地方性

地化地方性是指由于自然环境的影响，地球表面某些微量元素分布过多或过少使生活在该地区的人们摄入过多或过少而引起中毒或缺乏的现象。这种现象被称为地球化学性；这类疾病被称作地球化学性疾病，如：地方性氟中毒、地方性砷中毒、地方性碘缺乏病等。

三、地方性疾病

地方性疾病简称地方病，是指那些由于自然环境的影响而引起的、只在某些地区人群中多发的疾病。地方病包括虫媒传染病、自然疫源性疾病和地球化学性疾病。

地方病的判断依据如下：

（1）该地区人群的发病率或患病率明显高于其他地区；

（2）在其他地区居住的相似的人群中该病的发病频率均低，甚至不发病；

（3）迁入该地区的人经一段时间后，其发病率和当地居民一致；

（4）人群迁出该地区后，发病率下降，或患病症状减轻或自愈；

（5）除人之外，当地的易感动物也可发生类似疾病。

四、疾病的输入性

疾病的输入性是指某病在本国或本地区原本不存在或曾经有但已经消灭，现有的病例全部是从外国或外地传入的现象。这类疾病被称为输入性疾病，又称外来性疾病。

如果输入性疾病为非传染病，可不采取任何防制措施，对他人也无害。如果输入性疾病为传染病，则必须采取防制措施，特别要严格控制传染源。否则，就可能形成疫源地，发生传播、蔓延、流行,危害他人和社会。

第六节　公共卫生事件的人间分布规律

公共卫生事件的物间分布是指公共卫生事件在不同物体中的存在形式。公共卫生事件种类繁多,下面以人类疾病为例,介绍其在人群中的一些分布规律。

一、年龄

几乎所有疾病的发病率与死亡率均显示出与年龄有关。

(1) 幼年型:包括传播途径容易实现且病后有较持久免疫力的大多数呼吸道传染病、一些具有大量隐性感染的传染病、先天性疾病,儿童高发。

(2) 青壮年型:包括消化系统溃疡、性病、精神分裂症、妇科病、风湿病、出血热、血吸虫病等,在青壮年人群中高发。

(3) 老年型:包括恶性肿瘤、高血压、糖尿病、冠心病,老年人高发。

(4) 幼年、老年型:包括肺炎、支气管炎、缺钙性疾病等,儿童和老年人高发。

(5) 无年龄差异型:在各年龄组的发病率无明显差异的疾病,如普通感冒。

二、性别

有些疾病存在着明显的性别差异。

(1) 男性多发:包括消化性溃疡、呼吸系统癌症、消化系统癌症、冠心病、自杀、慢性肝炎等。

(2) 女性多发:包括肥胖症、神经衰弱、良性肿瘤、胆囊炎、胆石症、甲亢等。

(3) 男女无差异:如多数急性传染病、中毒性疾病、性病等。

三、职业

职业环境中可能存在物理的、化学的、生物的及职业性的精神紧张等危险因素,这些因素可使某些疾病在某些职业人群中多发。例如,煤矿工人易患矽肺,炼焦工人易患肺癌,牧民、屠宰工人、皮毛加工工人易患布鲁菌病和炭疽,脑力劳动者易患高血压和冠心病等。

在探讨职业与疾病的关系时,应考虑暴露机会的多少、劳动条件和劳动保护情况、劳动强度和精神紧张程度、劳动者所处的社会经济地位和卫生文化水平等因素。

四、民族或种族

不同民族之间在疾病的发病率和死亡率及其严重性等方面可有明显差异。例如,马来西亚有三种民族:马来人患淋巴瘤较多,印度人患口腔癌较多,而中国人患鼻咽癌较多。美国黑人和白人的发病率和病死率也有很显著的区别:黑人多死于高血压性心脏病、脑血管意外、宫颈癌、他杀和意外事故;白人多死于血管硬化性心脏病、乳腺癌、自杀和车祸等。

五、婚姻与家庭

（1）不同婚姻状况人的健康常有很大的差别。离婚、丧偶对精神、心理和生活的影响尤为明显，是导致发病率或死亡率高的主要原因。离婚者全死因死亡率最高，丧偶及独身者次之，已婚者最低。

（2）婚姻状况对女性健康有明显影响。婚后的性生活、妊娠、分娩、哺乳等对女性健康均有影响。已婚妇女中宫颈癌多见，是因为过早的性接触和有过多的性伴侣；单身妇女中多见乳腺癌，可能是由于内分泌不平衡所致。

（3）近亲婚配家庭先天性畸形及遗传性疾病的发生增加，且易造成流产、早产和子女的夭折早亡，严重影响了人口素质，应引起极大的重视。

（4）多子女家庭与独生子女家庭的患病情况会明显不同。多子女家庭中，传染病带回家的机会大、时间早、感染率高；而独生子女家庭中，心理健康问题的发生率高。

（5）有遗传病的家庭中子女患遗传病（如：先天性聋哑）的概率大。

六、流动人口

流动人口对疾病的流行起加剧的作用，这为疾病的防治工作提出了一个亟待解决的新问题。

七、行为

（1）吸烟。吸烟者肺癌、喉癌、咽癌、食管癌、肝癌、胰腺癌、膀胱癌的死亡率均高于不吸烟者，并且存在着剂量反应关系。

（2）饮酒。长期过量饮酒为肝硬化、食管癌、咽癌、胃癌、肝炎、高血压的危险因素。

（3）吸毒、婚外性行为、同性恋等为性传播疾病的主要传播途径，对人类健康的危害愈来愈明显，而且已成为当今世界各国的主要公共卫生问题。被称为"20世纪瘟疫"的艾滋病的广泛传播即是例证。

（4）其他不良行为或生活习惯等。例如，赌博、电视迷、电脑迷等久坐行为常可引起颈椎病。

（许铵、王宁编写）

第七章 现场流行病学调查

第一节 概 述

一、现场流行病学调查的定义

现场流行病学调查又称现场性调查,是指一类调查应急现场公共卫生事件(特别是突发公共卫生事件)的发生、发展、分布规律及可能影响因素,并及时做出科学的调查结论,以便及时采取有针对性的措施,达到减轻危害、控制发展的目的的观察性研究方法。

二、现场流行病学调查的问题

(一) 突发公共卫生事件

美国学者 Gregg 在他的专著中认为,现场流行病学一般在下列情况下应用:

(1) 要解决的问题出乎预料;
(2) 必须立即对该问题做出反应;
(3) 流行病学工作者必须亲赴现场解决问题;
(4) 由于必须及时采取控制措施,故调查深度可能受限。

(二) 其他公共卫生问题

对于发生、发展、分布规律及可能影响因素不清楚或者不十分明了的公共卫生问题,尤其是发生规律、发展规律不清楚或者不十分明了的公共卫生问题,都可以应用个案调查的方法进行研究。下面以辐射损伤为例加以说明。

辐射损伤发生的必备条件(三个要素):必要原因(辐射物质的种类、剂量);作用对象(人群、动物、植物、组织、细胞);适宜的环境因素(除了必要原因之外的促进因素的种类与作用大小、遏制因素的种类与作用大小、两大影响因素综合作用的结果——最低的辅助因素)。

辐射损伤发生的基本过程(四个时期):作用期(指从辐射物质进入机体到机体出现某些异常表现的时间——这一时间有多长?)→前兆期(指从机体出现某些异常表现到机体出现某些典型辐射损伤表现的时间——这一时间有多长? 有哪些表现?)→事件期(指从机体出现某些典型辐射损伤表现到机体出现全部典型辐射损伤表现的时间——这一时间有多

长?有哪些表现?如何分型分度?)→转归期(指从机体出现全部典型辐射损伤表现到机体出现某种结局的时间——有几种结局?出现概率各多大?)。

辐射损伤发展的必备条件(三个环节):必要原因的来源(辐射物质的来源是天然的还是人为的?);必要原因进入机体的途径(辐射物质进入机体的途径——空气、水、食物、药物、接触?);对象的易感程度(敏感人群、敏感动物、敏感组织、敏感细胞、敏感植物?)。

三、突发公共卫生事件

(一)突发公共事件的概念

突发公共事件是指突然发生,造成或者可能造成重大人员伤亡、财产损失、生态环境破坏和严重社会危害,危及公共安全的紧急事件。

2006年1月国务院颁布的《国家突发公共事件总体应急预案》规定,根据突发公共事件的发生过程、性质和机制,突发公共事件主要分为以下四类:

(1) 自然灾害:主要包括水旱灾害、气象灾害、地震灾害、地质灾害、海洋灾害、生物灾害和森林草原火灾等。

(2) 事故灾难:主要包括工矿商贸等企业的各类安全事故、交通运输事故、公共设施和设备事故、环境污染和生态破坏事件等。

(3) 公共卫生事件:主要包括传染病疫情、群体性不明原因疾病、食品安全和职业危害、动物疫情以及其他严重影响公众健康和生命安全的事件。

(4) 社会安全事件:主要包括恐怖袭击事件、经济安全事件和涉外突发事件等。

(二)突发公共卫生事件的概念

突发公共卫生事件是指已经发生或者可能发生的、对公众健康造成或者可能造成重大损失的传染病疫情和不明原因的群体性疫病,还有重大食物中毒和职业中毒以及其他危害公共健康的突发公共事件。

突发公共卫生事件按发展程度(流行强度)的不同可分为一般事件、较大事件、重大事件、特大事件。

(三)突发公共事件的性质

1. 突发性

对能否发生以及发生的时间、地点、方式、程度等都是始料未及的,难以准确把握。因为有些突发事件由难以控制的客观因素引发,有些暴发于人们的知觉盲区,有些暴发于熟视无睹的细微之处。

2. 复杂性

突发公共事件往往是各种矛盾激化的结果,总是呈现出一果多因、相互关联、牵一发而动全身的复杂状态。由于具有多变性,如果处置不当,可加大损失、扩大范围,转为政治事件。预防和控制突发事件的组织系统也较复杂,至少包括中央、省市及有关职能部门、社区三个层次。

3. 破坏性

其破坏性以人员伤亡、财产损失为标志,包括直接损害和间接损害,还体现在对社会心理和个人心理造成的破坏性冲击,进而渗透到社会生活的各个层面。

4. 持续性

纵观历史,突发事件从未停止过。突发事件一旦暴发,总会持续一个过程,表现为潜伏期、暴发期、高潮期、缓解期、消退期。持续性表现为蔓延性和传导性,一个突发事件经常导致另一个突发事件的发生。

5. 可控性

从系统论角度讲,控制是对系统进行调节以克服系统的不确定性,使之达到所需要状态的活动过程。只要掌握其规律,按规律事先制订切实可行的应对预案,就可最大限度地控制其发展。

6. 机遇性

突发事件存在机遇或机会,但不会凭空掉下来,需要付出代价。机遇的出现有客观原因,偶然性背后有必然性和规律性。只有充分发挥人的主观能动性,通过人自身的努力或变革,才能捕捉住机遇。但突发事件毕竟是人们不愿看到的,不应过分强调其机遇性。即使存在机遇,也需要有忧患意识。

四、现场流行病学调查的方法

现场流行病学调查主要包括个案调查及其调查结果的归纳推理和疾病的暴发调查及其调查结果的归纳推理。

本书以疾病的暴发流行、中等流行和大流行为例,讲解现场流行病学调查。对于其他公共卫生事件的发生规律、发展规律的研究,可以类比、借鉴。

第二节 现场流行病学调查的三个时期

一、事件发生前的准备

(1) 建立健全法律、法规、条例、条令、规章、制度。
(2) 健全应急响应预案。
(3) 建立健全组织机构。
(4) 落实所需人力、财力、物力。
(5) 健全信息流通渠道。
(6) 应急响应定期演练。

二、事件发生时的应急响应

(1) 信息的准确与及时。
(2) 决策的科学与果断。
(3) 预案的启动与响应。

(4) 调查的准备与实施。
(5) 分析的及时与假设的合理。
(6) 应对的及时、到位。

三、事件发生后的科学总结

(1) 明确事件发生的性质。
(2) 分析事件的发生规律。
(3) 分析事件的发展规律。
(4) 分析事件的分布规律。
(5) 分析事件发生的原因。
(6) 总结应对事件的经验与教训。

第三节 公共卫生事件的个案调查

一、个案调查的概念

(一) 个案调查的内涵

个案调查又称个例调查,是指采用各种方法,深入细致地收集(或搜集)某一研究对象(一个人、一个机构、一个团体等)的某一公共卫生事件(某一疾病、某一突发公共卫生事件等)的完整资料,以便及时、准确地判断事件的真伪及其发生原因和发生、发展规律,及时、有效地采取应对措施,防止事件扩大蔓延,减少类似事件的发生。

(二) 个案调查的外延

按调查对象多少的不同,个案调查可分为个体性个案调查(如:一个人)与群体性个案调查(如:一次矿难人群)。

按调查事件性质的不同,可分为疾病个案调查(如:传染病、非传染病、原因不明疾病的调查等)和突发公共卫生事件个案调查(如:疾病暴发调查、空难调查等)。

个案调查主要用于烈性传染病病例的调查,如:鼠疫、霍乱、肺炭疽、冠状病毒性肺炎等。所以,下面以烈性传染病病例的个案调查为例进行介绍。

二、个案调查的目的

(1) 明确诊断或判断——确诊诊断、排除诊断、疑似诊断。
(2) 确定被调查对象的相应措施——诊断、隔离、报告、治疗等。
(3) 确定被调查对象环境的相应措施——消毒、杀虫、灭鼠等。
(4) 确定接触者的相应措施——个案调查、隔离、留验、医学观察、免疫接种、报告、治疗等。
(5) 追溯传染源——自发病日向前推一个最短潜伏期至一个最长潜伏期,分析此段时间的接触史等。

（6）分析传播途径——自发病日向前推一个最短潜伏期至一个最长潜伏期,分析此段时间的行为史等。

（7）分析可能的影响因素。

（8）落实应对策略和措施,并验证其效果。

三、个案调查步骤及其要求

(一) 事前准备

（1）初步了解疫区有关情况；

（2）形成初步假设；

（3）制订初步的调查计划；

（4）准备各种调查表、取样器材等调查必备用品；

（5）准备消毒、杀虫、灭鼠等疫区处理药品；

（6）准备疫区处理器械；

（7）准备治疗、预防药品及器材；

（8）准备人力、财力、通信工具；

（9）建立健全组织机构和制度；

（10）温习微生物学、传染病学、临床医学、流行病学等相关知识。

(二) 应急调查

1. 主要目的

应急调查的主要目的是控制传染源。

2. 主要要求

一旦发现疫源地,就立即开展调查。

3. 主要内容

（1）核实诊断。一般根据临床资料、实验室资料、流行病学资料等,就可做出明确诊断。如果不能做出明确诊断,还可邀请有关专家进行会诊。

（2）确定疫源地的范围。根据发病日期、传染期、活动范围、污染范围和污染物品及接触者确定疫源地的范围。

（3）采集样品,决定是否消杀灭及其范围,登记接触者。

（4）对疫源地进行消杀灭,对接触者进行医学观察或留验、预防接种或药物预防。

（5）查明促进或抑制本病传播、蔓延的因素,以及可能的传播途径。

(三) 缓调查

1. 主要目的

查明病人发病的主要原因和其他影响因素,消灭疫源地。

2. 基本要求

准确、详细、快速。

3. 主要内容

(1) 追查传染源：根据发病日期前推一个最长潜伏期和一个最短潜伏期,推测被感染的时间,追查在此期间活动的范围和地点、接触过的人、可能受感染的地点、可疑传染源,确认可疑传染源的接触者是否发病,对可疑传染源及其接触者进行个案调查,确定传染源。

(2) 推测传播途径：根据发病日期前推一个最长潜伏期和一个最短潜伏期,推测被感染的时间,追查在此期间活动的范围和地点、接触过的人、吃过的食品等,确认可疑媒介物,对可疑媒介物采样、检验,确定或分析传播途径。

(3) 补充、修改防制措施：反复调查,反复修改,直至消灭疫源地。

(四) 事后总结

(1) 对病人的发现、诊断、住院和治疗情况进行分析。

(2) 对病人感染时间和地点及可能的传染源、传播途径、感染条件进行分析。

(3) 对消灭疫区采取的措施及其依据进行分析。

(4) 对疫区消灭日期和依据进行分析。

(5) 分析、总结经验和教训,提出建设性的意见和建议。

四、个案调查方法

(一) 询问法

(1) 询问的意义：有助于提供调查的方向、线索,掌握疾病发生的原因、条件等全面资料。

(2) 询问的对象：病人及其周围的人。

(3) 询问的方式：个别谈话、开调查会。

(4) 询问注意事项：说明来意,讲清道理,避免误会,争取合作,热忱关怀,语言通俗,方式灵活,启发而不诱导,内容全,情况准,进行卫生宣传。

(二) 卫生观察法

卫生观察法包括现场观察、访视、调查。

(三) 实验检查法

用微生物学、血清学、寄生虫学、生物学、卫生学、化学等检验方法,对可疑传染源污染的水、食物、日常用品、昆虫媒介等进行环境污染等情况检查。

五、个案调查表

(一) 设计原则

(1) 包括整个疫区发生、发展至最后扑灭的全部内容。

(2) 调查表应反映现代流行病学的知识水平。

(3) 项目简明扼要,具体明确,最好用定量指标。

(4) 问题设计：尽可能使用标准问题,保证答案理解无歧义,一般采用封闭式问题;避免双重问题;避免诱导性与强制性问答。

(5) 用词简洁,任何应答者均能正确理解;问题不宜过长,不宜包含过多的专业知识。

(6) 问题的设置最好遵循一定的顺序。一般先问过去,再问现在;一般问题在前,特殊问题在后;易答题在前,难答题在后;熟悉问题在前,生疏问题在后。

(7) 调查表的设计应适应电脑数据录入格式。

(8) 设计由相关业务人员共同完成。

(二) 基本内容

(1) 调查依据:什么人、什么时间报告的。

(2) 病人的一般资料:姓名、性别、年龄、职业、地址、单位等。

(3) 临床资料:病人发病日期、发病史、既往史;病人是怎样被发现的:就医、住院、既往史、接触史、诊断依据(临床症状、体征、化验)。

(4) 流行病学资料:传染源、传播途径、易感者、接触者、疫源地状况、预防接种史;感染日期、地点。

(5) 疫区进一步发展的条件资料。

(6) 防病措施部分。

(7) 关于疫区发展情况。

(8) 疫区消灭的依据。

第四节 疾病的暴发调查

一、疾病暴发调查的概念

(一) 疾病暴发调查的内涵

疾病暴发流行病学调查简称暴发调查,是指对"在一个局部地区或集体单位中,在短时间内,突然发生许多同类病人的事件"的发生、发展和分布规律所进行的详细调查,以查明疾病暴发的原因,并采取相应的预防控制措施,达到终止疾病发生、发展,防止类似事件重演的目的。

疾病暴发调查是对某特定人群短时间内发生多例同一种疾病所进行的调查。

(二) 疾病暴发调查的外延

1. 传染病暴发调查和非传染病暴发调查

传染病暴发既有集中、同时的暴发,也有连续、蔓延的暴发。前者如呼吸道传染病、食物中毒的暴发;后者如痢疾、伤寒、甲型病毒性肝炎的暴发等。

非传染病暴发表现形式多种多样,如:麻痹症暴发、抽搐症暴发、出血性疾患暴发、急性皮炎暴发等。

对非传染病暴发调查的思路、方法及步骤与对传染病的大同小异。故以下以传染病暴发为例进行介绍。

2. 同源暴发、非同源暴发和混合型暴发

(1) 同源暴发:同源暴发又称共同暴露或共同载体流行,是指某种疾病的易感人群同时或先后暴露于某一共同的病原体或污染源而引起的暴发(图7-1)。

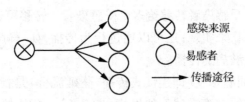

图 7-1　同源暴发

Ⅰ．单个传播因子。

① 一次性污染、一次暴露(又称为点源流行)：一次性污染后，易感人群在一个相同的短时间内一次性暴露于共同的传播因素而引起的流行(图 7-2)。例如，一次会餐引起的食物中毒暴发。

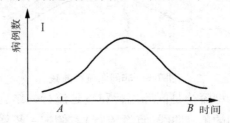

图 7-2　点源流行曲线

② 一次性污染、重复暴露(又称为重复暴露同源流行)：一次性污染后，易感人群在一定期间内重复(多次)暴露于共同的传播因素而引起的流行(图 7-3)。例如，水源被含有霍乱、伤寒、菌痢、甲肝病原体的粪便污染后，较长时间得不到治理，引起的疾病暴发。

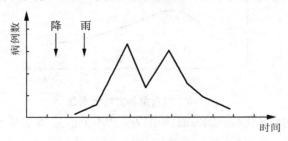

图 7-3　重复暴露同源流行曲线

③ 一次性污染、间断暴露：一次性污染后，长时间间断暴露所引起的流行(图 7-4)。例如，包装的食品、罐装的饮料或药物等媒介物受到污染后，由于暴露(即消费)的地点和时间可能有所不同，因而在不同地点和时间引起暴发。

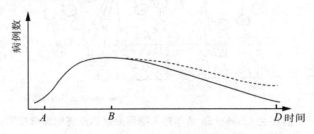

图 7-4　一次性污染间断暴露流行曲线

④ 多次性污染、间断暴露：多次污染后，长时间间断暴露所引起的流行。例如，流动性水源被含有霍乱、伤寒、菌痢、甲肝病原体的粪便多次污染所引起的暴发。

Ⅱ．单个传染源，连续性传播(propagated epidemic)。

致病性病原体由一个受感染者转移给多个受感染者。转移可通过直接接触或经中介的人、动物、节肢动物或媒介物来实现;还可以通过行为传播,如:静脉内使用毒品人群和同性恋人群中的乙型肝炎和艾滋病的传播。

(2)非同源暴发:非同源暴发(即连锁式传播、蔓延流行)是指多个传染源连续传播,造成数代传染源发展下限式的或滚雪球似的发病(图7-5)。病原体在受感染的人、动物与易感者之间通过直接或间接接触而传播。例如,流感的暴发。

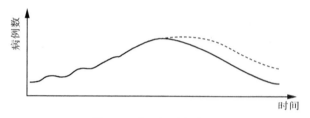

图7-5 非同源流行曲线

(3)混合型暴发:混合型流行是同源流行和蔓延流行的结合。点源流行后继发蔓延流行,其流行曲线表现为陡峭的单峰曲线(点源流行)右侧拖一长尾(蔓延流行)(图7-6)。例如,水型伤寒暴发(点源流行)后,常常继续发生间接接触传播,使得发病数下降缓慢,流行持续时间较长,后一部分形成流行曲线的"尾巴"。

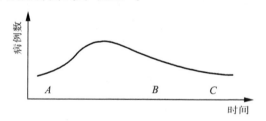

图7-6 混合型暴发流行曲线

还有一种通过行为或文化特点的传播,如图7-7所示英格兰58名年轻人滥用海洛因的传播。

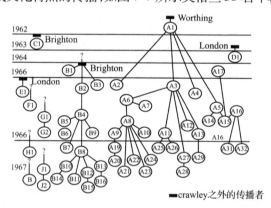

图7-7 英格兰Crawley 58名年轻人嗜用海洛因成瘾的连续传播流行曲线(Abarcon,1969)(转引自 Barker,1990)

二、暴发调查的意义、任务、要求

(一) 意义

(1) 暴发流行病学调查是研究流行过程常用的基本方法之一。

(2) 可迅速消灭暴发疫区。

(3) 为研究流行过程提供了基础资料。暴发流行病学调查中的单个疫源地调查成为地区流行病学分析的基础。

(二) 任务

疾病暴发属于紧急疫情,应立即组织力量,赶赴现场,进行调查。

(1) 接到报告后迅速起赴现场,对暴发的全面情况进行调查,提出初步假设,采取可行的措施。

(2) 据初步假设进一步调查,查明具体的因素、条件,得出初步结论,检验初步假设是否正确。

(3) 据调查结果采取相应的措施,观察暴发发展情况,进一步验证结论是否正确。

(4) 总结经验教训,防止类似事件发生。

(三) 要求

(1) 一旦暴发疾病,应立即进行流行病学调查。

(2) 必须依靠当地领导、医务人员和人民群众的支持。

(3) 调查开始时,首先要保护人群的健康。

(4) 首先要初步了解情况,立即拟定并实施初步控制措施,同时制定进一步调查计划。

(5) 边调查,边填写调查表,内容包括调查什么地点、哪些人、什么问题,项目力求既简单、明确,又能说明问题(该调查的项目一项不缺,不该调查的项目一项不列)。

(6) 一边调查,一边补充,完善控制暴发的措施。

三、暴发调查的基本过程

暴发调查的基本过程包括了解初步情况、报告情况、准备工作、深入现场、核实诊断、初步了解发病概况、病例及相关资料收集、初步分析、提出假设、采取措施、深入调查、进一步分析、验证假设、采取防制措施、进行效果评价及总结报告等。

(一) 初步了解情况并向主管或有关部门联系,以取得支持和合作

(1) 了解暴发的时间、地点、临床表现、可能的诊断、病例数及其三间分布、人数及可能的原因等基本情况。

(2) 了解当地可获得的有助于调查的资源,包括人员、现场和实验室设备、办公空间和车辆等。

(3) 确定当地需要哪些帮助。

(二) 做好充分准备

(1) 组织准备:联系流行病学专家、临床医师、实验室工作者和其他卫生人员,并与当地行政部门联系,以取得支持。

(2) 思想准备：熟悉相关知识。

(3) 物质准备：包括各种调查备用品（调查表、取样器材等），消毒、杀虫、灭鼠药品，疫区处理器械，治疗预防用药品、器材。

（三）核实诊断

首先要根据临床、实验室、流行病学三方面的资料，识别、诊断和报告病例，排除类似疾病。

疾病暴发确定之后，就需尽快确定疾病的诊断标准。只有诊断标准确定之后，才能决定什么样的个体可被纳入病例范畴。病例的定义必须既精确，又不过于严格。对于病因诊断明确的疾病，其诊断标准可以采用国内外公认的诊断标准；对于病因不明疾病的暴发，其诊断标准的制定较为复杂，应与临床、预防和实验室检验人员共同协商制定。暂时的病例定义将基于最早发现的病例的检查结果，而一旦获得更精确的临床和流行病学资料，则应及时进行修改。

可根据部分病人的主要临床表现（症状、体征），迅速地做出正确的综合诊断；可用实验室检验方法确诊一部分病人，其他人可用临床诊断的方法；根据流行病学推断临床症状。

（四）评价现有资料，尽早确定流行病学特征，提出假设与验证假设

(1) 确定暴发的范围。

(2) 如果可能，通过实验室检查做出病因学诊断。

(3) 识别所有处于危险状态的人。

(4) 识别主要的临床和流行病学特征。

(5) 获得水、食物、空气等可能与病原传播来源有关的环境中样本的基础资料。

(6) 获取有暴露危险的人员名单、食堂、家庭或旅馆的位置等资料。

提出假设所用的方法是流行病学病因研究中常用的 Mill 准则，即求同法、求异法、同异并用法、共变法、剩余法。假设应包括致病因子、传染源、传播途径及暴发原因等。经初步调查后提出的假设，再经分析流行病学方法进行检验后，应进一步做最后验证。常用的验证假设方法有以下两种：一种是全面收集与本次暴发有关的临床、实验室和流行病学资料，分析本次暴发在这些方面的特点是否与假设应该有的特点相符。另一种是干预验证法。既可以采取标准的流行病学实验措施，也可以采取类实验措施，采取措施后，经过疾病的一个潜伏期后，看流行是否即告终止。

（五）进一步了解或核实暴发的初步情况

(1) 核实暴发开始日期。

(2) 核实暴发开始和发展情况。

(3) 了解疾病的三间分布情况。

(4) 了解近期内群众的生活、生产、活动情况。

(5) 了解哪些因素对疾病的发生、发展有促进或抑制作用。

(6) 了解采取了哪些控制措施，效果如何。

（六）发现全部病人——疾病普查

为了尽早发现全部病人，排除类似疾病，必须进行疾病普查。普查登记表的内容包括编

号、姓名、性别、年龄、职业、现病史、既往史、临床资料、检验资料、流行病学资料、最后诊断等。

在一个集体内,凡发生病人的地方都要普查。在农村,根据病人的分布范围确定普查范围;在城市,根据病人的分布情况来确定普查范围。

还要注意被查出的病例是否与本次暴发有关。

收集病例的要求是快速、准确和无遗漏。快速即要求动员各方人员参与病例收集过程。准确即要求应用前一阶段确定的诊断标准进行诊断。但在现场调查中,并不要求所有病例都经过实验室确诊,一般有15%~20%的病例经过实验室确诊就够了。无遗漏包括两个方面:第一是不要遗漏病例,这就要求尽可能从多渠道收集所有的病例;第二是不要遗漏信息,即应了解相关社区、环境及每个病例的信息。

(七) 收集有关时间、地点和人群分布资料,确定工作重点

(1) 了解现实情况:①暴发发生日期;②暴发开始与发展情况:该单位(地区)人口数(自然地理状况、社会风俗习惯);已采取了什么措施;近期居民生活(饮食)、生产(劳动性质、地点)、社会活动(集会、交往)情况;是否有促进本病发生的原因。

(2) 了解既往情况:暴发发生前有无类似的疾病,预防接种情况,过去一般发病情况。

(3) 了解可能的传播途径。如果为肠道传染病,途径是水或食物。

时间分布:以适当的时间间隔为横坐标,以发生的病例数为纵坐标,可将病例发生的时间分布绘成直方图或线图,称为流行图或流行曲线。流行曲线可提供大量的有关流行的信息,包括疾病的潜伏期、可疑暴露日期、暴发类型及流行发展趋势等。

地点分布:分析相继发生的病例的地点分布及其关系,有时可获得关于病原体的来源、传播途径及可能传播媒介的重要线索。将发生的病例按其居住地点标在地图上,即称为标点地图。标点地图是描述病例的地点分布的最直观的方法。19世纪中叶,英国医师John Snow就是利用标点地图的方法成功地查明伦敦宽街霍乱流行的原因是宽街的一口水井被地下水污染所致。

人群分布:通过分析不同人群疾病罹患率的差异,可能查找出危险人群及暴露因素的线索。如果某职业人群的罹患率高,则危险因素暴露可能与该职业有关;如果在某食堂就餐者的罹患率高,则提示该食堂某种食品可能被污染。

(八) 实验室检查

在上述分析的基础上,对可疑因子进行实验室检查。在调查开始时,应根据初步假设,采取各种可疑标本(食物、水等),进行微生物检验。

(九) 证实暴发

区域卫生机构根据已有的关于传染病和非传染病的日、旬、月、年的发病记录,很容易判断某时、某地、某病的新发病例是否超出预期的估计值。因此,当某地卫生机构医师报告某病的病例数增加时,就提示可能有必要进行调查,尽管此时尚不能确定该病是处于散发、流行或暴发水平。

根据对疾病发生概况的了解,可以判断是否发生了某种疾病的暴发。在确定是否为暴发时,不仅要考虑发生患者的数量,而且要注意该病的历史背景。对于一个地区历史上未曾

有过的疾病或者虽然有过但已经消灭的疾病,即使发生少数病例也可视为暴发。

（十）推测可能的传播方式

当暴露于一个共同来源（如:空气、水、牛奶、某种食品、受感染的人、动物、寄生虫等）的某些人比其他人罹患率高得多时,或者能找到有关的致病源时,则传播方式可能查明。

（十一）采取防制措施,进行效果评价

在疾病暴发的调查中,调查与实施防治措施要紧密结合,做到边调查,边分析,边采取措施,并不断对措施进行补充或修订,以便及时控制疫情,防止疾病继续蔓延。同时,要对防治措施的效果进行考核。对于传染性疾病,在实施防疫措施后,经过一个最长潜伏期,若不再发生新病例,则可认为防疫措施正确。

（1）对传染源采取早发现、早诊断、早报告、早隔离、早治疗措施。

（2）对接触者进行登记,密切观察。

（3）对污染的环境（传播因子）进行消毒、杀虫、灭鼠等。

（4）对易感人群进行免疫预防、药物预防、个人防护、职业防护等。

（十二）追查传染源

有的暴发只能查传播因子,有的还可以查明传染源,对防止类似事件发生有极为重要的意义。

（十三）同源性疾病暴发暴露时间的推算方法

1. 流行曲线

以适当的时间间隔为横坐标,以发生的病例数为纵坐标,将病例发生的时间分布绘成的直方图或线图,称为流行曲线或流行线图。

流行图能提供大量有关流行的信息,包括疾病的潜伏期、可疑暴露日期、暴发类型、流行发展趋势等。

2. 暴露时间的推算方法

根据潜伏期可以推算暴露时间。如果已知所暴发疾病的潜伏期,同源性暴发的暴露时间推算方法有以下三种:

（1）从位于中位数的病例的发病日期（或流行曲线的高峰处）向前推一个平均潜伏期,即为同源暴露的近似日期。

（2）从第一例发病日期向前推一个最短潜伏期,即为同源暴露的近似日期。

（3）从最后一个病例发病日期向前推一个最长潜伏期,即为同源暴露的近似日期。

两个时点之间的某个时间可能是同源暴露的时间。

图 7-8 所示为一次同源暴露的伤寒流行曲线。83 例病例的第 42 例为中位病例,于 3 月 29 日发病,向前推一个平均潜伏期 14 天,3 月 15 日便是共同暴露的近似日期。另一种方法是从第一例发病日期向前推一个最短潜伏期 7 天,再从最后一个病例发病日期向前推一个最长潜伏期 21 天,这两个时点之间,即 3 月 14—17 日的某个时间就是同源暴露的时间。

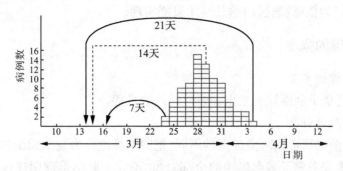

图 7-8 一次伤寒同源暴发中暴露日期的估计

（十四）潜伏期的流行病学意义

（1）判断流行特征。

（2）判断受感染的时间，查寻传染源和传播因素。

（3）确定免疫接种时间。

（4）确定对接触者留验、检疫和医学观察期限。

（5）评价防治措施的效果，确定是否发生二代病例。

（6）帮助临床诊断。

（十五）评价防制措施及其效果

拟定措施方案，确定措施方法，实施措施，评价措施，要尽快落实，以控制疫情，防止疫源地扩散。一般是边调查，边分析，边采取措施。

判断措施有无效果的标准是：从采取措施之日起，经过一个最长潜伏期后，看是否有病例出现。

有时在发病高峰后才采取措施，很难评价其效果。采取措施后，新病例减少，不出现，可能暴露者大部分已发病，也可能易感者已减少到一定程度，暴发自行终止。

凡具有下列条件中的一项或多项，通常表明暴发或流行终止。

（1）污染源或致病源消除或改变。

（2）传递环节中断或消除。

（3）暴露者或易感者明显减少或已没有。

暴发或流行终止后，可通过离开传染源、主动或被动免疫、预防用药等措施控制发病。

（十六）总结报告

总结报告应成为暴发调查的重要一环。一项成功的暴发调查，总有特别值得注意的地方，应及时总结并力争发表，以为其他公共卫生人员提供资料参考或借鉴。暴发调查报告的内容一般包括背景材料、历史资料、调查方法、资料分析、控制措施等。

第五节 现场调查结果的归纳推理

为了弄清某一或某类公共卫生事件的发生、发展、分布规律及可能影响因素，只靠特殊的个案调查和（或）暴发调查是不能够完成的，必须以较大时空范围内的大量的个案调查和

(或)暴发调查资料为依据,通过归纳总结才可能实现。

一、归纳推理的概念

(一)归纳推理的定义

归纳推理就是从个别性知识推出一般性结论的推理。

(二)归纳推理的种类

传统上,根据前提所考察对象范围的不同,把归纳推理分为完全归纳推理和不完全归纳推理。完全归纳推理考察了某类事物的全部对象,不完全归纳推理则仅仅考察了某类事物的部分对象。进一步根据前提是否揭示对象与其属性间的因果联系,把不完全归纳推理分为简单枚举归纳推理和科学归纳推理。现代归纳逻辑主要研究概率推理和统计推理。

(三)归纳推理的数理逻辑通用演算形式

$$s_1 \subseteq p + s_2 \subseteq p + s_3 \subseteq p + \langle n \rangle (s \subseteq p) = \forall \times (s \subseteq p)$$

二、归纳推理的前提条件

(1) 具有大量的个别资料作为前提。

(2) 前提必须是真实的。

(3) 推理的方式必须符合逻辑规律和规则。

(4) 归纳推理的结论是或然的(结论可真可假)。

三、归纳推理的步骤

(一)个别资料的收集

归纳推理要以个别性知识为前提,为了获得个别性知识,就必须收集经验材料。收集经验材料的方法有科学观察法、实验法、文献资料法等。

(二)个别资料的整理

个别资料的整理方式包括文献评述和文献综述。

(三)个别资料的加工

通过观察法、实验法、资料法等方法得到的经验材料,需要经过加工整理,才能得出科学的结论。加工经验材料的方法有比较、归类、分析与综合、抽象与概括等。

(许锬、杨晨编写)

第八章 现况流行病学调查

第一节 概述

一、现况流行病学调查的概念

(一)现况流行病学调查的定义

现况流行病学调查简称现况调查,又称横向调查或横断面调查,是指在某时点或某较短时期内,在某特定空间范围内,准确地收集全部(普查)或部分(抽样调查)对象(如:人)的某事件(如:疾病)和(或)某些因素的有关资料,通过按特征分组、计算各组基础统计指标、统计分析和逻辑分析,来描述所调查事件的发展程度和分布情况及所调查事件与所调查因素的可能的关系。

(二)现况流行病学调查的种类

1. 按调查时间的长短,可分为时点现况流行病学调查和时期现况流行病学调查

时点现况流行病学调查是指以某一具体的时间点(某年某月某日某点某分)为时间的横断所进行的现况调查。例如,我国的历次人口普查。

时期现况流行病学调查是指以某一具体的时间段为时间的横断所进行的现况调查。例如,疾病的普查或筛查。

2. 根据调查对象是否为实际对象的全部,可分为公共卫生事件的流行病学普查和公共卫生事件的流行病学抽样调查

公共卫生事件的流行病学普查简称普查,是指以所有的目标对象或实际对象为调查对象的现况调查。例如,某县老年人普查。

公共卫生事件的流行病学抽样调查是指按照一定的抽样方法和原则抽取一部分有代表性的目标对象或实际对象为调查对象的现况调查。例如,全国成人高血压病抽样调查。

3. 依据抽样方法的不同,抽样调查又可继续分为随机抽样调查、非随机抽样调查和多级混合抽样调查

随机抽样调查是指按照随机抽样方法和原则抽取一部分有代表性的目标对象或实际对象作为调查对象的现况调查。例如,大学生体质随机抽样调查。

非随机抽样调查是指按照非随机抽样方法和原则抽取一部分有代表性的目标对象或实际对象作为调查对象的现况调查。例如,同性恋非随机抽样调查。

多级混合抽样调查是指先将目标对象分成若干级别,每一级别按照一定的抽样方法和原则抽取一部分有代表性的实际对象作为调查对象的现况调查。例如,全国新生儿性别多级混合抽样调查。

4. 按调查衡量特征指标可信度程度的不同,可分为确定性流行病学调查和筛选性流行病学调查

确定性流行病学调查即普查,是指以能够确定所研究事件(如:疾病)的指标所进行的现况调查。例如,癌症普查。

筛选性流行病学调查即筛查,是指只能以确定可疑研究事件(如:可疑疾病)的指标所进行的现况调查。例如,糖尿病筛查。

5. 按调查内容性质的不同,可分为事件流行病学调查、事件影响因素流行病学调查和事件及其影响因素联合流行病学调查

事件流行病学调查是指以某一或某些公共卫生事件为调查内容的现况调查。例如,恶性肿瘤普查。

事件影响因素流行病学调查是指以某一或某些公共卫生事件影响因素为调查内容的现况调查。例如,吸烟情况调查。

事件及其影响因素联合流行病学调查是指以某一或某些公共卫生事件及其影响因素为调查内容的现况调查。例如,糖尿病及其遗传因素的调查。

6. 按所调查事件或影响因素的多少,可分为单项事件或影响因素流行病学调查和多项事件或影响因素流行病学调查

单项事件或影响因素流行病学调查是指以某一项公共卫生事件或影响因素为内容的现况调查。例如,肺癌调查、吸烟调查。

多项事件或影响因素流行病学调查是指以多项公共卫生事件或影响因素为内容的现况调查。例如,职工健康定期体检。

二、现况调查的目的

(1) 揭示在特定时空内,某一公共卫生事件的绝对数量和发展(或流行)程度,以便实现"三早"(早发现、早诊断或判断、早治疗或治理)的目的。

(2) 描述在特定时间范围内,某一公共卫生事件和(或)因素的空间分布规律,以便确定应对的空间重点。

(3) 描述在特定时间范围内,某一公共卫生事件和(或)因素的物间分布规律,以便确定应对的物间重点。

(4) 了解某一公共卫生事件与某个或某些因素之间的可能关系,以便逐步建立事件与因素的关系假设。

(5) 评价应对事件策略和(或)措施的效果。

(6) 为建立和检验某些标准提供依据。

(7) 为流行病学监测、因素-事件研究等流行病学的研究提供(基线)资料。

(8) 评价一个国家或地方的健康水平。

(9) 研究一个国家或地方的卫生服务需求。

(10) 为决策机关制定与评价卫生计划或规划等提供科学决策的依据。

三、现况调查的基本步骤

（一）确定研究目的

确定研究目的是现况调查的第一步，也是关键的一步。

1．主要依据

一是需要；二是可能。

2．基本要求

一是简明性；二是现有条件的可行性。

（二）确定研究的时间、空间和对象范围

1．主要依据

一是研究目的；二是研究时间、空间和对象的特点；三是研究的现有条件。

2．基本要求

一是满足研究目的的需要；二是时间、空间和对象的代表性；三是现有条件的可行性。

（三）确定研究方法

1．主要依据

一是研究的目的；二是研究方法的特点；三是研究的现有条件。

2．基本要求

一是研究方法的科学性；二是现有条件的可行性。

（四）确定研究的内容、指标(变量)和技术方法

1．主要依据

一是研究的目的；二是研究的内容、指标和技术方法的关系与特点；三是现有条件。

2．基本要求

一是研究的目的与内容的一致性；二是研究指标的客观性；三是技术方法的先进性；四是现有条件的可行性。

（五）制定调查计划和调查表

1．主要依据

一是研究的目的；二是研究的内容、指标和技术方法的关系与特点；三是调查计划和调查表的要素、结构和基本要求；四是现有条件。

2．基本要求

一是要素齐全；二是结构合理；三是遵守要求；四是表述简明。

制定调查计划和调查表的具体方法详见有关章节或书籍。

（六）开展预备调查，确定调查计划和调查表

(1) 预备调查又称预实验或预试验，是指在正式调查、实验或试验之前，在较小(时间、

空间和对象)范围内所进行的调查、实验或试验。其目的是检验调查计划、内容和指标等的可行性,为正式实验打下基础。

(2)确定调查计划和调查表。根据预备调查的结果,修改、确定调查计划、内容、指标和调查表。

(3)起草一份调查的实施方案。实施方案是指对某项工作从目标要求、工作内容、方式方法及工作步骤等做出全面、具体而又明确安排的计划类文书。实施方案包括以下几部分:①项目目标;②项目详细工作内容;③预期效果;④项目工作进度安排;⑤实施组织形式。具体到每一项目,则要根据项目的特点来制订适合的项目实施方案。

(七)落实调查的人力、财力、物力、地点、时间和对象

1. 主要依据

调查计划、内容、指标和调查表,特别是实施方案。

2. 基本要求

落实调查所需的人力、财力、物力、地点、时间和对象等必备条件。

(八)开展正式调查,收集有关资料

1. 主要依据

根据调查计划、内容、指标和调查表,特别是实施方案,开展正式调查,收集有关资料。

2. 基本要求

在收集资料过程中,应当有效地进行质量控制。针对三种误差产生的环节和原因,采取合理的质量控制措施,保证科研资料的真实、可靠。

(九)资料的整理与统计分析

1. 资料整理

核查资料,剔除不合格的资料,建立数据库,计算适宜的统计指标。

2. 统计分析

(1)描述分析。首先,应描述样本的代表性、应答率等情况。其次,要估计分析调查中有无误差及其来源、大小、方向和调整方法。再次,将调查资料按三间的特征进行分组,并计算适宜的基础统计指标。最后,分析组间是否有显著性差异,以描述所调查事件的三间分布情况,即统计分析结果。

(2)相关分析。相关分析是描述一个变量随另一个变量的变化而发生线性变化的关系,相关分析适用于双变量正态分布资料或等级资料。①单因素对比分析:对于二分类变量资料,可以分析两者是否存在关联。②多因素分析:在单因素分析的基础上,可进一步用多因素分析(多元线性回归、Logistic回归等)方法进行分析。

(十)统计结果的逻辑分析与结论

1. 论点(即结论)要明确

(1)明确被调查事件和(或)因素的发展程度或流行强度。

(2)明确被调查事件和(或)因素的空间分布规律。

(3)明确被调查事件和(或)因素的物间(包括人间)分布规律。

(4)明确被调查事件的可能影响因素。

2. 论据要充分
(1) 以本次调查的统计分析结果作为主要事实论据。
(2) 以他人调查（参考文献）的结果或结论作为次要事实论据。
(3) 以公理、被公认为的判断或诊断标准等作为事理论据。
3. 论证过程要遵守逻辑规律和逻辑规则
(1) 论证过程即逻辑推理方式，包括三大推理（演绎推理、归纳推理和类比推理）的各种具体推理方式。
(2) 逻辑规律是指形式逻辑的四大基本规律，即同一律、排中律、不矛盾律和充分理由律。
(3) 逻辑规则是指每一种具体推理方式应当遵守的具体要求。

四、现况调查的特点

(1) 时间上的横断性——某一时点或较短时期。
(2) 时效性强于纵向调查——短时间内就可出结果。
(3) 描述时间分布规律有局限性。
(4) 描述事件发生、发展规律有局限性。
(5) 准确性强于纵向调查中的常规年报——主动收集的资料。
(6) 现况调查属于一次性工作，纵向调查属于长期工作。
(7) 经济性强于纵向调查——节省人财、物力和时间。
(8) 研究事件和因素——不适宜容易发生变化的事件和因素。
(9) 可以一次性收集多个事件和（或）因素。
(10) 验证事件与因素关系假设的局限性。

第二节 公共卫生事件普查与公共卫生事件筛查

一、公共卫生事件普查

（一）公共卫生事件普查的定义

公共卫生事件普查简称普查，是指在特定时点或时期、特定范围内，以全部对象（总体）作为研究对象，收集研究对象（如：人）的某事件（如：疾病）和（或）某因素的有关资料，通过统计分析得出调查结果，并通过逻辑分析描述所调查事件的现状和分布情况及所调查事件与所调查因素的可能的关系。

特定时点是指较短时间，特定范围是指某个地区或具有某种特征的人群。

（二）公共卫生事件普查的种类

(1) 按调查时间的长短，可分为时点现况流行病学调查和时期现况流行病学调查。
(2) 按照普查结果可靠性程度的不同，可分为确定性普查和非确定性普查。确定性普查即传统意义上的普查,是指通过检查找出全部对象中的全部事件。非确定性普查即筛查,是指通过检查找出全部对象中的可疑事件,是普查过程中一个较早的组成部分。

(3) 按调查公共卫生事件性质的不同,可分为人类健康状况的普查、人类疾病的普查、人类生存环境的普查、人类健康和(或)生存环境影响因素的普查及应对公共卫生事件措施的普查。

(4) 按调查内容性质的不同,可分为事件流行病学调查、事件影响因素流行病学调查及事件与影响因素联合流行病学调查。

(5) 按所调查事件或影响因素的多少,可分为单项流行病学调查和综合流行病学调查。

(三) 公共卫生事件普查的目的

普查的最主要目的是实现"三早",即早发现、早诊断或判断、早治疗或治理。

(1) 早期发现特定时空范围内的全部调查事件。
(2) 对早期发现的全部调查事件尽早做出明确的诊断或判断。
(3) 对做出明确诊断或判断的事件尽早进行治疗或治理。
(4) 揭示所调查事件和(或)因素的空间分布规律。
(5) 揭示所调查事件和(或)因素的物间分布规律。
(6) 揭示所调查事件和(或)因素的部分时间分布规律。
(7) 发现所研究事件的可能影响因素。
(8) 为科学决策、建立某项标准提供依据。
(9) 评价人群健康水平、应对策略和措施。
(10) 为其他流行病学的研究提供(基线)资料。

(四) 公共卫生事件普查的特点

(1) 确定调查对象比较简单。
(2) 可以知道全部调查对象的相关情况。
(3) 可以发现所研究事件的总数。
(4) 对寻找研究事件的影响因素有一定的启示。
(5) 耗费人力、财力、物力和时间。
(6) 工作量大,组织工作复杂。
(7) 调查内容有限。
(8) 易产生重复和遗漏现象。
(9) 调查质量不易控制。
(10) 一次调查可观察所普查的公共卫生事件的多个因素,不存在医德问题。并且可进行一次科普宣传,使群众对某病及其防治有所了解。

(五) 开展普查时必备的条件

(1) 所普查的公共卫生事件是重大的公共卫生问题。
(2) 所普查的公共卫生事件的现有率较高。
(3) 具备较为先进的早期发现所普查的公共卫生事件的技术方法。
(4) 具备安全、有效的应对所普查公共卫生事件的方法。

(5) 具备充足的现有条件。
(6) 普查结果具有现实意义。

二、公共卫生事件筛查

(一) 公共卫生事件筛查的定义

公共卫生事件筛查简称筛查、筛检或筛检调查,是指在特定时空范围内,应用敏感、快速、简便、安全、价廉的检查、检测等方法,对全部或部分对象进行流行病学调查,以便从表面健康的人群中早发现可疑病人,并进一步确诊,达到早期治疗的目的。

筛查实际是普查过程中一个较早期的组成部分。

(二) 公共卫生事件筛查的种类

(1) 按筛检对象的多少,可分为整群筛检和选择筛检。整群筛检是指在某时空范围内,对全部对象进行筛检,以早期发现全部可疑事件。选择筛检是指在某时空范围内,选择重点对象进行筛检,以最大的效益发现可疑事件。

(2) 按筛检事件的数量多少,可分为单项筛检和多项筛检。单项筛检是指一次筛查只是筛查一项公共卫生事件。多项筛检是指一次筛查可以筛查两项及两项以上公共卫生事件。

(三) 公共卫生事件筛查的目的

(1) 筛查的最主要目的是早期发现某事件(如:疾病)的可疑对象(如:某病的可疑患者),以便进一步明确判断或诊断,达到早期治理或治疗的目的。

(2) 筛查还有利于了解事件(如:疾病)的作用期和预兆期的特点,以便明确事件发展的基本过程(即四个时期)的特点(如:疾病的自然史)。

(3) 确定某事件的易发对象,如:疾病的高危人群。

(四) 公共卫生事件筛查的特点

(1) 所研究的事件在研究对象中具有隐匿性,即研究对象处于所研究事件的作用期或前兆期。

(2) 所应用的筛查方法应具有快速、简便、易行、经济、安全、灵敏、能被受试者接受等特点。

(3) 研究的结果具有或然性,即某事件的可疑对象。

(4) 对研究的结果(即某事件的可疑对象)必须进行诊断或判断。

(5) 研究的结果具有早期预防性,即属于第二级预防的内容。

(五) 筛检的应用原则

(1) 所要筛查的疾病已成为当地重大公共卫生问题之一,即该病发病率高,影响面广,不控制将会造成严重的后果。

(2) 对所要筛查的疾病有有效的治疗方法。如果对筛检出来的疾病无有效的治疗方法和措施,则筛检无意义。

(3) 所要筛查的疾病有较长的潜伏期或临床前期,以便于筛检出更多的病例。

(4) 所要筛查的疾病有明确的自然史,以便准确预测筛检可能取得的效益。

（5）所要筛查的疾病有敏感、快速、简便、安全、价廉的检查或检测技术方法。

（6）筛查人员和被筛查对象乐于接受。

（7）所要筛查的疾病应有进一步的确诊方法与条件。如无进一步确诊方法或条件，则不宜进行筛检。

（8）具备筛查所必需的人力、物力、财力和时间。

（9）考虑到成本与效益，要有良好的效益。

（10）政府支持，有关部门配合。

（六）筛检与普查的区别

（1）主要目的不同：筛查的主要目的是早发现；而普查的主要目的是实现"三早"，即早发现、早诊断或判断、早治疗或治理。

（2）调查对象不同：筛查的调查对象是部分目标对象或实际对象；而普查的调查对象是全部目标对象或实际对象。

（3）对技术方法的敏感度和特异度要求不同：筛查的技术方法要求敏感度较高；而普查的技术方法要求特异度较高。

（4）对费用的要求不同：筛查的经济性要求较高；而普查的经济性要求较低。

（5）对快速、简便的要求不同：筛查的要求较高；而普查的要求较低。

（6）对调查阳性结果的处理不同：对筛查出的阳性结果要进行明确诊断或判断；而对普查出的阳性结果要进行早治疗或治理。

第三节　公共卫生事件抽样调查

一、公共卫生事件抽样调查的定义

公共卫生事件抽样调查简称抽样调查或抽查，是指在某时点或某时期内，在某特定空间范围内，按照适宜的抽样方法和原则，在全部对象中选择部分有代表性的对象作为研究对象，收集研究对象（如：人）的某事件（如：疾病）和（或）某因素的有关资料，通过统计分析得出调查结果，并通过逻辑分析描述所调查事件的现状和分布情况及所调查事件与所调查因素的可能的关系。

二、抽样方法的种类

根据抽选样本的方法不同，抽样调查可以分为概率抽样、非概率抽样和多级综合抽样三大类。

（一）概率抽样

概率抽样是指按照概率论和数理统计的原理，从调查研究的总体中，根据随机原则来抽选样本，并从数量上对总体的某些特征做出估计推断，对推断出可能出现的误差可以从概率意义上加以控制。

概率抽样包括单纯随机抽样、分层抽样、系统抽样、整群抽样。

（二）非概率抽样

非概率抽样又称为不等概率抽样、非随机抽样、主观抽样,是指调查者根据自己的方便或主观判断抽取样本的方法。

它不是严格按随机抽样原则来抽取样本,所以失去了大数定律的存在基础,也就无法确定抽样误差,无法正确地说明样本的统计值在多大程度上适合于总体。虽然根据样本调查的结果也可在一定程度上说明总体的性质、特征,但不能从数量上推断总体。

非概率抽样主要有随便抽样（偶遇抽样）、判断抽样（主观抽样）、定额抽样、滚雪球抽样、自愿样本等类型。

非随机抽样与随机抽样的比较见表8-1。

表8-1　非随机抽样与随机抽样的比较

抽样方法	作用	抽样原则	误差判断	应用	优缺点
非随机抽样	研究总体的局部现象	非随机抽出样本,主观性强	不能计算和判断抽样误差	可随时随地采用	不够科学规范,但经济、简单、灵活、方便
随机抽样	以部分推断总体	随机抽出样本,客观性强	能计算和判断抽样误差	只能定期采用	科学规范,但成本较高、耗时、不够灵活方便

（三）多级综合抽样

多级综合抽样是指在较大空间抽样调查中,分阶段进行抽样,每个阶段用到的抽样方法可能是概率抽样,也可能是非概率抽样,还可能出现概率抽样和非概率抽样并存的现象。

三、抽样调查的目的

利用抽样样本的调查和统计的结果来推断总体。

（1）揭示在特定时空内,某一公共卫生事件的发展程度或流行强度。

（2）揭示所调查的事件和（或）因素的空间分布规律。

（3）揭示所调查的事件和（或）因素的物间分布规律。

（4）揭示所调查的事件和（或）因素的部分时间分布规律。

（5）发现所研究事件的可能影响因素。

（6）为建立某项标准提供依据。

（7）为科学决策提供依据。

（8）评价人群健康水平。

（9）评价应对策略和措施。

四、样本大小的确定

（一）抽样调查的原因

如果样本过大,则浪费人力、物力,且工作量过大容易因调查不够细致而造成偏性;如果样本过小,则所抽出的样本的代表性可能不够。

（二）影响样本大小的主要因素

（1）预期现有率。预期现有率高时，样本可以小些；预期现有率低时，样本可以大些。

（2）对调查结果精确性的要求。要求精确性愈高，即容许误差愈小，样本要大些；要求精确性愈低，即容许误差愈大，样本可以小些。

（3）空间范围的大小和目标对象的多少。空间范围越大和目标对象越多，样本需要大些；空间范围越小和目标对象越少，样本可以小些。

（三）确定样本大小的方法

1. 凭经验

一般认为，确定正常值范围时，样本最好在100例以上。肿瘤死亡率调查的样本通常要求10万人以上。一般来说，计量资料样本含量可小些，计数资料应大些。

2. 估算

（1）计量资料估算公式：

$$N = 4s^2/d^2$$

（2）计数资料估算公式：

$$当\ d = 0.1P\ 时，N = 400Q/P$$
$$当\ d = 0.15P\ 时，N = 178Q/P$$
$$当\ d = 0.2P\ 时，N = 100Q/P$$

上式中，N 为样本大小；s 为总体标准差的估计值；d 为容许误差，是调查设计者根据实际情况规定的；P = 某病的现患率；$Q = 1 - P$。

四、抽样调查的适用条件

（1）调查对象总体数量过多，不能或难以采用普查。

（2）调查不适宜或不必进行普查。

（3）调查要求时效性较强。

（4）调查用于核对普查的准确性。

五、抽样调查的特点

与普查相比，抽样调查有如下特点：

（1）经济性：节省大量的人力、物力、财力和时间。

（2）时效性：由于工作量小，调查的准备时间、调查时间、数据处理时间等都可以大大缩短，从而提高数据的时效性。

（3）实用性：适用面广于全面调查的适用面。

（4）准确性：因对象少，指标多，调查细致，故准确性可能好于普查。

（5）复杂性：设计、实施、推断总体都比较复杂。

（6）代表性：因为存在随机误差，所以从理论上讲，代表性不如普查。

（7）推断性：需要以抽样调查结果推断总体。

（8）技术性：需要应用适当的抽样技术，以尽可能地控制抽样误差。

(9)检出性:抽样调查的基础统计指标是检出率。

(10)或然性:只有研究对象具有代表性、技术方法准确时,由检出率推断出的现有率才可靠。

第四节 公共卫生事件概率抽样调查

一、公共卫生事件概率抽样调查的定义

公共卫生事件概率抽样调查简称概率抽样调查,是指根据随机原则,从特定时空范围内的总体对象中抽取部分个体(统计学上称为"样本")进行调查,然后用这个样本的调查结果分析、推断总体的情况。对推断中可能出现的误差可以从概率意义上加以控制。

二、概率抽样的方法

概率抽样包括单纯随机抽样(简单随机抽样、SPS抽样)、系统抽样(机械抽样、等距抽样、SYS抽样)、分层抽样(特征抽样、类型抽样、STR抽样)、整群抽样(集团抽样)、多级抽样(多阶段抽样)。

(一)单纯随机抽样

1. 定义

单纯随机抽样又称简单随机抽样。具体方法如下:首先对总体(实际对象)中的全部个体进行编号,然后用抽签或摇号、随机数字表等方法,抽取一部分个体组成样本(研究对象)。总体中每一个个体被抽到的概率是相等的。

2. 特点

每个样本单位被抽中的概率相等,样本的每个单位完全独立,彼此间无一定的关联性和排斥性。简单随机抽样是其他各种抽样形式的基础。通常只有在总体单位之间差异程度较小和数目较少时,才采用这种方法。

3. 优缺点

其优点是简单易行,容易理解,计算抽样误差方便,抽样结果比较客观、公正。其缺点是:当抽样范围较大时,会因工作量太大而难以实施;当抽样比例较小而样本含量较小时,所得样本的代表性差。

(二)系统随机抽样

1. 定义

系统随机抽样又称机械随机抽样或等距随机抽样。具体方法是:将总体中的全部个体进行编号,根据所需的样本量将编号分为若干段,并确定分段间隔,在第一段中使用简单随机的方法抽取第一个调查个体,然后按照一定的规则抽取其他调查个体。通常采用的方法是等距抽样,即机械地每隔一个分段间隔抽取一个个体,组成样本。

2. 特点

抽出的单位在总体中是均匀分布的,且抽取的样本可少于纯随机抽样。等距抽样既可以用同调查项目相关的标志排队,也可以用同调查项目无关的标志排队。等距抽样是实际工作中应用较多的方法。

3. 优缺点

系统抽样适用于总体中的个体数较多的情况,抽样结果比较客观、公正,比单纯随机抽样方法的抽样误差小,但容易产生系统误差。

（三）分层随机抽样

1. 定义

分层随机抽样又称特征随机抽样或类型随机抽样。具体方法是:首先按照差异特征将总体分成几层,然后在每层中进行简单随机抽样或系统随机抽样。

2. 特点

由于划类分层增大了各类型中单位间的共同性,因而容易抽出具有代表性的调查样本。该方法适用于总体情况复杂、各单位之间差异较大、单位较多的情况。

3. 优缺点

分层抽样的优点在于样本的代表性好,抽样误差小。

（四）整群随机抽样

1. 定义

整群随机抽样又称集体随机抽样。具体方法是:首先将研究总体按空间特征划分为若干群,然后以群为单位进行抽样,对抽中的群中的所有个体进行调查。

2. 特点

调查单位比较集中,调查工作的组织和开展比较方便。但由于调查单位在总体中的分布不均匀,所以准确性要差些。因此,在群间差异性不大或者不适宜单个地抽选调查样本的情况下,可采用这种方式。

3. 优缺点

整群抽样便于组织,节省人力、物力,因而多用于大规模调查,但抽样误差较大。

三、概率抽样调查的特点

（1）与非概率抽样调查相比,概率抽样调查样本对总体的代表性较好。

（2）可能产生随机误差和选择性偏倚。

（3）抽样调查可节省时间、人力、经费和材料。

（4）与普查相比,调查工作容易做,因此调查结果较准确。

（5）抽样调查的设计、实施以及资料的分析都较复杂。

（6）重复及遗漏不易被发现。

（7）不适用于变异过大的对象。

（8）不适用于概率较低的事件或因素的调查。

（9）不适用于离散趋势过大的事件或因素的调查。

第五节 公共卫生事件非概率抽样调查

一、公共卫生事件非概率抽样调查的定义

公共卫生事件非概率抽样又称为非概率抽样、不等概率抽样、非随机抽样、主观抽样，是指调查者根据自己的方便或主观判断（而不是根据随机原则），从特定时空范围内的总体对象中抽取部分个体（统计学上称为"样本"）进行调查，然后用这个样本的调查结果分析、推断总体的情况。

二、非概率抽样方法

非概率抽样的常用方法有偶遇抽样、判断抽样、定额抽样、滚雪球抽样等。

（一）偶遇抽样

偶遇抽样又叫随便抽样、任意抽样、自然抽样、方便抽样、便利抽样，是指调查者将在一定时间、一定环境里所能遇见到或接触到的人作为样本的方法。具体地说，就是调查者根据自己的方便，任意抽取偶然遇到的人或者选择那些离自己最近的、最容易找到的人作为样本。在医学科研中，一期临床试验选择研究对象时应用的"健康志愿者"就是一种偶遇抽样。这种形式抽样的严重不足在于许多可能的选择偏差都会存在，如：被调查者的自我选择、抽样的主观性偏差等。用这种抽样方法得到的样本不能代表总体和推断总体。

（二）判断抽样

判断抽样又叫目标抽样或立意抽样，是指调查者根据研究的目标和自己的主观分析来选择和确定样本的方法。它又可分为印象判断抽样和经验判断抽样两种。采取这种抽样方法有可能取得具有较好代表性的样本。

（三）定额抽样

定额抽样又叫配额抽样，是指先根据总体各个组成部分所包含的抽样单位的比例分配样本数额，然后由调查者在各个组成部分内根据配额的多少采用主观的抽样方法抽取样本。定额抽样与概率抽样中的分类抽样、整群抽样都是依据某些特征对总体进行分类，但定额抽样注重的是样本与总体在结构比例上的表面一致性而不是本质特征上的内部一致性，所以往往照顾不到总体单位之间的差异性。

对于那些单位众多、错综复杂、情况不断更新的调查总体而言，定额抽样的样本很可能出现较大的误差，因此，根据定额抽样样本调查的结果是不能推断较大总体的。即使在较小的调查研究中，要利用定额抽样调查的结果推断总体，也应谨慎。

它一般不是用于说明总体状况，而是用于检验理论、说明关系、比较不同等。用这种方法进行选择时，往往存在调查员的选择偏好，因而也难以避免主观因素的影响。在严格控制调查员和调查过程的条件下，配额抽样可获得与某些概率抽样非常接近的结果。在进行配额抽样时，要特别注意配额与调查结果之间的密切联系。

（四）滚雪球抽样

滚雪球抽样又称追踪抽样，是指先找少量的甚至个别的调查对象进行访问，然后通过他们再去寻找新的调查对象，依次类推，就像滚雪球一样越来越大，直至达到调查目的为止。滚雪球抽样适用于总体的个体信息不充分或难以获得，不能使用其他抽样方法抽取样本的调查研究。滚雪球抽样用于某一特殊群体的调查往往可以收到奇效。但是，当总体规模较大时，有许多个体就无法找到；有时调查对象会出于某种考虑故意漏掉一些重要个体，这都可能导致抽样样本产生误差，无法正确反映总体状况。这种抽样方法主要用于在总体中比较稀有的人群研究，如：糖尿病研究。由于后来被推荐的人可能类似于推荐他们的那些人，因此这种方式的调查也属于非概率抽样调查。

非概率抽样不是按照概率均等的原则，而是根据人们的主观经验和便利条件来抽取样本，每个个体进入样本的概率是未知的，无法说明样本是否重现了总体的结构，所以，其样本的代表性往往较差，误差有时相当大且无法估计，用这样的样本推断总体是不可靠的。

非概率抽样也有其优势：一是在很多情况下，严格的随机抽样无法进行或没有必要。例如，在人流涌动的车站、商店、广场、街道等场合，不允许调查者从容地随机抽样；对诸如吸毒者之类的特殊社会群体无法确定调查总体，也就无法随机抽取样本；有时调查的目的只是要对总体做最一般的了解和接触或做某些片面的研究，没必要采用随机抽样；由于调查者的时间、人力、物力不足，难以进行随机抽样；等等。在这些情况下，就只能采用非概率抽样。二是随机抽样为了保证概率原则，对抽样的操作过程要求严格，实施起来比较麻烦，费时费财费力，而非概率抽样操作便捷，省钱省时省力，统计上也远较概率抽样简单，因此如果调查的目的允许，而且调查者对调查总体有较好的了解，那么采用非概率抽样就不失为一种更好的选择。

非概率抽样的优点是简单易行、成本低、省时间，在统计上也比概率抽样简单。但由于无法排除抽样者的主观性，无法控制和客观地测量样本的代表性，因此样本不具有推断总体的性质。非概率抽样多用于探索性研究和预备性研究，以及总体边界不清、难以实施概率抽样的研究。在实际应用中，非概率抽样往往与概率抽样结合使用。

三、非概率抽样的前提

（1）如果对调查的总体不够清楚，或者总体太复杂，不适于采取随机抽样时，那么，就需要采用非概率抽样方法来抽取样本。

（2）非概率抽样适用于经常性的调查和方便灵活的调查。

四、公共卫生事件重点调查

（一）公共卫生事件重点调查的定义

公共卫生事件重点调查简称重点调查，是指从特定时空范围内，在全体调查对象中，选择一部分重点单位进行调查，以取得统计数据的一种非全面调查方法。

由于重点单位在全体调查对象中只占一部分，调查的标志量在总体中却占较大的比重，因而对这部分重点单位进行调查所取得的统计数据能够反映社会经济现象发展变化的基本趋势。

（二）公共卫生事件重点调查的特点和用途

重点调查的主要特点是投入少、速度快、所反映的主要情况或基本趋势比较准确。与概率抽样调查不同的是，通过重点调查取得的数据只能反映总体的基本发展趋势，不能用以推断总体，因而也只是一种补充性的调查方法。重点调查的优点是花费较少，却能及时提供必要的资料，便于各级管理部门掌握基本情况，从而采取相应的措施。

根据重点调查的特点，重点调查的主要作用在于反映调查总体的主要情况或基本趋势。因此，重点调查通常用于不定期的一次性调查，有时也用于经常性的连续调查。

五、公共卫生事件典型调查

（一）公共卫生事件典型调查的定义

公共卫生事件典型调查简称典型调查，也称判断抽样调查，是指从特定时空范围内，从总体对象中有意识地选择若干个具有代表性的典型对象，进行深入、周密、系统的调查研究。

（二）公共卫生事件典型调查的类型

第一种是一般的典型调查，即对个别典型单位的调查研究。在这种典型调查中，只需在总体中选出少数几个典型单位，通过对这几个典型单位的调查研究，用以说明事物的一般情况或事物发展的一般规律。例如，辽宁省企业调查队组织实施的《华厦集团启示录——本溪华厦集团成功改造国企超常发展的调查》，就是省企业调查队直接派人到华厦集团就"国有企业超常发展"这一问题而进行的典型调查。

第二种是具有统计特征的划类选点典型调查，即先将调查总体划分为若干类，再从每类中选择若干个典型进行调查，以说明各类的情况。

（三）公共卫生事件典型调查的主要特点和用途

典型调查方便、灵活，可以节省时间、人力和经费。典型调查的对象少，调查时间短，反映情况快，调查内容系统、周密，了解问题深，使用调查工具不多，运用起来灵活、方便，可以大大节省人力、财力。

（1）典型调查主要是定性调查。典型调查主要依靠调查者深入基层进行调查，对调查对象直接剖析，取得第一手资料，能够透过事物的现象发现事物的本质和发展规律。它是一种定性研究，难以进行定量研究。

（2）典型调查是根据调查者的主观判断来选择少数具有代表性的单位进行调查。因此，调查者对调查单位的情况了解程度及调查者的思想水平和判断能力对选择典型的代表性起着决定作用。

（3）典型调查的方式是面对面的直接调查。它主要依靠调查者深入基层与调查对象直接接触与剖析，因此，对现象的内部机制和变化过程往往了解得比较清楚，获得的资料比较全面、系统。

六、重点调查与典型调查的区别

重点调查是对所要调查的现象总体的全部单位中选择一部分重点单位进行的调查。所谓的重点单位，是着眼于现象量的方面，尽管这些单位在全部单位中只是一部分，但是它们的某一主要标志的标志总量在总体标志总量中占有较大比重。它实质上是范围比较小的全面调查,它的目的是反映现象总体的基本情况。一般来说,当调查任务只是掌握基本情况,而部分单位又能比较集中地反映所研究的项目和指标时,用重点调查比较适合。

典型调查是根据调查的目的,在对所研究的现象总体进行初步分析的基础上,有意识地选取若干具有代表性的单位进行的调查和研究,借以认识事物发展变化的规律。典型调查是由个别到一般,由点到面的剖析麻雀式的调查方法。

重点调查和典型调查均属于非全面调查。重点调查由于重点单位的选择着眼于所研究现象的主要标志总量的比重,因而它的选择不带有主观因素;而典型调查是在对现象总体进行全面分析的基础上有意识地选择出来的,因而更多地取决于调查者的主观判断与决策。

第六节　公共卫生事件多级综合抽样调查

一、公共卫生事件多级综合抽样调查的定义

公共卫生事件多级综合抽样调查简称多级抽样调查,是指在较大空间范围(全国、全省、全市)抽取样本时,先将较大的空间分成若干级别的较小空间(全国调查可分为省级、地市级、县市级、乡镇街道级、村委会或居委会级等),再对每个级别进行自上而下的逐级抽样,每个级别可以选择不同的抽样方法,直至抽到具体调查对象,对抽到的具体调查对象进行调查。

二、公共卫生事件多级抽样调查的种类

按照是否应用了概率抽样方法,可分为概率多级综合抽样调查和混合多级抽样调查。概率多级综合抽样调查是指每个级别的抽样方法均为概率抽样方法。混合多级综合抽样调查是指不同级别的抽样方法既可以是概率抽样方法,也可以是非概率抽样方法。

三、公共卫生事件多级综合抽样调查的特点和用途

多级综合抽样调查既区别于概率抽样,也区别于非概率调查,它是把概率抽样与非概率抽样结合在一起的综合性抽样方法。其优点在于适用于抽样调查的面特别广、没有一个包括所有总体单位的抽样框,或总体范围太大、无法直接抽取样本等情况,可以相对节省调查费用。其主要缺点是抽样时较为麻烦,而且从样本对总体的估计比较复杂。多级综合抽样调查兼顾了概率与非概率抽样的优点,使抽取的样本既较非概率抽样的样本更具有代表性,又比完全概率抽样方便,省时省力。

多级综合抽样调查主要适用于一些大范围大样本的调查。

(许锬、杨晨编写)

第九章 纵向流行病学调查

第一节 概 述

描述流行病学的主要任务是揭示公共卫生事件的发生、发展与三间分布规律及可能的影响因素。其中,三间分布规律中的时间分布规律主要通过纵向流行病学调查来揭示。

一、纵向流行病学调查的定义

纵向流行病学调查又称纵向流行病学研究,简称纵向调查或纵向研究或动态调查,是指在一定空间范围内,对某一或某类公共卫生事件中有代表性的研究对象的某些有代表性的内容和指标有组织、有计划、有目的、长期、连续地进行调查,以揭示该(类)公共卫生事件的发生、发展与三间分布规律及可能的影响因素。

二、纵向流行病学调查的解读

(一)研究的问题可以是一切公共卫生事件或问题

健康相关事件、可能影响人类健康的危险或保护因素、人类生存环境、突发性公共卫生事件、防制措施等均可通过纵向调查来反映研究问题的流行病学特征。

(二)纵向调查可以理解为连续的横向调查

纵向调查是通过连续多次的横向调查来揭示研究事件在时间分布上的流行病学特征。

(三)揭示事件的空间分布和物间(包括人间)分布规律的能力有限

就纵向调查的每一次横向调查而言,其对研究对象、内容和指标的代表性要求可能不如横向调查严格,故揭示事件的空间分布和物间(包括人间)分布规律的能力可能不如横向调查。

(四)纵向调查的要求比横向调查的严格

纵向调查对调查过程中的系统性、目的性、计划性、长期性、连续性、经济性、可行性等要求比横向调查严格。

(五)揭示研究事件的时间分布规律较好

纵向调查更侧重于揭示研究事件的时间分布规律,特别是研究事件的发展规律。它与预测性流行病学方法相比,各有利弊。

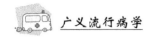

（六）揭示事件的发生规律有限

在揭示事件的发生规律上，纵向调查可能不如现场流行病学方法，但好于其他描述性流行病学方法。

（七）推断因素与事件的关系有限

在推断因素与事件的关系上，纵向调查优于其他描述性研究方法，不如分析性研究和实验性研究方法。

（八）属于观察性研究的范畴

就纵向调查的研究方法本身而言，不要求给予任何干预措施，所以，属于观察性研究的范畴。

（九）属于描述性研究的范畴

就纵向调查的研究方法本身而言，不要求设立对照组，所以，属于描述性研究的范畴。

（十）本质是生产动态信息

纵向调查的本质就是广义流行病学监测，即生产动态信息。为此，本章重点介绍流行病学监测。

三、纵向流行病学调查的种类

（一）按研究方法的主要目的不同划分

（1）流行病学监测：主要目的是生产动态的公共卫生信息。它相当于连续性抽样调查。

（2）公共卫生事件年报（鉴）资料研究：主要目的是揭示事件的长期趋势。它相当于连续性普查。

（3）公共卫生事件定期调查：主要目的是早期发现可疑事件（如：疾病）及其动态变化。它相当于多个个案的连续性筛查。

（4）公共卫生事件随访调查：主要目的是揭示疾病的预后或事件的转归。它相当于多个个案的连续性个案调查。

（二）按研究事件的性质不同划分

（1）人群健康状况的动态调查：包括生殖健康、孕产期健康、新生儿健康、生理健康、体质健康、心理健康、疾病等的动态调查。

（2）人类健康影响因素的动态调查：包括遗传因素、行为因素、生物因素、物理因素、化学因素、社会因素等的动态调查。

（3）人类生存环境的动态调查：包括家庭环境、生活环境、工作环境、饮食环境、饮水环境、大气环境、气象环境、地质环境、生态环境等的动态调查。

（4）突发公共卫生事件的动态调查：包括天灾、人祸、疾病暴发或流行的动态调查。

（5）应对公共卫生事件策略和措施的动态调查：包括公共卫生服务需求、公共卫生制度、公共卫生机构、公共卫生人员、公共卫生设施、各种防制措施等的动态调查。

（三）按研究对象的多少划分

（1）全部（民）性动态调查：是指在特定空间范围内，以全部目标对象为研究对象，对某一或某类公共卫生事件开展动态调查，以揭示所调查事件的三间分布情况。

(2) 抽样性动态调查：是指在特定空间范围内，按照相应的抽样方法，选取具有代表性的样本作为研究对象，对某一或某类公共卫生事件开展动态调查，以揭示总体调查事件的三间分布情况。

(3) 哨点性动态调查：是指在特定空间范围内，选取典型的样本作为研究对象，对某一或某类公共卫生事件或影响因素开展动态调查，以揭示所调查事件或因素的变化情况。

（四）按研究事件的多少划分

(1) 重点性动态调查：是指在特定空间范围内，对某一公共卫生事件及其影响因素开展动态调查，以揭示所调查事件的三间分布情况。

(2) 综合性动态调查：是指在特定空间范围内，对某类公共卫生事件开展动态调查，以揭示所调查事件的三间分布情况。同时调查的可能是几个、十几个甚至几十个事件。

（五）按研究事件的内容多少划分

(1) 单环节性动态调查：是指调查内容只选择流行因素、事件、防制措施等主要内容中的一项内容或指标，进行长期连续调查。

(2) 多环节性动态调查：是指调查内容包括流行因素、事件、防制措施等主要内容中的全部或大部分内容或指标，进行长期连续调查。

（六）按收集资料的形式划分

(1) 主动性动态调查：是指根据特定需要，上级单位亲自开展调查或要求下级单位严格按照规定调查、收集研究事件动态资料的调查方式。

(2) 被动性动态调查：是指下级单位按照常规向上级单位报告相关数据和资料，而上级单位被动接收、汇总的调查方式。

（七）按每次调查的时间间隔划分

(1) 连续性动态调查：是指不间断地开展的动态调查。通过调查，可以及时了解疾病或公共卫生事件，特别是对人类健康危害较大的影响因素（如：放射性物质）的变化趋势，有助于及早发现问题，及时采取措施加以控制。但此种调查方式耗费人力、物力、财力较大。

(2) 常年性动态调查：是指常年开展的动态调查。通过调查，可以随时了解疾病或公共卫生事件的分布状况及其在较长时间内的变化趋势，有助于及早发现暴发或流行，及时采取措施加以控制。但此种调查方式耗费人力、物力、财力较大。

(3) 定期性动态调查：是指一年中在固定的时间进行调查的方式。定期性动态调查可以在特定的时间得到需要的数据，可以节省人力、物力和财力。

（八）按选择调查地点的方式划分

(1) 定点性动态调查：是指调查过程中的调查地点相对稳定，每一次收集资料都在固定的调查地点进行。定点性动态调查收集的信息较为真实、全面，且节省人力、物力、财力，较易实施。但选取调查地点的要求高，要具有良好的代表性。

(2) 轮转性动态调查（也称流动性动态调查）：是指将确定的调查点分成若干批，有计划、分批次地进行调查。每一个轮次只在同一批调查点中进行调查，下个轮次调查在另一批调查点中进行，依次反复，几个轮次可将所有调查点轮转调查一遍。

(3) 不定点性动态调查：是指每一次调查地点不固定，根据事先确定的抽样原则和方

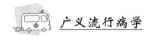

法,抽取一定数量的地点或对象,进行调查。不定点性动态调查代表性较好,省时、省力、省钱,但可能存在抽样误差。

（九）按调查范围的大小划分

（1）全球性动态调查:是指在世界范围内进行动态调查,以了解世界各国疾病的发生状况,达到信息共享,有助于各国间进行比较,有利于信息的交流。

（2）全国性动态调查:是指在全国范围内收集疾病或公共卫生事件等的相关资料和信息,了解疾病或公共卫生事件的流行状况,以便制定和调整有关政策,采取有效的措施。

（3）区域性动态调查:是指在省（自治区、直辖市）、地（市、州、盟）、县（市、区、旗）范围内开展动态调查,通过对一定区域内相关资料进行收集、分析,了解整个区域内的健康相关事件的流行病学特征。

（4）点区性动态调查:是指在企事业单位职工或小区居民等小范围内,对某一或某些公共卫生事件及其影响因素进行动态调查。

（十）按调查目的或任务划分

（1）常规性动态调查（也称常规调查）:是指一般的动态调查。常规调查主要适用于了解某一类公共卫生事件在一定范围内的概貌及其发展趋势。

（2）应急性动态调查:是指突发性公共卫生事件发生之后,为充分了解公共卫生事件的发展态势,针对特定区域内相关信息开展的动态调查。

（3）仲裁性动态调查:是指为评估预防控制措施的效果、评估公共卫生项目的成效,针对研究事件开展的动态学调查。

四、纵向流行病学调查的用途

（1）描述公共卫生事件的发生、发展和分布规律。

（2）分析公共卫生事件的可能影响因素。

（3）实现二级预防——"三早"或"五早"。

（4）为制定卫生标准提供依据。

（5）揭示公共卫生事件的现状和趋势。

（6）评价防制策略或措施及其效果。

（7）为卫生决策提供依据。

（8）为其他类型的研究指明方向。

五、纵向流行病学调查的基本特点

（一）重要性与必要性

重要性是指所调查的事件必须是特定范围内的重大公共卫生事件之一。

必要性是指调查事件非常需要实施调查,以提供某类或某些健康相关事件的信息,并且这些信息不能或不易从其他途径获取。

（二）长期性与连续性

长期性是指纵向流行病学调查工作应该属于常规性工作,前后监测内容应该相对一致,以便能够收集多年或多次准确并可比较的资料,进行动态分析和趋势分析。

连续性是指纵向流行病学调查过程的各环节、各步骤是一个复杂连续、前后联系的过程。

（三）组织性与计划性

组织性是指纵向流行病学调查需要形成一个健全的组织体系,包括决策、领导、管理、实施、监督、参谋等功能组织。

计划性是指纵向流行病学调查既要有实施系统,又要有长远规划、短期规划、年度计划。

（四）目的性与整体性

目的性是指纵向流行病学调查的目的一定要明确。任何纵向流行病学调查都不应或不能有太多的直接目的。

整体性是指纵向流行病学调查系统的各子系统、各组成要素间要相互联系,形成一定的结构,发挥出部分所不具有的整体功能。

（五）经济性与简明性

经济性是指纵向流行病学调查过程中要考虑成本与效益、成本与效果、成本与效用等的经济问题。

简明性是指纵向流行病学调查在满足调查目的的同时,还应简易可行,能够提供更及时的信息,并且耗费较少的资源。

（六）实用性与反馈性

实用性是指通过纵向流行病学调查与分析,得到健康相关事件的相关信息,了解研究事件的发展态势,从而实现对健康相关事件的预测、预报、预警。

反馈性是指纵向调查研究生产的信息可用来对健康影响因素、病因、病情等进行预测、预报;确定工作重点,调整相关政策;确定科研方向,优化防治措施;为制定规划和计划提供科学依据。

（七）代表性与可行性

代表性是指纵向调查研究所选择的调查地点、调查对象、采集的样品等,在时间、空间、人间（物间）能反映出总体的情况。

可行性是指现有理论、技术、人力、物力等条件可以满足纵向调查需要,并且决策者、调查者、调查对象都乐于接受。

（八）时效性与准确性

时效性是指事件发生后,系统能够快速地做出反应并把信息反馈给决策部门。

准确性是指由于信息的可伪性,动态调查的整个过程都要保证信息的准确、可靠,从而使产生的信息具有利用价值。

（九）结构层次性与动态平衡性

结构层次性是指各子系统或各要素间要有一定的层次,以提高系统的工作效率。

动态平衡性是指动态调查系统的结构、功能和层次的发展演变呈现一个有方向性的动态过程。

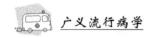

（十）灵活性与强制性

灵活性是指当调查系统收集的信息发生了改变，特别是收集的信息量扩大时，只需投入少量的人力、物力、财力和时间，就能迅速地适应新的情况。

强制性是指纵向调查工作应受国家法律、行业法规、部门规章、国家标准、行业法规、技术规范的限制。

第二节　常用纵向流行病学调查方法

常用的纵向流行病学调查方法有公共卫生事件流行病学监测、公共卫生事件 N 年年报（鉴）资料研究、公共卫生事件定期筛查（如：健康体检）、公共卫生事件随访调查等。

一、流行病学监测

（一）流行病学监测的定义

流行病学监测是指为保护或改善人类生存环境、促进人类健康，对一定范围内的某一或某类公共卫生事件的有代表性的对象和内容，有组织、有计划、有目的、长期、连续、准确地进行收集、核对、汇总、分析、解释，并将这些信息及时地反馈给各级领导机关、各有关部门及有关人员，使决策机关所制定的相对应的公共卫生问题的策略和措施更加科学、有效。

（二）流行病学监测的展望

随着社会的不断进步，科学技术的迅猛发展，人类健康意识的增强，流行病学监测将越来越受到重视。其重视程度主要表现在以下几个方面：

(1) 流行病学监测的重要性被各级政府、各有关部门、社会各界人士、广大人民群众广泛地关注。

(2) 流行病学监测的对象越来越多，几乎包括一切公共卫生事件。

(3) 流行病学监测系统的组成和运转更加科学、有效。

(4) 流行病学监测系统在收集资料、报告资料、分析资料、发布信息等方面，手段更先进，速度更快捷。

(5) 流行病学监测系统监测信息的利用率不断提高。

(6) 用于流行病学监测的人力、物力、财力及时间将大幅度提高。

(7) 理论体系逐渐形成。

（三）流行病学监测的用途

(1) 公共卫生事件影响因素的预测、预报。

(2) 公共卫生事件的预测、预报。

(3) 确定公共卫生事件的防制工作重点。

(4) 为调整卫生政策、制定规划提供科学依据。

(5) 确定科研方向。

(6) 优化防制措施。

二、公共卫生事件 N 年年报资料分析

（一）公共卫生事件 N 年年报资料分析的定义

公共卫生事件 N 年年报资料分析简称年报资料分析，是指有计划地收集或搜集某一空间范围内较长时期的某一或某类公共卫生事件的常规年报（鉴）资料或历史档案资料，按不同特征分组，进行统计学分析，从而对这一（类）公共卫生事件的三间分布情况进行简单描述，再经过比较分析，以揭示这一（类）公共卫生事件的分布规律，特别是时间分布规律，并预测研究事件的发展趋势。

（二）公共卫生事件年报资料分析的用途

（1）揭示公共卫生事件的三间分布规律。

（2）预测公共卫生事件的发展趋势。

（3）评价应对公共卫生事件的策略和措施。

（三）公共卫生事件年报资料分析的特点

（1）节省人力、财力、物力。

（2）在较短时间内就可出结果。

（3）可以计算公共卫生事件的期间发生率。

（4）可了解公共卫生事件的自然史。

（5）可预测公共卫生事件的长期发展态势。

（6）资料积累过程中未采取相关质量控制措施，可靠性可能不理想。

（7）研究资料不一定符合研究者的意图和设想。

三、公共卫生事件定期筛查

（一）公共卫生事件定期筛查的定义

公共卫生事件定期筛查简称定期筛查或定期检查，是指在一定的空间范围内，对全部或部分对象的某一或某些事件的有代表性的内容和指标，每间隔一定时间进行一次调查。

（二）公共卫生事件定期调查的用途

（1）可用于早期发现、诊断或确定、治疗或应对公共卫生事件。例如，定期健康体检可以实现"三早"。

（2）可用于了解某些公共卫生事件的发展趋势。

（3）可用于对某些公共卫生事件实现规范化管理。例如，建立居民健康档案。

四、公共卫生事件随访调查

（一）公共卫生事件随访调查的定义

公共卫生事件随访调查简称随访调查或随访，是指选择一定条件、数量的病人，进行长期、定期、连续的随访调查，以了解公共卫生事件的预后或转归、影响因素、防制效果。

（二）公共卫生事件随访调查的用途

（1）了解公共卫生事件的预后或转归。

(2) 了解公共卫生事件的预后或转归的影响因素。
(3) 了解公共卫生事件的防制效果。

第三节　纵向流行病学调查的基本步骤

一、阐述研究的重要性、必要性、科学性和可行性

(一) 依据
(1) 所研究事件的三间分布情况。
(2) 应对所研究事件的薄弱之处。
(3) 有理论根据的假设。
(4) 现有的人力、财力、物力等条件。

(二) 要求
(1) 所研究事件的危害性大。
(2) 理论或防制需求迫切。
(3) 假设的理论依据充分。
(4) 现有的理论、技术、人力、财力、物力等条件具备。

二、明确动态调查的目的

(一) 直接目的
(1) 描述公共卫生事件的发生、发展和分布规律。
(2) 分析公共卫生事件的可能影响因素。
(3) 实现二级预防——"三早"或"五早"。

(二) 间接目的(意义)
(1) 揭示公共卫生事件的现状和趋势。
(2) 为制定卫生标准和做出卫生决策提供依据。
(3) 评价防制策略或措施及其效果。
(4) 为其他类型研究指明方向。

三、确定研究方法

(一) 依据
(1) 研究的目的(同一目的可用不同方法)。
(2) 各种动态调查方法的主要用途。
(3) 现有人力、财力、物力等条件。

(二) 要求
(1) 科学性:所选择的研究方法能够达到目的。

(2) 可行性:现有条件可以满足研究方法的要求。

四、确定调查的空间范围和调查地点

(一) 依据

(1) 调查事件的空间分布情况:目标空间→实际空间→调查地点。
(2) 调查的目的。
(3) 现有的理论、技术、人力、财力、物力等条件。

(二) 要求

(1) 调查地点对目标空间有较好的代表性。
(2) 调查地点的人口稳定,流动性小,数量足够。
(3) 所研究的公共卫生事件的发生率较高。
(4) 调查地点的卫生机构和制度健全,工作人员有较高的业务水平和道德水平。
(5) 调查地点的领导重视,群众支持,交通便利。

五、确定调查的对象范围和调查对象

(一) 依据

(1) 调查事件的物间(或人间)情况:目标对象→实际对象→调查研究。
(2) 调查的目的和方法。
(3) 现有的理论、技术、人力、财力、物力等条件。

(二) 要求

(1) 调查对象对目标对象有较好的代表性。
(2) 调查对象的流动性小,依从性好。
(3) 调查技术对调查对象有利无害。
(4) 所研究的公共卫生事件的发生率较高。
(5) 现有的理论、技术、人力、财力、物力等条件具备。

六、确定调查的内容范围及调查内容和指标

(一) 依据

(1) 调查事件的特点。
(2) 调查的目的和方法。
(3) 调查技术的有效性、安全性、经济性和可接受性。
(4) 现有的人力、财力、物力等条件。

(二) 要求

(1) 调查指标对调查事件有较好的代表性。
(2) 先进性与可行性兼顾。
(3) 调查对象乐于接受。
(4) 调查技术对调查对象有利无害。

(5) 特异度与敏感度兼顾。
(6) 现有的技术、人力、财力、物力等条件具备。

七、制定、发布调查的实施方案或预案

(1) 实施方案或预案的起草。实施方案或预案的内容如下：① 标题：范围、事件、内容、方法。② 正文：目的、组织、人员、要求、方法、地点、对象、内容、指标、分析方法、信息的传递方式、信息的反馈形式等。③ 附件：调查表、制度、检测或检查的判断或诊断标准及技术规范、任务等。

(2) 讨论、修改、确定实施方案或预案。

(3) 实施方案或预案的公布（一般以最高卫生行政部门文件的形式下发）。

八、调查条件的准备

(1) 建立健全的调查组织，并明确分工和要求。
(2) 配齐、培训各类调查工作人员。
(3) 建立健全的规章制度。
(4) 落实调查必备的经费和物资。
(5) 统一配备调查必备的设备、仪器、试剂。
(6) 进行预备调查或模拟调查。

九、实施调查

(1) 做好现场宣传、动员工作。
(2) 做好现场组织、协调工作。
(3) 做好现场质量控制工作。
(4) 做好资料记录、整理和保管工作。
(5) 做好现场督促、检查工作。

十、调查结果的分析

（一）分析目的
揭示研究事件的发生、发展和分布规律及可能的影响因素。

（二）分析方法
包括横向分析、纵向分析、相关分析和论证分析。

十一、预测趋势

在调查结果分析的基础上，应用各种科学的预测方法，对研究事件的发展趋势进行预测，为进一步做好预防控制工作提供依据。

在科学预测的基础上，对研究事件应对策略与措施提出建设性的意见或建议。

（许锬、王莉莉、王华、庄晓伟编写）

第十章 预测性流行病学调查

第一节 概 述

一、预测的定义

预测是为了减少人类对所研究事件由于不确定性导致错误决策所产生的风险,通过对所研究事件的历史资料的收集、现状资料的采集,经过统计分析和逻辑分析,推测、预计未来该事件发展趋势的一门科学。

任何一种预测方法都不可能绝对有效。但是,几乎没有一个事件的发展趋势不需要进行预测,而只是等到事情发生时再采取行动。

二、预测的类型

（一）按侧重点划分

按侧重点不同可分为事件发展趋势预测和事件影响因素变化趋势预测。

（二）按期限划分

（1）长期预测:预测期限一般在10年或10年以上。

（2）中期预测:预测期限一般在5年左右。

（3）短期预测:预测期限通常为1年或短于1年。

（三）按方法划分

（1）定性预测:指在缺乏足够的统计数据或原始资料的条件下以及对某些影响因素难以量化的情况下,依靠预测者的知识、经验等做出的预测。

（2）定量预测:指通过对数据的分析做出的预测。

（四）按预测范围划分

（1）宏观预测:指涉及全局或整体的预测。

（2）微观预测:指局部的或个别的预测。

三、预测的方法

预测方法有四种基本类型:定性预测、时间序列分析、因果联系法和模拟模型法。

（一）定性预测

定性预测属于主观判断,它基于估计和评价。常用的方法包括调查研究法、小组讨论法、历史类比法、德尔菲法等。

1. 调查研究

调查研究是科学研究中的常用方法。在描述性、解释性和探索性研究中,都可以运用调查研究的方法。它一般通过抽样的基本步骤,多以个体为分析单位,通过问卷、访谈等方法了解调查对象的有关情况,并通过分析来开展研究。我们也可以利用他人收集的调查数据进行分析,即所谓的二手资料分析方法。

2. 小组讨论法

小组讨论法是将一组人集中在一起就某个话题展开讨论,面试考官在旁进行观察筛选的一种甄选方式。

3. 类比法

类比法也叫比较类推法,是一种由一类事物所具有的某种属性推测出与其类似的事物也应具有这种属性的推理方法。其结论必须由实验来检验,类比对象间共有的属性越多,则类比结论的可靠性越大。

4. 德尔菲法

德尔菲法预测是指利用专家的主观判断,通过信息沟通与不断反馈的过程,使预测意见逐步趋于一致,接近实际值。德尔菲法的特点是匿名性、反馈性及预测结果的统计特性。德尔菲法既可以用于短期市场预测,也可以用于长期市场预测。其预测步骤为:①拟定意见征询表;②选定征询对象;③反复征询专家意见;④得出预测结论。

（二）时间序列分析

时间序列分析法是通过相关的历史资料预测未来的一种方法。常用的时间序列分析方法有时间序列法、简单移动平均线法、加权移动平均线法、指数加权移动平滑线法、回归分析法、鲍克斯·詹金斯法等。

1. 时间序列法

时间序列法是指将某一现象所发生的数量变化,依时间的先后顺序排列,以揭示随着时间的推移这一现象的发展规律,从而用以预测现象的发展方向及其数量。时间数列的种类有以下五种。

（1）水平型时间数列。水平型时间数列的走势无倾向性,既不倾向于逐步增加,也不倾向于逐步减少,总是在某一水平上上下波动,且波动无规律性,即时间数列的后序值既可高于水平值,也可低于水平值,因这一水平是相对稳定的。故水平型数列又称为稳定型时间数列或平稳型时间数列。通常呈水平型时间数列的有日用生活必需品的销售量、某种耐用消费品的开箱合格率、返修率等。

（2）季节型时间数列。季节型时间数列的走势按日历时间周期起伏,即在某日历时间段内时间数列的后序值逐步向上,到达顶峰后逐步向下,探谷底后又逐步向上,周而复始。因为最初研究产生于伴随一年四季气候变化而出现的现象数量变化,故称为季节型时间数列。其实,"季节"可以是一年中的四季、一年中的12个月、一月中的4周、一周中的7天等。

通常呈季节型时间数列的有月社会零售额、与气候有关的季节性商品季度、月度销售量等。

（3）循环型时间数列。循环型时间数列的走势也呈周期性变化，但它不是在一个不变的时间间隔中反复出现，且每一周期长度一般都有若干年。

（4）直线趋势型时间数列。直线趋势型时间数列的走势具有倾向性，即在一段较长的时期内（"长"是相对于所研究数列的时间尺度而言），时间数列的后序值逐步增加或逐步减少，显示出一种向上或向下的趋势，相当于给水平型时间数列一个斜率。

（5）曲线趋势型时间数列。曲线趋势型时间数列的走势也具有倾向性，且会逐渐转向，包括顺转和逆转，但不发生周期性变化。时间数列后序值增加或减少的幅度会逐渐扩大或缩小。

2. 简单移动平均线（SMA）法

简单移动平均线又称算术移动平均线，是简单而普遍的移动平均线。平均线是指算术平均数，计算方法为一组数字相加后除以该组数据的组成个数，其中每一给定时限在计算平均值时的权重均相等。一般公式：$MA = (C_1 + C_2 + C_3 + C_4 + C_5 + \cdots + C_n)/n$。其优点是简单易行、容易掌握；缺点是：只在处理水平型历史数据时才有效，每计算一次移动平均需要最近的 n 个观测值。而在现实生活中，历史数据的类型远比水平型复杂，这就大大限制了移动平均线法的应用范围。

3. 加权移动平均线法

加权移动平均线法是指在加权移动平均线的计算方法中，先对每一个有关的数据分配一个不同的权重，再计算它们的平均值。几乎所有的加权移动平均线都采取"前沿加重"的方式，即最近数据的权重显著大于过去数据的权重。分配权重的具体做法取决于研究者个人的偏好。

4. 指数加权移动平均线法

指数加权移动平均线是一种特殊的加权移动平均线。与一般的加权移动平均线一样，指数加权移动平均线也采取"前沿加重"的方式。与其他移动平均方法不同的是，在指数加权移动平均值的计算方法中，包括的不是一段数据，而是所有历史数据。在这种移动平均线方法中，对全部历史数据分配了逐步减小的权重。每一个数据的权重都对后来的一个价格数据的权重按照指数形式递减，因此，这种方法被称为指数加权移动平均线法。

5. 回归分析法

回归分析法是指在掌握大量观察数据的基础上，利用数理统计方法建立因变量与自变量之间的回归关系函数表达式（称"回归方程式"）。回归分析法预测是指利用回归分析方法，根据一个或一组自变量的变动情况预测与其有相关关系的某随机变量的未来值。进行回归分析需要建立描述变量间相关关系的回归方程。根据自变量的个数，既可以是一元回归，也可以是多元回归。根据所研究问题的性质，既可以是线性回归，也可以是非线性回归。非线性回归方程一般可以通过数学方法转化为线性回归方程进行处理。

6. 鲍克斯-詹金斯法

鲍克斯-詹金斯法又称自回归移动平均模型（autoregressive integrated moving average model，ARIMA），是由博克思（Box）和詹金斯（Jenkins）于 20 世纪 70 年代初提出的一种著名的时间序列预测方法，所以又称为 box-jenkins 模型、博克思-詹金斯法。其中，ARIMA（$p, d,$

q)称为差分自回归移动平均模型,AR 是自回归,p 为自回归项;MA 为移动平均,q 为移动平均项数,d 为时间序列成为平稳时所做的差分次数。

(三)因果联系法

因果联系法是指通过某些内在或外部影响因素的变化,预测所研究事件的发展趋势。常用的因果联系法方法有回归分析、数学模型等。

(四)模拟模型法

模拟模型法允许预测人员对预测的条件做一定程度的假设。

四、预测的一般步骤

无论采用何种预测方法,都必须遵循下列几个步骤:

(1)确定预测目的,即确定进行预测要达到什么样的目标。

(2)选择预测对象,即确定需要对什么对象进行预测。

(3)确定预测的时间跨度是短期、中期还是长期。

(4)选择预测方法。根据预测对象的特点和预测性质,选择一种合适的预测模型来进行下一步的预测。

(5)收集预测所需的数据。收集预测所需数据时,一定要保证这些数据资料的准确和可靠。

(6)验证预测模型。确定所选择的预测模型对所要进行的预测事件是否有效。

(7)做出合理的预测。根据前面收集的相关数据资料和确定的预测模型对需要预测的对象做出合理的预测。

(8)将预测结果付诸实际应用。将得到的预测结果应用到实际中去,从而达到预测目标。

五、预测性流行病学调查

预测性流行病学调查是指通过对所研究的某一公共卫生事件和(或)主要影响因素的历史资料的收集、现状资料的采集,经过统计分析和逻辑分析,推测和预计未来该公共卫生事件的发展趋势。

本章只介绍生态流行病学调查、流行病学侦察、流行病学数学模型。

第二节 生态流行病学调查

一、生态流行病学调查的定义

(一)生态流行病学调查的性质定义

生态流行病学调查又称相关性研究、生态学研究、医学生态学,是研究生态环境变化,特别是环境污染对人体健康影响的科学。

目前,生态流行病学调查主要用于环境污染研究、地方病研究、公害病研究、环境污染"三致"研究。

(二) 生态流行病学调查的过程定义

首先,在特定时空范围内收集生态环境和人群健康的有关资料;然后,分析生态环境变化与人群健康状况变化之间的关系;最后,对人群健康状况变化趋势进行预测,并提供相应的应对策略和措施。

二、生态流行病学调查的类型

(一) 生态比较研究

生态比较研究是指通过对不同生态环境条件下人群健康状况的调查,分析人群健康状况与生态环境中某些因素的关系,从而为探索相关的影响因素提供线索。

(二) 生态趋势研究

生态趋势研究是指在一个或多个空间范围内,连续观察人群健康状况和生态因子的变化资料,分析人群健康状况和生态因子的关系。

三、生态流行病学调查的研究步骤

(一) 确定研究地点

选取有生态因子变化、有足够暴露人群的行政区或地理区域作为调查地点。

(二) 确定研究人群

选取能收集到有关研究人群健康状况及有关暴露资料的人群作为研究人群。研究人群依不同的研究目的而定,可大可小,既可以是全部人群,也可以是由其中不同年龄、性别、种族、职业、宗教和社会经济地位的人所组成的部分人群。

(三) 确定研究内容

确定人群健康状况和有关生态因子的内容及其变量。

(四) 收集资料

人群健康状况资料以群体为单位进行收集,有关生态因子资料根据总体平均水平进行收集。

(五) 分析资料

1. 比较分析

根据不同人群组的特征,进行生态比较研究,观察人群健康状况与有关生态因子暴露之间的联系。

2. 趋势分析

分析有关生态因子的变化与人群健康状况变化之间的联系。

(六) 预测人群健康状况变化趋势

根据研究事件的流行病学特征与流行特征,预测接下来一段时间内人群健康状况的变化趋势,从而为疾病预防控制工作提供依据。

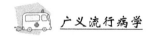

（七）提出应对策略和措施

根据人群健康状况的变化趋势和疾病预防控制的要求,针对目前与接下来一段时间研究事件的发展态势,提出应对策略与措施。

四、生态流行病学调查的主要用途

（1）为建立研究事件与暴露因素之间的假设提供依据。
（2）评价干预措施的效果。
（3）估计某事件的发展趋势。

五、生态流行病学调查的特点

（一）优点

（1）可应用常规资料或现成资料(如:数据库)来进行研究,节省时间、人力和物力,而且可以很快得到结果。
（2）生态学研究可为病因未明疾病的医学研究提供病因线索。
（3）对于个体暴露剂量无法测量的情况,生态学研究是唯一可供选择的研究方法。
（4）如果研究因素在一个人群中暴露变异范围小,则在一个人群中很难测量其与疾病的关系。在这种情况下,更适合采用多组比较的生态学研究。
（5）适合于对人群干预措施的评价。
（6）根据调查结果可估计出某种事件的发展趋势。

（二）局限性

（1）可产生生态学谬误。生态学研究发现的某因素与某疾病的一致性,可能是两者间的真正因果联系,也可能两者间毫无关系。
（2）混杂因素往往难以控制。
（3）人群(组)中某些变量,特别是有关社会人口学及环境方面的一些变量,易于彼此相关,即存在多重共线性问题,这会影响对暴露因素与疾病之间关系的正确分析。
（4）生态学研究难以确定两变量之间的因果联系。

第三节 流行病学侦察

一、侦查与侦察的定义

侦查与侦察,在理论和实践中,前者多用于司法,后者多用于军事。

司法侦查是指刑事诉讼中的侦查机关为了查明犯罪事实、抓获犯罪嫌疑人,依法进行的专门调查工作和采用有关强制性措施的活动。

军事侦察是指为获取军事斗争所需敌方或有关战区的情况而采取的措施。它是实施正确指挥、取得作战胜利的重要保障。侦察工作通常由各级指挥员和指挥机关组织实施,主要查明有关国家、集团及战区的军事和有关政治、经济、科技、社会、地理、气象等情况。

二、流行病学侦察的定义

流行病学侦察是指对军队新集聚区、新开发区、新移民区、新水源区、新建设区等所进行的事先流行病学摸底调查,以便做好预防工作,防止当人群进入后发生疾病流行。

三、流行病学侦察的种类

按调查区域的主要用途不同,可分为移居性流行病学侦察与开发建设性流行病学侦察。按调查区域内居民的有无,可分为有人区的流行病学侦察与无人区的流行病学侦察。

四、流行病学侦察的内容

流行病学侦察的内容主要包括各类公共卫生事件的流行史、各类公共卫生事件的现状,以及各类公共卫生事件影响因素的历史和现状。

五、流行病学侦察的实施步骤

(1) 确定调查的空间范围、对象范围与内容范围。
(2) 确定调查的方式、方法。
(3) 制订调查的实施方案。
(4) 落实调查的必备条件。
(5) 收集资料,即实施调查。
(6) 分析资料,找出各种规律。
(7) 预测未来变化趋势。
(8) 提出应对策略和措施。

第四节 流行病学数学模型

一、流行病学数学模型的内涵

流行病学数学模型是指应用数学公式明确地、定量地表达影响因素、作用对象和环境之间构成的规律,以预测某事件的发展趋势。

流行病学数学模型是在已知某疾病的流行过程、影响流行的主要因素及其相互制约关系的基础上,用数学表达式定量地阐述流行过程的本质特征,模拟流行过程,并以实际的流行过程进行检验和修正,从而促进流行过程及其机制理论的发展;同时以正确反映实际流行过程的数学模型在计算机上预测各种可能发生的流行趋势,提出各种防制措施并进行筛选,从而推进流行病学防治理论的研究。

二、常用的流行病学数学模型

(一) 确定性模型

确定性模型多见于数学模型发展的初级阶段,是指模型初值一定,其流行过程及结局也随之而定。

(二) 随机模型

随机模型是一种非确定性模型,变量之间的关系是以统计值的形式给出的。如果模型中的任一外生变量不确定,并且随着具体条件的改变而改变,这个模型就被称为随机模型。

随机模型更符合收集多种因素影响的实际情况,是数学模型发展历程中的一个里程碑。

(三) 离散时间模型

离散时间模型是指人处于不同流行级别时在同一级别中不发生变化,在发生级别转化时才发生变化。

(四) 连续时间模型

连续时间模型是指状态间的转变是随时间的推移而连续变化的,从某种状态向另一状态转移时变化是连续发生的。

(五) 空间模型

空间模型可用于效果评价。它通过假定传染源在各个方向上的移动速度、移动半径是均等的来观察和描述疾病在二度空间的扩散过程。空间模型也分为确定型与随机型两种。

(六) 催化模型

催化模型原是化学家为反应催化剂在化学反应中的作用力量及反应速度而设计的模型,后来一些流行病学学者将其用于分析一些疾病的年龄感染率,并定量地测量这些传染病在人群中传播的平均速度。

(七) 多等级模型

多等级模型是近年来在细菌性疾病领域内为评价各种措施的可能效果而发展起来的一种简化了的确定型模型。它是由多个流行病学等级及等级化的比例或速率组成的很多差分方程组成的,如:结核模型。

(八) 携带者模型

携带者模型也可分为确定型与随机型。模型确定过程中考虑了携带者与易感者不断引入的因素。携带者模型只是个"部分模型"。

(九) 生物媒介性疾病模型

生物媒介性疾病模型用于生物媒介性疾病(如:疟疾、鼠疫、斑疹伤寒等)的预测。这类模型的建立不仅要充分考虑人群(或宿主)的特征,还应充分考虑媒介类生物的流行病学特征,如:疟疾模型。

三、建立流行病学数学模型的步骤

建立一个流行病学数学模型,通常需经过以下步骤:

(1) 假设模型所描述疾病的类型条件及特征,如:疾病的性质、种类、传播方式及群体状态等。

（2）做出必要的模型假设，确定模型结构中的主要因素，如：传染病人数、易感人数等。这是建模的出发点和基础。数学模型不是包罗万象的描述，而是对流行过程的特征概括。

（3）确定流行病学等级状态及不同状态之间的转化关系，即模型的重要参数，一般可以从以往流行过程的经验估计而得。

（4）按照建模目的，根据所做的假设，利用所掌握的资料和必要的数学手段，建立初步模型。根据实际流行病学资料分析的经验和（或）其他理论，确定模型结构中诸要素的相互关系，组成一个数学公式。

（5）配合实际资料，酌情修改模型结构，或改变参数估计值，重新拟合，直到接近于实际。

四、流行病学数学模型的特点和用途

（一）流行病学数学模型的特点

流行病学数学模型是用数学语言表述疾病在人群中的表现和分布形式，是现代流行病学对疾病认识的一个新阶段。流行病学数学模型的特点如下：

（1）模拟疾病的流行过程，使流行过程的描述更加模式化、直观化，以便于更好地了解流行过程中各类人群、各项因素的相互关系，以及不同情况下疾病流行的水平和性状，进一步了解疾病流行机制，检验已有的流行病学理论推测，更深刻地了解疾病的流行病学特征。

（2）流行病学数学模型中，影响疾病流行的各因素被逐一量化后引入模型中，可用于预测传染病流行趋势，以便及时、恰当地采取防治措施，有效预防与控制疾病。

（二）流行病学数学模型的用途

流行病学数学模型实际上就是运用数学方法进行流行病学研究。模型的特点主要由建模的目的和模型的功用所决定。其具体应用范围如下：

（1）解析流行过程，将流行过程的描述模式化，使我们对流行过程的认识更加完备、更加深入，使我们简单、明确地掌握流行过程中各类人群、各项因素的相互关系，更深刻地了解流行的动力学特点。

（2）定量地研究流行过程中各因素的作用。

（3）通过模型的抽象研究，可以改变模型中的一些参数量，使我们了解在不同情况下疾病流行的水平和性状，进一步认识流行机制，检验已有的流行病学理论推测，使理论得到全面阐述。

（4）利用数学模型，早期预测传染病流行趋势，可帮助我们及时、恰当地采取防治措施，有效控制疾病。

（5）通过模型的模拟计算，可以选择恰当的防治对策，评价控制方案和措施，并可以进行费用-效益、费用-收益等方面的评价。

（许锬、何志强、王莉莉、王华编写）

第十一章 分析性研究

第一节 概 述

一、分析性研究的定义

分析性研究又称分析流行病学,是一组分析某一或某类公共卫生问题或事件(如:某种疾病)与某个或某些因素之间有无关联、关联性质及关联强度的观察性研究方法。

(一)广义的分析性研究

描述性研究、分析性研究、实验性研究与理论性研究中的很多研究方法都在不同层面上探索某一或某类公共卫生问题或事件与某个或某些因素之间的关系,并且四大类研究方法的必然性逐步增大,或然性逐步减小。所以,从广义上讲,所有研究事件与因素关系的研究方法都可叫作分析性研究。

但是,描述性研究、实验性研究、理论性研究的主要目的不是研究事件与因素的关系,所以,这些研究方法不属于分析性研究的研究方法。

(二)狭义的分析性研究

从狭义上讲,分析性研究是指首先根据所研究的事件或因素的有无,将选择的有代表性的研究对象分为事件组(或因素组)和对照组,然后回顾性(或前瞻性)地收集两组的有关资料,再通过统计分析和逻辑分析,验证所研究因素与所研究事件之间关联的有无、关联性质及关联强度。

二、分析性研究方法的分类

(1)从果到因的研究方法。例如,事件-因素研究,即病例对照研究。

(2)从因到果的研究方法。例如,因素-事件研究,即队列研究。

(3)改进衍生的研究方法。例如,巢式病例对照研究、病例队列研究、单纯病例研究、病例交叉研究、病例-时间-对照设计、调查随访研究、重复随访研究等。

三、分析性研究的主要特点

(1)属于观察性研究方法。

(2) 需要设立对照组。
(3) 研究方法本身不需要人为给予任何干预措施。
(4) 研究结果仍然具有或然性。

第二节　影响因素

一、影响因素的定义

（一）公共卫生问题的定义

公共卫生问题（事件）是指影响人民大众健康的事物。如果某一个或某一类事物影响到某一国家或地区广大民众的健康,那么,就将这个或这类事物称为这个国家或地区的公共卫生问题（事件）。

（二）影响的定义

影响是指以直接和（或）间接或者无形的方式来作用或改变某事物的性质或行为、思想。

（三）因素的定义

因素也称因子,是指决定某事物性质、发生、发展和分布规律的作为原因或条件的另一（些）事物。

（四）公共卫生事件影响因素

公共卫生事件影响因素简称影响因素,也称作有关因素,是指能使某个或某类公共卫生事件的性质、发生及其过程、发展及其程度（发生概率）、分布状态发生变化的某个或某些事物（因素）。

如果某个或某些事物（因素）能使某个或某类公共卫生事件的性质、发生及其过程、发展及其程度（发生概率）、分布状态发生变化,那么,就认为这个或这些事物（因素）与该个或该类公共卫生事件存在着因果关系。

（五）公共卫生事件无关因素

公共卫生事件无关因素简称无关因素,这里专指公共卫生事件的无关因素,是指不能使某个或某类公共卫生事件的性质、发生及其过程、发展及其程度（发生概率）、分布状态发生明显变化的事物（因素）。

如果某个或某些事物（因素）不能使某个或某类公共卫生事件的性质、发生及其过程、发展及其程度（发生概率）、分布状态发生变化,那么,就认为这个或这些事物（因素）与该个或该类公共卫生事件不存在因果关系。

（六）影响因素具有针对性

公共卫生事件影响因素的实质是以公共卫生事件作为结果的原因；不同的公共卫生事件作为结果有不同的作为原因的影响因素；某一作为原因的影响因素对不同的公共卫生事件的作用是不同的——或是促进作用,或是遏制作用,或是没有作用。所以,影响因素（原因）一定针对具体的公共卫生事件（结果）。

（七）因素与事件的关系

（1）任何事件的发生、发展一定有其原因。

（2）一个因素可能与多个事件的发生、发展有关。

（3）一个事件的发生、发展可能与多个因素有关。

（4）因素与事件的发生、发展有三种关系——促进因素、遏制因素、无关因素。

（5）因素与事件发生、发展的关系强度有大有小，并且随着时空的变化而变化。

（6）促进因素可分为必要因素和辅助因素。

二、影响因素的分类

（一）按因素对事件的作用性质分类

按照能使事件发生概率上升或者下降来讲，影响因素可分为两大类：促进因素和遏制因素。

1. 促进因素

促进因素是指能使某事件的发生概率上升或流行强度增大的所有事物。如果所研究的事件为人类疾病，促进因素又叫作流行因素、有害因素、危险因素、致病因素、病因等。

促进因素还可继续分为必要促进因素和辅助（条件）促进因素。

（1）必要促进因素：是指某事件发生必不可少的前提条件（事物）。如果所研究的事件为人类疾病，必要促进因素相当于狭义的病因。

（2）辅助促进因素（条件促进因素）：是指某事件发生可有可无的但有之可使其发生概率上升的前提条件（事物）。如果所研究的事件为人类疾病，辅助促进因素相当于广义的病因。

2. 遏制因素

遏制因素是指能使某事件的发生概率下降或流行强度减小的所有事物。如果所研究的事件为人类疾病，遏制因素又称为有益因素、保护因素。

（二）按必要促进因素本身的性质分类

1. 生物因素

（1）病原微生物（如：真菌、螺旋体、细菌、立克次体、支原体、衣原体、病毒等）感染。

（2）寄生虫（如：蠕虫、原虫等）感染。

（3）医学昆虫（如：蚊子、臭虫、跳蚤、蜱、螨等）叮咬。

（4）生物毒素，如：蛇毒、蝎毒、毒蘑菇等。

（5）动物（如：家畜、家禽、宠物、野生动物等）伤害。

2. 物理因素

外力、声、光、热、电、摩擦、溺水、机械振动、电离辐射、尘埃、放射性物质等超出正常范围的数量或强度时，均可使人致病。例如，长期吸入放射性粉尘可导致肺癌。

3. 化学因素

（1）化学产品和工业"三废"污染环境。

（2）误服或接触农药、药品或有害物质含量超标的食品添加剂、化妆品等物品。

（3）环境中的微量元素过多或不足,如：水中的氟含量不符合标准。

（4）食物中的正常成分(如：三大营养素、矿物质、维生素、脂肪、氯化钠等)摄入过量或不足。

（5）机体代谢物质过多或过少等。

数千种化学物质在一定条件下可以危害人体健康,引起急、慢性中毒及致畸、致癌、致基因突变等,其中有致癌作用的达1100多种。

4. 心理因素

心理因素是运动、变化着的心理过程,包括人的感觉、知觉和情绪等,往往被称为事物发展变化的内因。事物的发展变化必须具备两个条件：内因和外因。而内因一向被认为是第一位的原因,外因则是第二位的原因。内因是事物变化发展的内在根据,是事物存在的基础,是一事物区别于他事物的内在本质,是事物运动的源泉和动力,它规定着事物运动和发展的基本趋势。

从广义上讲,人的心理因素包括所有心理活动的运动、变化过程和创造性活动。心理因素的研究内容更为广泛,包括个人独特的心理特征和个体行为的稳定性特征,人际间的行为和社会力量对行为的控制和影响,生理现象的神经机制,人在不同发展阶段的不同心理特点,存在于个人头脑中的、与行为有关的心理现象等。

5. 社会因素

社会因素是指社会上的各种事物,包括社会制度、社会群体、社会交往、道德规范、国家法律、社会舆论、风俗习惯、卫生习惯、卫生条件、医疗卫生状况、生活条件、居住环境、人口流动、风俗习惯、宗教信仰、社会动荡等。

（三）按因素的来源分类

1. 机体的内环境因素

（1）免疫状态。免疫状态对疾病的发生起着重要作用。人在成年后,免疫功能随年龄的增长而下降,免疫识别能力和免疫反应能力也会削弱,对疾病的抵抗力降低,这可能是肿瘤发病率随年龄增长而增加的原因之一。

（2）遗传因素。遗传因素可使机体对某些疾病的易感程度增加或降低。如果对疾病的易感程度增加,则表现为宿主对某些疾病的易感性增加,即成为某一(些)疾病的危险人群。遗传性疾病常具有家族性,遗传因子可垂直传递给后代,如原发性高血压、糖尿病、精神分裂症、血友病、色盲、肿瘤、龋齿等,都有遗传因素的作用,而且与遗传关系密切。如果对疾病的易感程度降低,则宿主表现为不易感染某些疾病。例如,血液中具有镰状细胞的人不易感染恶性疟疾,而镰状细胞的发生是遗传因素所致。

（3）年龄与性别。二者对疾病的影响主要与暴露机会、免疫状态及解剖生理状态不同有关。例如,糖尿病、冠心病多见于老年人；胆石症、地方性甲状腺肿以妇女多见。

（4）民族/种族。不同民族/种族人群的遗传、饮食、风俗习惯等不同,因此有些疾病的发生具有民族差异。例如,恶性肿瘤死亡率水平以哈萨克族最高,其次是回族、朝鲜族,彝族、苗族最低。

（5）人的性格、气质和适应能力。三者与某些疾病的发病有关。

(6) 生理状态、精神状态、行为因素等。

2. 机体的外环境因素

(1) 自然环境。自然环境主要有以下几个方面:

① 日照:日光中的紫外线有助于维生素 D 的合成,在阳光不足的环境中生长的小儿可因维生素 D 的缺乏而患佝偻病;而日照过强则可引起皮肤损伤,甚至引起皮肤癌。

② 气候:包括温度、湿度、雨量、风向和大气压等。其中有的是直接影响因素,例如高温可引起中暑;有的则是间接影响因素,例如,通过影响传播媒介(如:蚊子)的发育、繁殖和活动及病原体在媒介中的生长,从而使疾病(如:流行性乙型脑炎)的发生具有季节性特征。

③ 海拔高度:高原地区气温低,日照强,氧含量低。例如,初到高原地区者可因缺氧而患高原病。

④ 地理因素:包括地形、地貌、土壤、水文等因素。地理因素可影响一个地区的水质和使土壤中微量元素富集或流失,从而造成地方病。例如,龋齿与斑釉齿、地方性甲状腺肿、台湾"黑脚病"分别是因为氟、碘、砷的分布异常所引起的。

(2) 社会环境。社会环境是社会、政治、文化的综合,它包括社会经济、文化、社会制度、教育、医疗保健、都市化、人口、家庭、职业、居住条件、交通、生活习惯、社会安定与动乱、战争与和平、灾害、宗教信仰等。

第三节 因素与事件关系学说

一、唯物辩证法的有关事物联系原理

(一) 事物联系的普遍性原理

事物之间的联系具有普遍性。坚持联系的观点;用普遍联系的观点看问题。

(二) 事物联系的客观性原理

事物之间的联系具有客观性。人们可以根据事物的固有联系改变事物的状态,建立新的具体的联系;要具体分析事物之间的联系,以认识和把握事物的真实联系。

(三) 事物联系的多样性原理

事物之间的联系具有多样性。要求人们善于全面地分析某一事物与其他事物的各种联系及其联系方式。

(四) 事物联系的复杂性原理

事物之间的联系具有复杂性。要求人们整体地、综合地观察某一事物与其他诸多事物的各种联系及其联系方式、性质和作用。

(五) 事物发展的永恒性原理

任何一个事物时时都处在运动、变化和发展之中。要求人们动态地、发展地观察某一事物与其他诸多事物的各种联系及其联系方式、性质和作用。

（六）事物联系的因果性原理

事物之间存在着因果联系。原因是指引起某一或某些事物的另一或另一些事物。结果是指由于某一或某些作为原因事物的作用而引起的另一或另一些事物。

因果联系的特点：因果关系的客观性；因果关系的特定性；因果关系的时间序列性；原因在先，结果在后；因果关系的条件性和具体性；因果关系的复杂性；多因多果。

承认因果联系的普遍性和客观性是人们正确认识事物、进行科学研究的前提；只有正确把握事物的因果联系，才能提高人们实践活动的自觉性和预见性。

原因是正确认识事物的基础，原因具有重要性、主导性、决定性。原因是解决问题和难题的关键。通过改变事物产生的原因部分，就能达到改变事物结果的目的。

二、因素与事件关系学说

（一）单一原因学说

单一原因学说是指一种原因（病因）特异地引起一种结果（疾病）。例如，烈性传染病、剧毒品中毒、意外伤害等。

（二）充分原因学说

充分原因学说是指在一种必要原因（狭义病因）存在的前提下，只有辅助因素（主要指危险因素）达到一定程度才能引起一种结果（疾病）。例如，多数传染病、中毒性疾病、缺乏性疾病等。

（三）链状原因学说

链状原因学说是指必要促进因素与事件的各种可能情况。

（1）一种原因引起一种结果。例如，烈性传染病、剧毒品中毒、意外伤害等。

（2）一种原因引起多种结果。例如，衣原体、支原体可引起多种疾病等。

（3）多种原因引起一种结果。例如，非典型肺炎可能有多种原因。

（4）几种原因同时存在引起一种结果。例如，外伤、含有破伤风杆菌的土壤污染伤口、消毒不彻底、未及时注射破伤风疫苗与破伤风。

（5）一种原因引起一种结果，该结果又作为新的原因又引起结果，如此往复，最后引起一种结果。例如，营养不良等导致机体抵抗力下降，发生肺结核，在应用链霉素治疗后引发药物性耳聋。

（四）轮状原因学说

轮状原因学说是指对象（机体）和影响因素都在各种环境之中，通常处于动态平衡；一旦动态平衡被打破，对象就发生某种事件（疾病）。

（五）网状原因学说

网状原因学说是指各种促进因素和各种抑制因素共同作用于某一对象，如果抑制因素的综合作用强于促进因素的综合作用，则作用对象（如：人）中某一事件（如：疾病）的发生概率下降或不发生；如果抑制因素的综合作用弱于促进因素的综合作用，则作用对象（如：人）中某一事件（如：疾病）的发生概率上升。

第四节　影响因素研究的基本步骤

影响因素研究有下列四个基本步骤。

一、分析可能的影响因素

（1）通过描述性研究,分析可能的影响因素。
（2）通过探索性事件进行因素研究,分析可能的影响因素。
（3）根据事件的特点和实际经验及有关理论,分析可能的影响因素。
（4）通过文献资料的整理、归纳,分析可能的影响因素。

二、建立事件与因素关系假设

（1）根据事件的发生、发展和分布规律,应用建立关系假设的五种方法,建立所研究因素与所研究事件的关系假设。
（2）通过文献资料的整理,应用建立关系假设的五种方法,建立所研究因素与所研究事件的关系假设。

三、检验事件与因素关系假设

（1）应用描述流行病学的研究结果,检验假设的可信程度较低。
（2）应用分析流行病学的研究结果,检验假设的可信程度较高,其中,事件-因素研究不如因素-事件研究。这也是分析性研究的最主要用途。
（3）应用实验流行病学的研究结果,检验假设的可信程度最高。其中,临床预防试验较为常用。

四、事件与因素关系推断

（1）应用因果关系推断的八条标准进行推断。
（2）应用逻辑推理的方法进行综合分析判断。

第五节　建立关系假设的基本方法

根据事件的发生、发展、分布规律,建立关系假设的基本方法有以下五种。

一、求异法

求异法又称差异法、同中求异法,是指在相似的事件（或事物）之间找不同点（重要的差异）,即如果两地某事件的发生概率有明显不同,而两地在某种因素上也有差异,则这种因素很可能就是该事件的影响因素。

二、求同法

求同法又称异中求同法,是指如果在不同情况或不同场合下,事件的发生均具有类同的因素,则这种因素很可能就是该事件的影响因素。

三、共变法

共变法是指如果一个因素的量变引起某事件的发生概率变化,则这种因素很可能就是该事件的影响因素。例如,饮水含氟量与儿童氟斑牙检出率呈现正变关系;饮水含氟量与儿童龋齿检出率呈现反变关系。

四、类比法

类比法是指如果一种原因不明的事件与另一种原因清楚的事件在分布上一致,那么,后一事件的影响因素可能就是前一事件的影响因素。例如,地方性甲状腺肿和地方性克汀病与碘缺乏的关系。

五、排除法

排除法又称剩余法,是指采用已掌握的科学知识,一一排除其可能性,不能排除的因素可能就是该事件的影响因素。排除法一定要穷尽各种可能。

下面采用排除法对2003年大流行的那种疾病的必要病因(可能为一种未知病毒)进行推理:

第一步
2003年大流行的那种疾病是传染病或者非传染病。
2003年大流行的那种疾病不是非传染病(因为该种疾病有很强的传染性)。
2003年大流行的那种疾病是传染病。
第二步
2003年大流行的那种疾病是由病原体或者非病原体引起的。
2003年大流行的那种疾病不是由非病原体引起的(因为传染病必然由病原体引起)。
2003年大流行的那种疾病是由病原体引起的。
第三步
2003年大流行的那种传染病的病原体能够通过滤器或者不能够通过滤器。
2003年大流行的那种传染病的病原体不是不能够通过滤器。
2003年大流行的那种传染病的病原体能够通过滤器。
第四步
2003年大流行的那种传染病的病原体是衣原体或者支原体或者病毒。
2003年大流行的那种传染病的病原体既不可能是衣原体,也不可能是支原体(因为与衣原体、支原体引起的间质性肺炎的临床表现不一致)。

2003年大流行的那种传染病的病原体可能是病毒。

第五步

2003年流行的传染性非典型性肺炎的病原体是已知的病毒或者未知的病毒。

2003年流行的传染性非典型性肺炎的病原体不可能是已知的病毒(因为与已知的病毒引起的间质性肺炎的临床表现不一致)。

所以,2003年流行的传染性非典型性肺炎的病原体是未知的病毒。

第六节 关系推断的基本原则

一、从统计学联系到因果联系

如果某事件有某影响因素的比例显著高于非该事件中有该影响因素的比例并达到统计学显著水平,则该事件与该影响因素有统计学联系。

有统计学联系的三种可能:虚假的联系、间接的联系及因果联系。在判断是否有因果联系前必须排除虚假的联系及间接联系的可能,然后再进行因果推导。

(一) 虚假的联系

虚假的联系是由研究过程中的各种误差所引起的,或者是因应用错误的方法、错误的判断而造成的。

(二) 间接的联系

当两种事件(或疾病)(B、C)都与某因素(A)有联系时,则这两种事件(或疾病)存在统计学上的联系,这两种事件(或疾病)的联系是间接的联系。

例如,冠心病和肺癌都与吸烟有关,于是冠心病与肺癌的发病率也出现了相关。但是,冠心病与肺癌并非因果联系,治疗冠心病并不会降低肺癌发病率。这种间接联系是由于吸烟这个混杂因素的作用所引起的。

(三) 因果联系

因果联系是指因素可直接影响事件发生概率,即因素是事件的促进因素或遏制因素。

二、因果关系的推断标准

在排除虚假的联系及间接的联系后,两事件间的联系才有可能是因果联系。判断两个事物之间是因果联系还必须符合下列几项标准(现在这个标准已成为公认的标准与方法)。

(一) 关联强度的大小

关联的强度是两事件发生频率的相对比,通常采用相对危险度(RR)或比值比(OR)来表示。

一般来说,关联的强度越大,该因素成为该事件影响因素的可能性越大。同时,关联强度的大小可能受到混杂因素的影响。

（二）关联的时间顺序

因在前，果在后，即影响因素出现在前，事件（发病死亡或其他结局）出现在后。这是因果联系的必要条件。

（三）关联的剂量反应关系

如果某一因素量的增加或减少引起事件发生概率的趋势性变化，则二者之间有可能有因果关系。因素与事件的相关性越好，两者的关联性越大。

（四）关联的可重复性（普遍性）

关联的可重复性是指某一因素与某一事件关联在不同的时间、不同的地点由不同的研究者均获得相同的或类似的阳性结果。可重复性越好，因素与事件的相关性越好，两者的关联性也越大。

（五）关联分布的一致性

关联分布的一致性是指影响因素应与研究的事件在三间分布上符合或基本符合。因素与事件的三间分布一致性越好，因素与事件的相关性就越好，两者的关联性也越大。

（六）关联的终止效应

关联的终止效应是指减少或去除暴露因素，事件的发生概率下降或上升，可进一步支持因果关联。

如果某事件的发生只有一个必要原因，那么，当去除这个必要原因时，该事件就不再发生。

如果某事件的发生有几个必要原因，那么，当去除其中一个必要原因时，该事件的发生概率就只能下降；去除一个辅助促进因素时，该事件的发生概率就只能下降；去除一个遏制因素时，该事件的发生概率就只能上升。

（七）关联的合理性

关联的合理性是指所得到的假设应该得到现代科学知识的支持。倘若缺乏现代知识的支持，否定因果联系时需慎重。因为有时受当时科学水平的限制，可能尚无合理的解释，但若干年后可能会得到合理的解释。

（八）关联的特异性

倘若某事件只与某因素有关，或者某因素只与某事件有关，其特异性就高。

倘若某事件与多种因素有关，或者某因素与多种事件有关，其特异性就低。

当关联具有特异性时，可加强推断的说服力；但是当不存在特异性关联时，并不能排除关联关系存在。

上述八个条件中，满足的条件越多，因果联系的可能性越大。若满足全部条件，则因果联系的可能性极大；即使不能完全满足，也不能否定因果联系的存在。

（滕国兴、何志强编写）

第十二章 事件-因素研究

第一节 概 述

一、事件-因素研究的定义

事件-因素研究有广义和狭义之分。

广义的事件-因素研究泛指一切通过某事件结果的回顾性调查来分析该事件发生的影响因素的从"果"到"因"的研究。

狭义的事件-因素研究是指通过某种疾病现有病例影响因素的回顾性调查来分析该疾病的影响因素的病例对照研究。

（一）事件-因素研究的定义

事件-因素研究简称果-因研究，是指首先选择一定数量的有代表性的有所研究事件存在的研究对象作为事件组，另外选择一定数量的与事件组研究对象有可比性的、没有所研究事件存在的研究对象作为对照组，然后同时回顾性调查两组既往所研究因素的暴露情况，最后通过统计分析（求 OR 值等）和逻辑分析（论证）来判断所研究因素与所研究事件关联的有无、性质及强度。

（二）病例对照研究的定义

病例对照研究是指首先选择一定数量的有代表性的有所研究疾病的研究对象作为病例组，另外选择一定数量的与有事件组研究对象有可比性的、没有所研究疾病存在的研究对象作为对照组，然后同时回顾性调查两组既往所研究因素的暴露情况，最后通过统计分析（求 OR 值等）和逻辑分析（论证）来判断所研究因素与所研究疾病关联的有无、性质及强度。

本章以病例对照研究为例进行阐述。

二、事件-因素研究的种类

（一）验证性事件-因素研究和探索性事件-因素研究

按研究的主要目的不同，可分为验证性事件-因素研究和探索性事件-因素研究。

验证性事件-因素研究是指在已经初步了解到某事件可能与某个或某些因素有关联的情况下，为了验证该事件与这个或这些因素是否有确切联系所进行的事件-因素研究。

探索性事件-因素研究是指在不了解某事件与哪个或哪些因素有关联的情况下,为了广泛了解该事件可能与哪些因素有联系所进行的事件-因素研究。

例如,1981年10月1日至12月1日由美国疾病预防控制中心特别工作组(负责人为Curran医生)对卡氏肺囊虫肺炎所进行的病例对照研究。

(二) 匹配性事件-因素研究和非匹配性事件-因素研究

按对照形式的不同,可分为匹配性事件-因素研究和非匹配性事件-因素研究。

匹配性事件-因素研究是指使某些主要混杂因素在对照组与事件(病例)组之间保持一致的事件-因素研究。匹配性事件-因素研究又可继续分为个体匹配性事件-因素研究和群体匹配性事件-因素研究。个体匹配性事件-因素研究是指使某些主要混杂因素在每一个对照组的研究对象与对应的事件(病例)组的研究对象之间保持一致的事件-因素研究。群体匹配性事件-因素研究是指使某些主要混杂因素在对照组与事件(病例)组之间整体保持一致的事件-因素研究。

非匹配性事件-因素研究是指没有使某些主要混杂因素在对照组与事件(病例)组之间保持一致的事件-因素研究。

另外,还有许多衍生的事件-因素研究,在此不做介绍。

三、暴露的概念

暴露是指研究对象处于某个或某些所研究因素的环境之中的情况。例如,直接接触过某物质(如:疫水、废水、废渣、化学物质、物力因素等)或者摄入某种物质(如:空气、水、食物、药物等);具有某种可疑特征(如:肥胖、高血脂、精神紧张、基因类型、性别、年龄、职业、民族等)或者某种可疑行为(如:吸烟、酗酒、吸毒、婚外性行为、卖淫、嫖娼等);有某种生活习惯(如:饮食习惯、工作习惯、睡眠习惯、文体习惯、卫生习惯等)或者某种可疑接触史(如:传染源、吃、喝、吸入等);处于可疑的状态(如:离婚、下岗、住院等)。

四、配比的概念

(一) 配比的定义

配比又称匹配,是指对照组的研究对象在某个或某些特征(即主要混杂因素)上,与病例组的研究对象保持一致的做法。配比的最主要目的是消除或减小所匹配的混杂因素对研究结果的干扰(即控制均衡性误差)。

(二) 配比的种类

1. 群体配比

群体配比又称成组匹配或频数匹配,是指匹配因素所占的比例在对照组与病例组一致。

2. 个体配比

个体配比是指给每一个病例选择一个或几个对照,配成对或配成伍,使对照在某些因素或特征(如:年龄、性别等)方面与其相配的病例相同或基本相同。

(三) 配比的比例

配比比例一般为1:1,也可以为1:2,甚至1:3或1:4,一般不超过1:4。

（四）配比的作用

（1）控制均衡性误差，即控制主要混杂因素对研究结果的干扰。

（2）提高研究效率。

（3）匹配比不匹配的结果更清楚，易于理解。

五、事件-因素研究的特点

（1）属于观察性研究。对研究对象客观地收集暴露情况，收集暴露因素是自然存在而非人为控制的，进而分析因素与疾病或其他医学事件的关系。

（2）必须设立对照组。设立对照组是为了给病例组提供用于比较的危险因素的暴露率。

（3）观察方向由"果"及"因"。研究开始时已有确定的结果（患病和未患病），进而追溯与疾病有关的原因，即从研究疾病（果）与过去的暴露因素（因）的关系强度来推断因素与疾病发生的关系，以寻找病因线索。

（4）一次可研究一个事件与多个因素的关系。

（5）属于或然性研究。因为不能确切证实所研究事件与所研究因素的因果关系，所以只能下"可能"的结论。

（6）研究方法本身不需要人为地施加任何干预措施。

（7）不能描述事件的发生、发展和分布规律。

（8）特别适用于罕见病的研究。

（9）节省人力、财力和时间，并易于组织实施。

（10）不适用于研究人群暴露比例很低的因素，难以避免各种误差。

第二节　事件-因素研究的基本步骤

一、确定研究的主要目的，提出因素与事件的关系假设

（一）确定主要研究目的

（1）验证某个（或某些）因素与事件之间关联的有无、性质和强度。

（2）探索哪些因素可能与研究事件有关。

确定主要研究内容的过程就是提出暴露因素与事件之间可能存在的因果联系假设的过程。

（二）建立因素与事件关系假设的方法

（1）根据事件的发生、发展和分布规律，应用建立关系假设的五种方法，建立所研究因素与所研究事件的关系假设。

（2）通过文献资料的整理，应用建立关系假设的五种方法，建立所研究因素与所研究事件的关系假设。

二、选择适宜的研究类型

一般根据研究的目的和研究的现有条件,决定是否采用匹配,采用群体匹配还是个体匹配以及匹配的比例等。不论选择何种研究类型,都要注意以下几点:

(1) 均衡性好,就是使对照组在一些特征上与事件组相同。

(2) 匹配的因素不宜过多,避免因匹配过度而增加工作的难度。

(3) 决定采用个体匹配还是群体匹配。个体匹配是指给每一个病例选择一个或几个对照,配成对子,使对照在某些因素或特征(如:年龄、性别等)方面与其相配的病例相同或基本相同。群体匹配又称成组匹配或频数匹配,是指匹配因素所占的比例在对照组与病例组中一致。

(4) 匹配比例一般为1:1,也可以为1:2,甚至1:3或1:4,一般不超过1:4。

三、研究对象的选择

(一) 选择研究对象的基本原则

1. 代表性

研究病例的构成与总体病例的构成相似;对照来源于产生病例的总体人群或源人群。

2. 均衡性

混杂因素在事件组和对照组之间保持均衡,无明显差异。

3. 可行性

明确选入标准和排除标准;研究对象的知情与同意;提高应答率。

(二) 病例(事件)组研究对象的选择

1. 选择研究对象的要求

(1) 诊断的可靠性:金标准、统一标准、自定标准;要求通过某一级医院或实验室的诊断,或病例必须经过某项检查等。有时需要另组织专家对病例复查,以保证符合规定的标准。

(2) 因素暴露的可能性:研究对象有可能暴露于所研究的因素。

(3) 研究对象的代表性:研究病例的构成与总体病例的构成相似。

(4) 现有条件的可行性:符合选入与排除标准;知情同意;依从性好,能坚持到底。

2. 选择研究对象的来源

(1) 空间范围越大越好。

(2) 全部病例优于抽样病例。

(3) 社区病例好于医院病例(以医院为基础)。

3. 病例类型

(1) 按病例的新旧可划分为新病例和旧病例,两者之和为现患病例。选用新病例的优点在于:有关暴露的回顾比较可靠,暴露环境也较均衡,并可避免因影响预后的因素而引起选择性偏倚。选用现患病例的缺点是:由于间隔时间较长,疾病的诊断方法、记录保存等都会改变,回忆错误的概率加大。

（2）按病情轻重可划分为几个等级，如：轻型、中型、重型。研究对象中轻重、缓急病例的构成不同，会影响对观察指标的评价。轻型病例固然能取得较好的药物治疗效果，但有自然康复的趋向，且即使设立了严格的对照组，并得到阳性的结果，也仅说明对轻型病人有效，还不能说明对各类病人都有效。

（3）按临床特点可划分为几个类型，如：Ⅰ型、Ⅱ型、Ⅲ型。研究对象疾病的阶段性或临床类型不一，都可能影响对疾病结局或治疗反应的解释。

（4）按生理特点可划分为正常病例和特殊病例（老、弱、病、残、孕等）。因不同生理特点会对治疗试验的措施易感性不一，从而影响对观察指标的评价。

（5）按发展阶段可分为潜（隐）伏期病例、前驱期病例、发病期病例、恢复期病例、并发症期病例等。

（6）按病例来源可分为就诊病例和社区病例。就诊病例又可继续分为门诊病例和住院病例，或者不同级别医院的病例；社区病例又可继续分为普查病例、抽查病例、筛查病例、报告病例等。

（三）对照的选择

1. 选择对照的要求

（1）病种的非同因性：对照不应患有与所研究疾病有共同已知病因的疾病。对照一旦发生所研究的疾病，便成为病例组的研究对象。

（2）均衡性：混杂因素在事件组和对照组之间保持均衡，无明显差异。

（3）代表性：对照来源于产生病例的总体人群或源人群。在医院选择对照时，尽可能包括其他各种疾病的病例。从医院的其他病人中选择对照时，最好不选择患病时间较长的病人作为对照。

（4）因素暴露的可能性：研究对象有可能暴露于所研究的因素。不管选择哪种对照，对照和病例陈述暴露于假设因素的情况要有可比性。

（5）现有条件的可行性：符合选入与排除标准；知情同意；依从性好，能坚持到底。

2. 对照的来源

对照的来源包括社区人群、社团人群、医院人群及病例的亲属、邻居、同事、同学等。

3. 对照的类型

对照可分为健康人和非同因性患其他疾病的病人。

4. 对照方式

（1）不匹配。

（2）匹配：群体匹配或个体匹配、匹配比例、匹配因素。

四、样本含量的估计

（一）影响样本大小的因素

（1）暴露因素在人群中的估计暴露率（P_0）与病例组的暴露率（P_1）。

（2）估计的该暴露因素引起的比值比（OR）。

（3）所希望达到的检验显著性水平（α）。

(4) 所希望达到的检验把握度$(1-\beta)$。

（二）估计样本大小的方法

1. 查表法

这里不做介绍,请参阅其他参考书。

2. 公式法

病例对照研究中配比和不配比的研究所用的样本含量计算公式是不同的。

下面以不配比研究为例,介绍样本含量的计算公式。

不配比(即成组)病例对照研究的样本含量计算公式为：

$$N = \frac{[Z_\alpha \times \sqrt{2\bar{p}(1-\bar{p})} + Z_\beta \sqrt{p_1(1-p_1) + p_0(1-p_0)}]^2}{(p_1 - p_0)^2}$$

上式中,p_0为对照组预期发病率;p_1为暴露组预期发病率,$p_1 = \frac{p_0 RR}{[1 + p_0(RR-1)]}$;$\bar{p}$为两个发病率的平均值;$Z_\alpha$为$\alpha$水平的相应标准正态差,即标准正态分布分位数;$Z_\beta$为$(1-\beta)$水平的相应标准正态差;$N$为一组的样本数。

五、暴露因素的确定

（一）暴露因素(变量)的选定

一项病例对照研究可用来研究多个暴露因素与疾病之间的联系。但研究的暴露因素也不是愈多愈好,所以要精心选择、仔细设计暴露因素。

（二）暴露因素(变量)的定性

每项变量要有明确的定义,尽可能地采用国际或国内统一的标准,以便于交流和比较。

（三）暴露因素(变量)的测量

(1) 测量方法的选定：先进、公认。

(2) 测量工具和试剂的选定：先进、公认。

(3) 测量人员的选定：熟练、负责、有资质。

(4) 测量环境的选定：符合要求、公认。

(5) 测量指标的选定：定量指标、定性指标、分级指标。

(6) 测量单位的选定：符合要求。

六、混杂因素的确定

根据疾病和暴露因素的特点,精心确定混杂因素,以便于控制混杂因素,正确地估计暴露因素与疾病之间的联系。

（一）混杂因素的基本特征

(1) 混杂因素肯定是所研究事件的影响因素之一,即二者存在统计学联系。

(2) 混杂因素必须是所研究因素的影响因素之一,即二者存在统计学联系。

(3) 混杂因素一定不是研究因素与研究事件(如：疾病)因果链上的一个环节或中间变量。

（二）需要匹配控制的混杂因素的确定

(1) 混杂因素的排序：根据混杂因素对研究结果影响的大小进行排序。

(2) 需要控制的混杂因素的确定：根据混杂因素对研究结果影响的大小以及现有条件，确定几个作为匹配控制的混杂因素。匹配控制的混杂因素不宜过多，避免匹配过度。匹配过度是指把不必要的项目列入匹配，企图使病例与对照尽量一致，但可能徒然丢失信息，增加工作难度，结果反而降低了研究效率。

七、制订研究计划和调查表，落实必备条件

（一）制订研究计划

研究计划也叫科研设计，是指在研究工作开始之前，运用科学的、专业的和艺术的思维方法，对所研究的问题进行全面的剖析，对研究的思路进行假设、解释，对研究的科学方法、技术方法和质量控制方法进行抉择、说明，对研究系统的各个要素进行整合、优化，对研究的整个过程进行构思、策划等一系列问题决策，以便使在实施研究中收集到的资料更加真实、准确、全面、完整，使统计分析和逻辑分析的结果和结论更加可信。

下面按照医学科研设计的基本要素、基本结构及基本要求进行介绍。

1. 科研题目

(1) 主要回答的问题：以何种事物为研究对象？研究哪类问题？研究什么内容？应用何种研究方法？

(2) 基本要求：研究对象应具有代表性，研究问题应具有重要性，研究内容应具有必要性，研究方法应具有科学性，语言的表述应准确、规范、简明、新颖（重点是简明）。

2. 研究背景，即立题依据

(1) 主要回答的问题：研究的方向是否重要，即所研究的问题是否为重大的公共卫生问题？研究的课题是否必要，即所研究的内容是否为没有人研究过或者与他人的研究结论不一致或者他人的研究结论不可靠？研究的假设是否合理，即所形成的科研思路是否理论上可以说得通或者令人信服？研究的目的是否明确，即所研究的直接目的是否具体、简单、明了？研究的意义是否重大，即所研究的间接目的是否具有重大意义或者实用价值？

(2) 基本要求：研究问题应具有重要性；研究内容应具有必要性、创新性和有依据；研究假设应具有合理性；研究目的应具有明确性、具体性；研究意义应具有实用性和有价值。重点要求是重要性、创新性、合理性、明确性、有依据、有价值。

3. 研究的内容、研究的对象与研究的方法

(1) 主要回答的问题：选择的科研方法（描述性研究、分析性研究、实验性研究、理论性研究）是否可达到研究目的，即说明本研究应用的科研方法是哪一类、哪一种、哪一个或哪几个。选择的研究对象是否与目标对象类似，包括研究对象的种类、数量、选择方法纳入标准和排除标准等，以便使研究对象对目标对象具有较好的代表性，即有效地控制代表性误差。选择的研究内容（揭示发生规律——"三要素"；揭示发展规律——"三环节"；揭示分布规律——"三间分布"；分析影响因素——必要原因，即必要促进因素、辅助促进因素、遏制因素；应对的策略和措施；完善理论体系）是否与研究目的一致？是否具体、简单、明了？选择

的研究指标能否客观地反映所研究内容的本质？选择的技术方法(研究对象的选择方法和分组方法,研究样本的采集方法,研究内容的检查、检验、测试方法,研究指标的计算、判断方法,研究资料的分析方法等)能否有效地控制三种误差(代表性误差、准确性误差、均衡性误差)或两种误差(抽样误差、系统误差)？

(2) 基本要求：研究方法应具有科学性,研究对象应具有代表性,研究内容应具有简明性,研究指标应具有客观性,技术方法应具有先进性,以实现代表性、准确性、均衡性的目标。重点要求是科学性、先进性。

4. 技术路线,即研究过程

(1) 主要内容：尽可能详尽地阐述要达到研究目标准备采取的具体步骤；简明扼要地表述每一个具体步骤所采取的具体技术手段；准确而清楚地阐明技术手段的难点、重点,即关键点；最好采用流程图或线路图或示意图直观地表达具体步骤。

(2) 基本要求：研究过程应具有详尽性和具体性；技术手段应具有简明性、可操作性；难点重点应具有准确性；过程描述应具有直观性。重点要求是简明、具体、可行。

5. 实施步骤,即时间安排

(1) 主要回答的问题：本项研究拟分哪几个阶段完成？每一阶段的具体目标、考核指标是什么？每一阶段的各项工作由谁完成？由谁负责？每一阶段的各项工作何时完成(具体时间点)？完成每一阶段各项工作的保障措施是什么？

(2) 基本要求：研究步骤应具有阶段性；阶段目标应可量化；工作任务应落实责任；时间安排应具体；保障措施应切实可行。总体要求是阶段性、可量化、具体。

6. 研究条件,即可行性论证

(1) 主要回答的问题：先期研究的基础是否有某些苗头？研究队伍的结构是否合理？研究经费的预算是否有充足根据？研究地点的选择是否能满足需求？研究技术的落实是否满足需要？

(2) 基本要求：研究基础应有苗头；人员结构应合理；经费预算应有依据；研究地点应能满足需求；应用技术应先进。总体要求是可行性。

7. 参考文献,即各种论点的论据和各种技术方法的出处

(1) 主要回答的问题：论述重要性、创新性、依据性、合理性的论据是什么？为什么说所应用的各种技术方法具有先进性？

(2) 基本要求：各种论据应具有真实性和充分性；各种技术方法都应具有权威性的出处；参考文献的书写格式应规范。

(二) 编制调查表

1. 编制调查表的要求

(1) 调查表主要根据研究目的、研究内容以及研究设计要求编制。

(2) 调查表中调查项目要有明确的定义和具体说明。

(3) 调查表要简单、明确,必要的项目一项也不漏掉,不必要的项目一项也不列。

(4) 编制调查表时,事先周密考虑,最好征求有经验者的意见。

(5) 每一项指标都要有编码,以便于用计算机统计分析。

2. 调查表的主要内容
(1) 一般情况,如:姓名、性别、住址、出生年月、职业等。
(2) 研究事件情况:诊断结果、诊断依据、诊断标准、诊断人员。
(3) 研究因素情况:研究因素的种类、暴露的有无、暴露强度。
(4) 混杂因素情况:混杂因素的种类、暴露的有无、暴露强度。

(三) 落实必备条件

人员、经费、物资、地点、对象、时间等研究工作必备的条件都应一一落实。

八、调查资料的收集

(一) 资料来源

可通过询问调查、现成记录、现场检查、实验室检查、实验室检验收集资料。

(二) 收集资料的要求

(1) 要有计划、有组织、有要求、有步骤、有监督地进行,以保证收集过程顺利和资料的质量。
(2) 所收集资料完整、可靠、准确、可比。
(3) 要注意控制信息偏倚,保证收集资料的质量。

九、数据资料的整理与统计分析

(一) 原始资料的核查

对所收集的资料要经过核查、修正、验收、归档等一系列处理步骤,以保证资料尽可能地完整和高质量。

(二) 原始资料的归类分组或建立数据库

执行这一步骤的目的是使原始的数据系统化和条理化,在此基础上计算各项指标,描述分布的特征,进一步做分析。

(三) 资料的统计分析

主要分析病例组与对照组在暴露因素上的差异,分析暴露与疾病在统计学上关联的有无、性质和强度大小。判断的指标主要是比值比。

十、统计分析结果的逻辑分析

应用适宜的论证方法,对统计分析结果进行逻辑分析,以揭示所研究事件(问题)的可能影响因素,得出结论。

(一) 论证的定义

论证是指以一个或一些已知的真判断作为论据,运用一定的推理形式,来确定另一判断(结论)真实性的思维过程。

(二) 结论的含义

从逻辑学来看,结论是指论证结构中的论题(论点),即用一定的前提(论据),推论(论证方式)出的结果(论点),也就是对事物做出的总结性判断。

从哲学观点来看,结论是相对一定条件而言的,结论与条件互为因果关系,条件(原因)是引起一定现象的现象,结论(结果)是由于条件作用而产生的现象。

(三)论证的三个要素

1. 论题

论题也称论点,是指在论证中需要确定其真实性的判断。它回答的是"论证什么"的问题。根据论题的性质(肯定、否定),论题可以分为证明和反驳。

2. 论据

论据是指用来确定论点真实性或者可接受性的判断或者使论题成立并使人信服的理由或根据。它回答的是"用什么论证"的问题。论据是论证的基础,没有论据就不能论证。在一个论证中,只能有一个论题,论据一般有多个。根据论据性质的不同,论据分为事实论据和事理论据两类。

3. 论证方法

论证方法是指论证中将论题和论据有机结合起来所使用的推理方式,即从论据推出论点的逻辑思维过程。论证方式是论证的手段,它回答的是"怎样用论据论证论题"的问题。任何论证方式都是某种或某几种推理形式的具体应用。正确的论证方式是使论证成立的必要条件。论证方式可从多个角度进行分类。

十一、总结

总结的形式有三种,即工作总结、学术总结(撰写学术论文)、成果鉴定与申报。

第三节 事件-因素研究的资料统计分析

一、资料的整理

资料的整理包括原始资料的再核查、资料的分组、数据库的建立和适宜的统计分析软件的选择。

二、资料的描述性分析

(一)描述研究对象的一般特征

(1)描述进入分析阶段的研究对象(事件组和对照组)的例数及其占设计阶段的百分比。

(2)描述进入分析阶段的研究对象(事件组和对照组)的主要混杂因素特征的构成情况。

(二)均衡性检验

均衡检验就是分析某个或某些主要混杂因素在事件组和对照组之间所占的比例是否相同,比较病例组与对照组在主要混杂因素方面是否均衡、可比。如果均衡,即使存在混杂因素,也不会对研究结论产生影响;如果不均衡,就不能排除此因素对结论会有影响。

三、资料的统计分析

(一) 列四格表

四格表又称资料整理表,是指将病例组与对照组根据某研究因素暴露的有无,列为 a、b、c、d 四格,同时,计算出 n_1、n_0、m_1、m_0、N 五个合计数值。详见表 12-1。

表 12-1　病例对照研究的资料整理表

暴露	病例组	对照组	合　计
有	a	b	$n_1 = a + b$
无	c	d	$n_0 = c + d$
合计	$m_1 = a + c$	$m_0 = b + d$	$N = a + b + c + d$

(二) 判断两组的暴露率有无显著性差异

通常用 χ^2 检验来判断两组暴露率有无显著性差异。

通过 χ^2 检验,就可判断所研究的疾病与所研究的因素之间关联的有无。

(三) 计算比值比及其95%可信限

1. 比值比的定义

比值比又称 OR 值、优势比、交叉乘积比,是指病例组中暴露人数与非暴露人数的比值除以对照组中暴露人数与非暴露人数的比值。

(1) 比值:指某事件的发生概率(可能性)与不发生概率之比。

(2) 病例组的暴露比值:病例组有暴露史的概率与无暴露史的概率之比,即

$$\frac{a/m_1}{c/m_1} = \frac{a}{c}$$

(3) 对照组的暴露比值:对照组有暴露史的概率与无暴露史的概率之比,即

$$\frac{b/m_0}{d/m_0} = \frac{b}{d}$$

2. 比值比的计算公式

$$\mathrm{OR} = \frac{a/c}{b/d} = \frac{a \times d}{b \times c}$$

3. 比值比的特点

优势比反映了暴露者患某种疾病的危险性高于无暴露者的程度。如果能满足以下两个条件,OR ≈ RR。

(1) 所研究疾病的发病率(死亡率)很低;

(2) 病例对照研究中所选择的研究对象代表性好。

4. 比值比的意义

比值比可用于判断所研究的疾病与所研究的因素关联的有无、关联性质和关联强弱。

(1) 当 OR = 1 时,表示因素与事件可能无联系。

(2) 当 OR > 1 时,表示因素与事件存在正向关联,即因素可能是事件的促进因素。

(3) 当 OR<1 时,表示因素与事件存在负向关联,即因素可能是事件的遏制因素。

(4) OR 值偏离 1 越大,因素与事件的关联程度越强;OR 值偏离 1 越小,因素与事件的关联程度越弱(表 12-2)。

表 12-2　OR 值与关联强度的判断

OR 值	关联的强度
0.9~1.1	无
0.7~0.8 或 1.2~1.4	弱
0.4~0.6 或 1.5~2.9	中等
0.1~0.3 或 3.0~9.9	强
<0.1 或 >10	很强

四、判断所研究疾病与所研究因素关联的有无、关联性质和关联强弱

根据 χ^2 显著性检验结果、OR 值及其 95% 可信限,并结合实际情况,进行综合判断。

五、成组比较法分析

(一) 将资料整理成四格表,计算两组的暴露比值

成组比较法病例对照研究资料整理表如表 12-1 所示。

(1) 病例组的暴露比值为 $\frac{a/m_1}{c/m_1} = \frac{a}{c}$;

(2) 对照组的暴露比值为 $\frac{b/m_0}{d/m_0} = \frac{b}{d}$。

(二) 进行差异显著性检验——χ^2 检验

(1) 当 $N \geq 40$ 且 T(理论值)≥ 5 时,计算公式为:$\chi^2 = \frac{(|ad-bc|)^2 N}{(a+b)(c+d)(a+c)(b+d)}$;

(2) 当 $N \geq 40$ 且 $1 \leq T < 5$ 时,计算公式为:$\chi^2 = \frac{(|ad-bc| - n/2)^2 N}{(a+b)(c+d)(a+c)(b+d)}$。

(三) 计算比值比(OR)

$$OR = \frac{a \times d}{b \times c}$$

(四) 计算 $OR_{95\%CI}$ 可信区间

OR 值是总体人群的点估计值,由于存在抽样误差,应按一定概率估计总体人群或源人群的 OR 值范围,即 OR 值的可信区间。

$$OR_{95\%CI} = OR^{\left(1 \pm \frac{1.96}{\sqrt{\chi^2}}\right)}$$

(五) 推论所研究因素与所研究事件关联的有无、关联性质和关联强度

(1) 当 OR=1 时,表示因素与事件可能无关联。

(2) 当 OR>1 时,表示因素与事件存在正向关联,即因素可能是事件的促进因素。

(3) 当 OR<1 时,表示因素与事件存在负向关联,即因素可能是事件的遏制因素。

(4) OR 值偏离 1 越大,因素与事件的关联程度越强;OR 值偏离 1 越小,因素与事件的

关联程度越弱。

六、1∶1 配对资料的分析

(一) 整理成配对四格表

匹配资料是由病例与对照结合成对子,列成表 12-3 的格式,表内的数字 a、b、c、d 是病例与对照配成对的对子数。

表 12-3　成组 1∶1 配对资料病例对照研究整理表

对照	病例		合计
	有暴露	无暴露	
有暴露	a	b	n_1
无暴露	c	d	n_0
合计	m_1	m_0	t

(二) 进行差异显著性检验——χ^2 检验

(1) 当 $b+c \geq 40$ 时,计算公式为:$\chi^2 = \dfrac{(b-c)^2}{b+c}$;

(2) 当 $b+c < 40$ 时,计算公式为:$\chi^2 = \dfrac{(|b-c|-1)^2}{b+c}$。

(三) 计算比值比 (OR)

$$OR = \dfrac{c}{b}$$

(四) 计算比值比可信区间

$$OR_{95\%CI} = OR^{\left(1 \pm \frac{1.96}{\sqrt{\chi^2}}\right)}$$

(五) 推论所研究因素与所研究事件关联的有无、关联性质和关联强度

(1) 当 $OR = 1$ 时,表示因素与事件可能无关联。

(2) 当 $OR > 1$ 时,表示因素与事件存在正向关联,即因素可能是事件的促进因素。

(3) 当 $OR < 1$ 时,表示因素与事件存在负向关联,即因素可能是事件的遏制因素。

(4) OR 值偏离 1 越大,因素与事件的关联程度越强;OR 值偏离 1 越小,因素与事件的关联程度越弱。

七、混杂因素作用的估计与分层分析

(一) 分层资料的整理

分层资料分析的病例对照研究整理表见表 12-4。

表 12-4　分层资料分析的病例对照研究整理表

暴露或特征	i 层的发病情况		合计
	病例	对照	
有	a_i	b_i	n_{1i}
无	c_i	d_i	n_{0i}
合计	m_{1i}	m_{0i}	t_i

（二）计算各层的比值比（OR）

$$OR = \frac{ad}{bc}$$

$$OR = \frac{c}{b}$$

（三）进行均衡性检验

均衡性检验就是分析某个或某些主要混杂因素在事件组和对照组之间所占的比例是否相同。

（四）计算总的 OR 值和总的卡方值

$$OR_{MH} = \frac{\sum\left(\frac{a_i d_i}{t_i}\right)}{\sum\left(\frac{b_i c_i}{t_i}\right)}$$

$$\chi^2_{MH} = \frac{[\sum a_i - \sum E(a_i)]^2}{\sum Var(a_i)}$$

（五）估计总 OR 的可信区间

用 Miettinen 法计算：

$$(OR_L, OR_U) = OR_{MH}^{(1 \pm 1.96\sqrt{\chi^2_{MH}})}$$

（六）推论所研究因素与所研究事件关联的有无、关联性质和关联强度

（1）当 OR = 1 时，表示因素与事件可能无关联。

（2）当 OR > 1 时，表示因素与事件存在正向关联，即因素可能是事件的促进因素。

（3）当 OR < 1 时，表示因素与事件存在负向关联，即因素可能是事件的遏制因素。

（4）OR 值偏离 1 越大，因素与事件的关联程度越强；OR 值偏离 1 越小，因素与事件的关联程度越弱。

八、分级资料的分析

（一）资料整理

分级资料分析的病例对照研究整理表见表 12-5。

表 12-5 分级资料分析的病例对照研究整理表

	暴露分级						合计
	0	1	2	3	4	⋯	
病例	$a_0(=c)$	a_1	a_2	a_3	a_4	⋯	n_1
对照	$b_0(=d)$	b_1	b_2	b_3	b_4	⋯	n_0
合计	m_0	m_1	m_2	m_3	m_4	⋯	n

（二）进行趋势卡方检验

$$\chi^2 = \frac{\left[T_1 - \dfrac{n_1 T_2}{n}\right]^2}{\mathrm{Var}}$$

$$\mathrm{Var} = \frac{n_1 n_0 (n T_3 - T_2^2)}{n^2(n-1)}, \quad T_1 = \sum_{i=0}^{t} a_i x_i, \quad T_2 = \sum_{i=0}^{t} m_i x_i, \quad T_3 = \sum_{i=0}^{t} m_i x_i^2 。$$

x_i 的取值有两种方法：一种方法是取每个暴露水平的中点值；另一种方法是第 i 暴露水平的 $x_i = i$（参考组为 0）。

（三）计算各级的 OR 值

$$\mathrm{OR}_n = \frac{a_n b_0}{b_n a_0}$$

（四）推论所研究因素与所研究事件关联的有无、关联性质和关联强度

（1）当 OR = 1 时，表示因素与事件可能无关联。

（2）当 OR > 1 时，表示因素与事件存在正向关联，即因素可能是事件的促进因素。

（3）当 OR < 1 时，表示因素与事件存在负向关联，即因素可能是事件的遏制因素。

（4）OR 值偏离 1 越大，因素与事件的关联程度越强；OR 值偏离 1 越小，因素与事件的关联程度越弱。

（张绍艳、陈黎编写）

第十三章 因素-事件研究

第一节 概　述

一、因素-事件研究的定义

因素-事件研究是指首先在一定的空间范围内,根据所研究因素的暴露与否,选择两组研究对象,暴露于所研究因素的研究对象为暴露组,未暴露于所研究因素的研究对象为未暴露组,然后追踪观察两组的研究事件(如:某种疾病),分析两组结局事件的发生概率,并比较两组发生概率差异(RR值等),最后通过 RR 值等判定所研究因素与研究事件关联的有无、性质和大小。

因素-事件研究又称队列研究、发病率研究、前瞻性研究、定群研究、随访研究、纵向研究、并存研究、事件研究等,但这些名词在字面上都不能直观地反映本研究方法的本质属性。

(一)因素

因素又称因子,是指决定某一事物发生、发展和分布的原因或条件,即某一或某些事物与某一特定事物的关系。

因素是针对某事件而言的。根据因素对某一公共卫生事件(问题)作用的有无,可分为有关因素(影响因素)和无关因素。还可根据因素对某一公共卫生事件(问题)作用的性质,将影响因素再分为促进因素和遏制因素。

1. 有关因素

有关因素即影响因素,是指能导致某事件发生概率变化的一切事物(因素)。影响因素又分为以下两大类:

(1)促进因素:是指能导致某事件发生概率增加的一切事物(因素)。如果所研究的事件是人类疾病,则促进因素习惯地被称作危险因素、流行因素、有害因素、致病因素、广义病因。促进因素还可继续分为必要促进因素和辅助促进因素。必要促进因素是指某事物发生必不可少的前提条件(事物)。如果所研究的事件为人类疾病,必要促进因素相当于狭义的病因。辅助促进因素即条件促进因素,是指某事物发生可有可无的但有之可使其发生概率上升的前提条件(事物)。如果所研究的事件为人类疾病,辅助促进因素相当于广义的病因。

(2)遏制因素:是指能导致某事件发生概率下降的一切事物(因素)。如果所研究的事件是人类疾病,则遏制因素又被称为保护因素、有益因素。

2. 无关因素

无关因素是指不能导致某事件发生概率变化的一切事物(因素)。

(二)事件

本书所述的事件泛指一切公共卫生问题,包括突发公共卫生问题、人类健康问题、人类生存环境问题、人类生存与健康的影响因素问题和应对公共卫生事件的策略与措施问题等。

二、因素-事件研究的种类

一般按照研究对象的分组时间、收集结局事件时间与开始研究时间的关系,将因素-事件研究分为三种。

(一)前瞻性因素-事件研究

1. 定义

前瞻性因素-事件研究又称前瞻性队列研究,是指研究对象的分组是根据所研究因素的暴露情况进行的、所研究事件的结局需要随访观察一段时间才能得到的因素-事件研究。这是因素-事件研究的基本形式。

2. 特点

(1)资料相对真实、可靠。

(2)需要大量的研究对象。

(3)需要较长的观察时间。

(4)需要较大的人力、财力、物力。

(5)需要苛刻的前提条件。

3. 应用的前提条件

(1)有明确的因素与事件关系的假设。

(2)所研究事件的发生率应大于5‰。

(3)有把握获得观察人群的暴露资料。

(4)有确定结局的简便而可靠的手段。

(5)有把握获得足够数量的观察对象。

(6)有足够的人力、财力、物力和时间。

(二)历史性因素-事件研究

1. 定义

历史性因素-事件研究又称历史队列研究、非并行队列研究、数据库研究、回顾前瞻性研究,是指研究对象的分组是根据过去某个时间所研究因素的暴露情况进行的、所研究事件的结局在研究开始时就可得到的因素-事件研究。

2. 特点

(1)节省人力、财力、物力和时间。

(2)研究结果在研究伊始就可获得。

(3)适宜于特殊职业暴露因素研究。

（4）常常缺乏混杂因素的可靠资料，以致影响暴露组与非暴露组的可比性。

3. 应用的前提条件

（1）有可靠的研究因素资料。

（2）有可靠的事件判定资料。

（3）可获得混杂因素的资料。

（三）双向性因素-事件研究

1. 定义

双向性因素-事件研究是指在历史性因素-事件之后，继续进行前瞻性因素-事件研究。

2. 特点

这种研究具有上述两种研究的优点，在一定程度上弥补了二者各自的不足。

三、因素-事件研究的用途

（1）用于验证因素与事件关系的假设。

（2）用于揭示所研究事件的发生、发展和分布规律。

（3）用于评价自发地预防所研究事件措施的效果。

（4）用于评价新药上市后的远期安全性——药物不良反应监测。

（5）用于评价研究综合防治措施或方案的有效性。

（6）用于评价医疗服务提供方式和管理模式的效果。

四、因素-事件研究的特点

（1）属于观察性研究方法。

（2）属于分析性研究方法——设立对照组。

（3）观察方向为由"因"及"果"。

（4）验证因素与事件的关系假设优于事件-因素研究，但不如实验性研究。

（5）适用于常见病。

（6）偏倚少，论证因果关系能力强。

（7）可计算暴露组和非暴露组的发病率，计算相对危险度。

（8）可获得一种暴露与多种结局的关系。

（9）可计算剂量-反应关系。

（10）不适于发病率很低的疾病的病因研究。

（11）容易发生失访偏倚。

（12）研究的设计要求高，实施难度大。暴露人年计算工作量较为繁重，耗时，耗人力、物力、财力。

（13）每次只能研究一个或一组暴露因素。

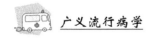

第二节　因素-事件研究的基本步骤

下面以前瞻性因素-事件研究为例介绍因素-事件研究的基本步骤。

一、确定研究目的

以验证某因素与某事件的关系假设为主。

（1）建立关系假设（可以是经过事件-因素研究初步验证的假设）。

（2）验证关系假设。很多流行病学研究方法都可以验证关系假设，但是可信度差别很大。可信度从小到大依次为描述性研究、事件-因素研究、因素-事件研究、实验性研究。

（3）揭示所研究事件的发生、发展和分布规律。

（4）评价自发地预防所研究事件措施的效果。

二、确定研究因素和混杂因素

（一）研究因素

1. 研究因素的确定

因素-事件研究耗费时间、人力、财力且一次只能研究一个因素，因此，因素-事件研究中研究因素的确定是至关重要的。

暴露因素通常是在描述性研究和事件-因素研究的基础上确定的。

2. 研究因素的定性

有了明确的研究因素后，须给研究因素一个明确的定义。

例如，暴露因素为吸烟，就必须事先明确规定何为吸烟。常用的吸烟定义为"平均每天吸烟量达到 1 支或以上、时间持续 1 年以上"。也有人将"1 年内吸烟总量达到 180 支以上"定义为吸烟。究竟如何定义暴露因素，可以通过查阅文献或请教有关专家，同时结合自己的研究目的、财力和人力限度和对研究结果的精确度要求等因素，综合考虑后再对暴露因素进行定义。

3. 研究因素的定量或分级

应当对暴露因素进行定量，包括暴露水平和暴露时间，以估计累积暴露剂量。

除了要确定主要的暴露因素外，还应确定需同时收集的其他资料，如：各种可疑的混杂因素及研究对象的人口学特征。

（二）混杂因素

1. 混杂因素的识别

在评价暴露因素与事件之间的联系时，要特别注意其他因素，特别是混杂因素的作用。如果在队列研究的研究设计和分析中没有注意和控制混杂因素的作用，将不能正确估计暴露因素与事件之间的联系。

2. 混杂因素的确定

在队列研究追踪随访以前,除了要测量暴露因素外,还要确定和测量混杂因素,以便在分析阶段用分层分析、Logistic 模型或 Cox 模型控制混杂因素,以准确地估计暴露因素与事件之间的因果联系。通常根据混杂因素所具有的三个基本特征来判断混杂因素。

(1) 混杂因素必须是所研究事件的独立危险因素。如果不找出或不避开,所得的研究结果可能不是由研究因素造成的。

(2) 混杂因素必须与所研究的暴露因素存在统计学联系。

(3) 混杂因素一定不是研究因素与研究事件因果链上的一个环节或中间变量。

除了要确定主要的暴露因素和混杂因素外,同时还应收集其他次要的暴露因素资料及一般特征资料。

三、选择研究地点,确定研究对象

(一) 选择研究地点

所选择的研究地点应符合以下条件:

(1) 人口稳定,流动性小,有足够数量的符合条件的研究对象。

(2) 领导重视,群众支持并接受,有较好的协作基础和条件。

(3) 最好是当地的文化教育水平较高,医疗卫生条件较好,交通较便利,有比较健全的病例登记报告制度。

(4) 所研究事件的发生概率比较高。

(二) 确定研究对象

以人类疾病为研究事件。

1. 暴露组研究对象的选择

(1) 职业人群:以因职业原因必然具有某种特征的人群作为暴露组。例如,教师的长时间站立、工厂工人接触某些物质。选择职业人群的优点是暴露史记录较为全面、真实、可靠,常用于历史性队列研究。

(2) 特殊暴露人群:以因特殊原因而必然具有某种特征的人群作为暴露组。例如,日本长崎、广岛居民的核辐射。其优点是:特殊暴露人群是某些罕见的特殊暴露的唯一选择。

(3) 一般人群:以局部区域内的全体暴露人群作为暴露组。例如,吸烟人群。其优点是与非暴露组可比性较好,有利于追踪观察。

(4) 有组织的人群团体:以局部区域内因具有某种共同特征而组建的社团全体人群作为暴露组。例如,同乡会的出生地。它是一般人群的特殊形式。其优点是:利用组织系统有效地收集随访资料;职业和经历往往是相同的,可增加其可比性。

2. 对照组研究对象的选择

选择原则是对照组研究对象的混杂因素与暴露组尽可能相同。对照组的形式有下列几种:

(1) 内对照:在暴露组同一空间人群中,以没有暴露或暴露水平最低的人员作为对照。其优点是同一空间人群中既包含了暴露组,又包含了对照组,不需到另外的人群中去找。

队列研究应尽量选用内对照,因为这是最理想的对照,除暴露因素外,它与暴露人群的可比性好,且方便、可行。

(2) 外对照:当选择职业人群或特殊暴露人群作为暴露人群时,不能从这些人群中选对照,只能到该人群之外去寻找对照。

(3) 总人口对照:利用整个地区的现有的发病或死亡统计资料,以全人口率作为对照。

(4) 多重对照:是指两种或两种以上的上述对照形式。

3. 注意事项

(1) 在追踪观察过程中,暴露组与非暴露组发生所研究疾病的可能性要有可比性。

(2) 人群的基本特征(如:健康状态、年龄、性别、职业、文化程度等)在暴露组与非暴露组中要有可比性。

(3) 混杂因素在暴露组与非暴露组之间要有可比性。

四、确定样本大小

1. 影响样本含量的参数

(1) 非暴露人群或全人群中所研究事件的发生率 p_0;

(2) 暴露组与对照组的发生率之差;

(3) 显著性水平 α(0.05 或 0.01);

(4) 检验效能 $1-\beta$;

(5) 通常按 10% 估计失访率,故按计算出来的样本量再加 10% 作为实际样本量。

2. 样本大小的计算

可按下列公式计算样本的大小:

$$N = \frac{[Z_\alpha \times \sqrt{2\bar{p}(1-\bar{p})} + Z_\beta \times \sqrt{p_1(1-p_1) + p_0(1-p_0)}]^2}{(p_1 - p_0)^2}$$

上式中,p_0 为对照组预期发病率;

p_1 为暴露组预期发病率,$p_1 = \dfrac{p_0 \text{RR}}{1 + p_0(\text{RR}-1)}$;

$\bar{p}$ 为两组发病率的平均值;

Z_α 为 α 水平的相应标准正态差,即标准正态分布分位数;

Z_β 为 $(1-\beta)$ 水平的相应标准正态差;N 为一组的样本数。

通常要求暴露组和对照组样本含量大致相等。

五、确定研究结局事件

(一) 结局事件的定义

结局事件又称观察结局,是指追踪观察中出现预期结果的事件。

(二) 结局事件的种类

结局事件可以是发病、死亡,也可以是各种生理生化指标水平等。例如,血清抗体的滴度,血脂、血糖达到一定水平等。

（三）确定结局事件的要求
(1) 判断结局的标准应尽量采用国际或国内统一标准。
(2) 应注意疾病的不同类型、不同临床表现等。
(3) 应注意记录下其他可疑的症状或现象,供以后详细分析。
(4) 要同时收集多种结局资料,故非预定结局的疾病或死亡信息也要收集。

六、拟订研究计划,制定调查表格,培训调查人员

（一）科研设计
科研设计是指在研究工作开始之前,运用科学的、专业的和艺术的思维方法,对所研究的问题进行全面的剖析,对研究的思路进行假设、解释,对研究的科学方法、技术方法和质量控制方法进行抉择、说明,对研究系统的各个要素进行整合、优化,对研究的整个过程进行构思、策划等一系列决策,以使在实施研究中收集到的资料更加真实、准确、全面、完整,使统计分析和逻辑分析的结果和结论更加可信。

（二）调查表
1. 调查表的定义
调查表是指主要用于收集资料、由纵横交叉线条绘制而成的表格。调查表一般为事先制作好的。

2. 调查表的构成
(1) 总标题:概括统计表中全部资料的内容,是表的名称。
(2) 横行标题:表示各组的名称,它说明统计表要说明的对象,是横行的名称。
(3) 纵栏标题:表示汇总项目即统计指标的名称。
(4) 数字资料:是各组、各汇总项目的数值。

3. 调查表的制作规则
(1) 一般为横长方形,上、下两端封闭且为粗线,左、右两端开口。
(2) 栏目多时要编号,一般主词部分按甲、乙、丙;宾词部分按(1)、(2)等次序编号。
(3) 总标题应简明扼要,符合表的内容。
(4) 主词与宾词位置可互换。各栏排列次序应以时间先后、数量大小、空间位置等自然顺序编排。
(5) 计量单位一般写在表的右上方或总栏标题下方。
(6) 对表内资料的说明和解释的文字写在表的下方。
(7) 填写数字资料处不留空格,缺数据时应在空格处画横线。

4. 调查表的内容
调查表一般包括以下四方面的内容:
(1) 对象的一般情况:姓名、性别、住址、出生年月、职业等。
(2) 研究事件情况:诊断结果、诊断依据、诊断标准、诊断人员。
(3) 研究因素情况:研究因素的种类、暴露的有无、暴露强度。
(4) 混杂因素情况:混杂因素的种类、暴露的有无、暴露强度。

（三）调查人员的培训

因素-事件研究往往需要大量的调查人员。为保时、保质、保量地完成此项工作，必须对调查人员进行业务培训。

七、基线调查与随访调查

（一）基线调查与随访调查的目的

（1）确定研究对象是否仍处于观察之中，即确定分母信息。

（2）确定研究人群中的结局事件，即确定分子信息。

（3）进一步收集有关暴露因素的资料，以备分析时用。

（4）进一步收集有关混杂因素的资料，以备分析时用。

（二）基线调查与随访调查的对象

所有被选定的研究对象，无论是暴露组还是对照组，一律同等、同时间地进行随访。有时还必须对失访者进行补访。未能追访到的，应尽量了解其原因，以便进行失访原因分析，估计有无产生误差。

（三）基线调查与随访调查的内容

随访内容见调查表。

随访内容与基线调查内容完全一样，具体项目视研究目的与研究设计而不同。

各种追踪观察项目应制成调查表或各项检查记录表，使用时贯彻始终，不得改变，直至观察终止。

（四）基线调查与随访调查的资料来源

（1）查阅现存的有关记录资料。

（2）直接调查询问研究对象，并向家属、亲友、同事等进行了解、核实。

（3）对研究对象的特殊项目检查。

（4）环境影响因素的实地检测。

（五）基线调查与随访调查的时间

（1）开始时间的确定：指建立队列的时间，也就是收集基线资料的时间。

（2）观察的终点时间：指观察对象出现了预期结局，至此就不再继续观察该对象。

（3）观察的终止时间：指整个研究工作观察的截止时间。

（4）随访期：可根据最长潜伏期或隐伏期确定。

（5）第一次随访时间：可根据最短潜伏期或隐伏期确定。

（6）随访间隔时间和随访次数：视具体情况而定。

（六）基线调查与随访调查的人员

（1）由经过专门训练的调查员进行随访调查。

（2）由实验室技术人员进行测定。

（3）由临床医生进行终点判断。

（4）研究者可以参加随访，但不一定亲自参与。因为研究者易产生主观偏性，反而不如不知情的局外人士能够获取更客观的信息。当采用单盲或双盲手段获取信息时，更不能由研究者自己进行追踪。

(七) 基线调查与随访调查的注意事项

(1) 随访中确定结局情况的方法在暴露组与非暴露组应当一致。

(2) 当以死亡作为观察结局时,不能简单地接受死亡证明书的诊断,还要从临床病历中收集其他资料,如:病理诊断、实验室诊断、尸检结果,以进一步核实死亡原因。

(3) 用定期健康检查方法收集结局资料时,最好采用双盲法。

(4) 在随访期间,暴露组和非暴露组的观察对象可能改变原来暴露于暴露因素的状态,要注意收集这些资料。

八、资料的整理与统计分析

资料的整理与统计分析方法详见本章第三节。

九、统计分析结果的论证分析

应用适宜的论证方法,对统计分析结果进行逻辑分析,以揭示所研究事件(问题)的可能影响因素,得出结论。

十、总结

(一) 工作总结

工作总结是指工作进行到一定阶段或告一段落时,需要回过头来对所做的事情认真地分析研究一下,肯定成绩,找出问题,归纳出经验教训,把这些用文字表述出来,以便提高认识,明确方向,进一步做好下一步的工作。

(二) 学术总结

学术总结主要指撰写学术论文。

(三) 成果鉴定与申报

成果鉴定与申报也是总结的一种形式。

第三节 因素-事件研究的资料统计分析

一、资料的整理

资料的整理工作包括对原始资料进行核查、检错、弥补,使之完整、可靠;然后建立数据库,选择适宜的统计分析软件。

二、资料的描述性分析

(1) 描述研究对象的一般特征。

(2) 做资料的均衡性检验。比较暴露组与非暴露组在主要混杂因素方面是否均衡、可比。

三、资料的统计分析

(一)列出资料的整理表——四格表

因素-事件研究资料的整理表如表 13-1 所示。

表 13-1 因素-事件研究资料的四格表

	病例	非病例	合　计
暴露组	a	b	$n_1 = a + b$
非暴露组	c	d	$n_0 = c + d$
合计	$m_1 = a + c$	$m_0 = b + d$	$N = a + b + c + d$

(二)计算两组的各种基础统计指标

因素-事件研究基础统计指标的实质是期间发生率,即在观察期间内,两组研究对象中发生所观察事件的概率。以人群作为研究对象时,常用的基础统计指标有累积发生率、发生密度和标化死亡比。

1. 累积发生率

累积发生率(cumulative incidence,CI)是指在观察人口比较稳定的条件下,整个观察期间内(不论观察时间长短)发生某事件的人数占开始观察时的人数的比率。

随访期越长,发生事件的例数越多,所以 CI 表示的发生率为累积发生率。

$$累积发生率(/10\ 万) = \frac{观察期间发生人数}{观察开始时的人数} \times 100000/10\ 万$$

2. 发生密度

发生密度(incidence density,ID)是指在观察人口不稳定的条件下,整个观察期间内(不论观察时间长短)发生某事件人数占观察期间的人年数的比率。

由于观察的人口不稳定,观察对象进入研究的时间先后不一,以及各种原因造成失访,因此每个观察对象随访的时间不同,用总人数为单位计算率是不合理的。此时可以用人时(person-time)为单位计算率,由此得到的发生率称为发生密度。其分子仍是一个人群在期内新发生的例数(D),分母则是该人群的每一成员所提供的人时的总和。

$$发生密度(/10\ 万人年) = \frac{观察期间发生人数}{观察期间暴露人年数} \times 100000/10\ 万人年$$

3. 标化比

当研究对象数目比较少,结局事件的发生率较低时,适合使用标化比这一指标。
常用的标化死亡比(SMR)的计算公式为:

$$SMR = \frac{研究人群中观察死亡数(O)}{标准人口预期死亡数(E)}$$

(三)率的显著性检验

1. u 检验

u 值的计算公式为:

$$u = \frac{p_0 - p_1}{s_{p_0-p_1}} = \frac{p_0 - p_1}{\sqrt{p_c(1-p_c)\left(\frac{1}{n_0} + \frac{1}{n_1}\right)}}$$

上式中，p_1 为暴露组的率，p_0 为非暴露的率，n_1 为暴露组观察人数，n_0 为非暴露组观察人数，p_c 为合并样本率，$p_c = \frac{x_0 + x_1}{n_0 + n_1}$。

2. 卡方检验

χ^2 值的计算公式为：

$$\chi^2 = \frac{(ad-bc)^2 n}{(a+b)(c+d)(a+c)(b+d)}$$

四、因素与事件的关联分析

因素与事件的关联分析就是计算出暴露组与非暴露组的发病率或死亡率的差或比。常用指标有相对危险度、归因危险度、归因危险度百分比、人群归因危险度、人群归因危险度百分比。

$$暴露组率(I_e) = \frac{a}{a+b}$$

$$非暴露组率(I_o) = \frac{c}{c+d}$$

（一）相对危险度

1. 相对危险度的定义

相对危险度也叫危险比（relative risk, RR），为暴露组发生率与非暴露组发生率的比例。该指标是反映暴露与发病或死亡关联强度的最常用指标，其本质是率比。

暴露组的累积发病（或死亡）率与非暴露组的累积发病（或死亡）率之比，称为危险比（risk ratio）。暴露组的发病（或死亡）密度与非暴露组的发病（或死亡）密度之比，称为率比（rate ratio）。

2. 相对危险度的计算公式

$$RR = \frac{I_e}{I_o} = \frac{a/n_1}{c/n_0}$$

上式中，I_e 与 I_o 分别为暴露组与非暴露组的发生率。

（1）$RR = CI_1/CI_0$。

上式中，CI_1 为暴露组的累积发病（或死亡）率，CI_0 为非暴露组的累积发病（或死亡）率。

（2）$RR = ID_1/ID_0$。

上式中，ID_1 为暴露组的发病（死亡）密度，ID_0 为非暴露组的发病（死亡）密度。

3. 相对危险度的意义

（1）判断因素与事件关联的有无。当 RR 为 0.9~1.1 时，因素与事件之间没有关联，即所研究的因素是所研究事件的无关因素；当 RR ＜0.9 或者 ＞1.1 时，因素与事件之间有关联，即所研究的因素是所研究事件的有关因素。

(2) 判断因素与事件关联的性质。当 RR≈1.0 时,因素与事件之间没有关联,即所研究的因素是所研究事件的无关因素;当 RR>1.1 时,因素与事件为正向关联,即所研究的因素是所研究事件的促进因素;当 RR<0.9 时,因素与事件为负向关联,即所研究的因素是所研究事件的遏制因素。

(3) 判断因素与事件关联的强度。RR 越偏离 1,因素与事件关联的强度越大,详见表 13-2。

表 13-2 *RR* 与关联强度的关系

RR	关联强度
0.9~1.1	无
0.7~0.8 或 1.2~1.4	弱
0.4~0.6 或 1.5~2.9	中
0.1~0.3 或 3.0~9.9	强
<0.1 或 >10	很强

(二) 归因危险度

1. 归因危险度的定义

归因危险度(attributable risk,AR)又称特异危险度、超额危险度、率差(RD),为暴露组的发生率与非暴露组的发生率之差。

2. 归因危险度的计算公式

$$AR = I_e - I_o = \frac{a}{n_1} - \frac{c}{n_0}$$

或 $AR = RR \times I_o - I_o = I_o(RR - 1)$

上式中,I_e 与 I_o 分别为暴露组与非暴露组的发生率。

(1) $AR = ID_1 - ID_0$。

(2) $AR = CI_1 - CI_0$。

3. 归因危险度的意义

归因危险度说明了由于暴露增加或减少的率的大小,即去除暴露可使发生率减小的程度。

(三) 归因危险度与相对危险度的比较

(1) 相同点:二者都是描述暴露因素对事件发生的效应指标,即均为表示联系强度的指标。

(2) 不同点:① RR 主要测量相对效应,AR 测量绝对效应。② RR 说明人群暴露于某因素而发生某事件的危险性是未暴露于该因素的多少倍,说明某因素与某事件的联系强度;AR 则说明暴露于某因素比未暴露于该因素增加多少事件数量,即在暴露人群中通过阻止或减少暴露因素可预防该事件发生的数量多少。③ RR 具有病因学意义,而 AR 具有疾病预防和公共卫生上的意义。④ 二者的计算方法不同:RR 为两个率之比,AR 为两个率之差。

(四) 归因危险度百分比

归因危险度百分比(AR%)也叫病因分值(EF),是指暴露人群中的发病或死亡归因于暴露的部分占全部发病或死亡的百分比。

$$AR\% = \frac{I_e - I_o}{I_e} \times 100\%$$

$$AR\% = \frac{RR - 1}{RR} \times 100\%$$

（五）人群归因危险

人群归因危险（PAR）又称人群病因分值，表示在全人群中因暴露而导致的发病率的增加。

$$PAR = I_t - I_o$$

上式中，I_t 为总人群率，I_o 为非暴露组率。

（六）人群归因危险度百分比

人群归因危险度百分比（PAR%）是指总体人群中因暴露某因素所致的发病率（或死亡率）占该病总发病率（或死亡率）的百分比。

$$PAR\% = \frac{I_t - I_o}{I_t} \times 100\%$$

$$PAR\% = \frac{P_e(RR - 1)}{P_e(RR - 1) + 1} \times 100\%$$

五、多因素分析

如果需要控制混杂因素引起的混杂偏性和评价因素效应修饰作用，可选用分层分析、Logistic 模型等方法进行分析。对累积发病率资料，可用 Logistic 模型进行分析；对于发病密度资料，可用 Cox 模型进行分析。

（张绍艳、陈黎编写）

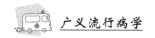

第十四章 分析性研究的衍生方法

第一节 概 述

一、分析性研究衍生方法的由来

随着流行病学方法和其他相关学科的发展,针对传统的事件-因素研究(病例对照研究)和因素-事件研究(队列研究)的各种局限性,一些学者将传统意义上的分析性研究方法进行了大胆的改进,衍生出多种改进方法。其中,巢式病例对照研究应用较为广泛,也比较成熟。所以,本章重点介绍巢式病例对照研究,而其他分析性研究衍生方法只做简要介绍。

二、分析性研究衍生方法的类型

（一）巢式病例对照研究

1. 巢式病例对照研究的由来

巢式病例对照研究又称套叠式或嵌入式病例对照研究,也称队列内病例对照研究,是美国流行病学家 Mantel 于 1973 年提出的,1982 年正式命名为巢式病例对照研究。

巢式病例对照研究可以直观地理解为因素-事件-因素研究。

2. 巢式病例对照研究的概念

巢式病例对照研究是指首先进行因素-事件研究,随访观察一段时间;然后以因素-事件研究中的全部病例(事件)作为病例组(事件组),以因素-事件研究中未发生疾病(事件)的部分研究对象作为对照组(非事件组),进行事件-因素研究,回顾性调查某些因素;最后经过统计分析,判断所研究疾病(事件)与所调查的因素之间关联的有无、关联性质和大小。

3. 巢式病例对照研究的类型

（1）前瞻性巢式病例对照研究:在研究开始时,根据一定的条件选择某一人群作为队列,然后前瞻性地随访一定的时间,确定病例组和对照组。其时间特点为从现在到将来。

（2）回顾性巢式病例对照研究:根据研究开始之前的一段特定时间的情况选择某一人群作为研究队列,根据现在的情况确定病例组和对照组。其时间特点为从过去到现在。

4. 巢式病例对照研究的基本过程

（1）按照因素-事件研究的基本要求,进行科研设计和实施。

(2)收集基线资料:调查每个研究对象的相关信息和生物标本。

(3)随访一段预定的时间:研究事件发生的例数满足事件-因素研究的基本要求。

(4)确定随访期内发生的所研究疾病的全部病例组成。

(5)用危险集抽样为每个病例抽取一定数量的对照,组成对照组。

(6)抽取已收集好的两组成员的相关信息和生物标本做必要的化验。

(7)统计分析:计算两组各个研究因素的暴露率和 OR 等。

(8)论证分析:对统计分析结果进行因果关系推断,得出结论。

5. 巢式病例对照研究的特点

(1)暴露资料在疾病诊断前收集,选择偏倚和信息偏倚小。

(2)病例与对照来自同一队列,可比性好。

(3)可计算发病率,统计和检验效率高于病例对照研究,比队列研究略有损失。

(4)样本量小于队列研究,节约人力、物力、财力和时间。

(5)符合因果推论要求,论证强度高。

(6)可用于罕见病的研究。

(7)巢式病例对照研究探索病因的能力依赖于回顾性地评价研究因素水平的能力,这可能会导致测量偏倚或遗漏,从而扭曲所估计的效应。

(二)病例-队列研究

1. 病例-队列研究的定义

病例—队列研究又称病例参比式研究,其基本思路是:在队列研究开始时,从整个队列中采用随机抽样的方法抽取一定比例的样本作为对照组,观察结束时,以队列中出现所研究疾病的全部作为病例组,然后对两组进行比较。

病例-队列研究也可以直观地理解为因素-事件-因素研究。

2. 病例-队列研究的步骤

(1)确定研究队列人群。

(2)收集队列内每个成员的相关信息和生物标本。

(3)按照一定的比例在全队列种随机抽取一部分对象作为对照组(子队列)。

(4)预定期间的随访。

(5)确定随访期内发生某疾病的全部病例(包括对照组的病例),组成病例组。

(6)进行统计分析。

3. 病例-队列研究的特点

与巢式病例对照研究相比,其特点如下:

(1)对照是在随访开始之前随机选取的,不与病例进行匹配。

(2)随机对照组中的成员如果在随访期间发生所研究的疾病,就既作为对照组,同时又作为病例组。

(3)可以同时研究多种疾病,不同的疾病有不同的病例组,但对照组都是同一组随机样本。

(三)单纯病例研究

1. 单纯病例研究的来由和含义

单纯病例研究(case only study)是 Piegorseh 等于 1994 年首先提出的,也称为病例-病例研究(case-case study)或病例系列研究(case series study)。其基本特征是研究对象仅用病例,而不用对照。

2. 单纯病例研究的用途

近年来,单纯病例研究是被广泛应用于疾病病因研究中评价基因与环境交互作用的一种方法。该方法仅通过某一疾病患者群体来评价基因型与环境暴露的交互作用,但不能评价二者各自的主效应。

3. 单纯病例研究的原理

单纯病例研究的基本原理如图 14-1 所示。

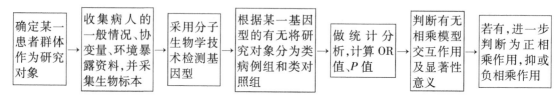

图 14-1　单纯病例研究基本原理示意图

4. 单纯病例研究的特点

(1) 研究的问题为可能与遗传有关的疾病。

(2) 研究的内容为基因与环境的交互作用。

(3) 研究的对象为可能与遗传有关的疾病病人;只有病例组,没有对照组。

(4) 调查的方向是回顾性的。

5. 单纯病例研究的过程

(1) 确定研究目的。估计遗传因素和环境因素对某病的交互作用。

(2) 确定研究对象。研究对象为可能与遗传有关的疾病病人。选择的要求是:① 诊断的可靠性:金标准、统一标准、自定标准;要求通过某一级医院或实验室的诊断,或病人必须经过某项检查等。有时需要另组织专家对病例进行复查,以保证符合规定的标准。② 因素暴露的可能性:研究对象有可能暴露于所研究因素。③ 研究对象的代表性:研究病例的构成与总体病例的构成相似。④ 现有条件的可行性:符合选入与排除标准;知情同意;依从性好,能坚持到底。

(3) 确定研究因素。① 遗传因素:应严格筛选基因型。② 环境因素:应有明确的定义,并可定量。③ 协同因素:应有明确的定义,并可定量。

(4) 收集资料。① 常规人口学资料:姓名、性别、年龄、职业、民族、文化程度等。② 遗传因素资料:采集生物样本,检测基因型。③ 环境因素资料:所研究的外环境因素的暴露量。④ 协同因素资料:吸烟、饮酒、生活习惯、饮食习惯、家族史等的暴露情况。

(5) 分析资料。整理、审核资料,建立数据库,应用合适的统计分析软件和方法进行统计分析。

6. 资料的统计分析

(1) 列表。根据环境暴露和基因型的有无列出单纯病例研究资料归纳表如表 14-1

所示。

表 14-1 单纯病例研究资料归纳表

环境暴露	基因型	病例组
-	-	a
+	-	b
-	+	c
+	+	d

注:a、b、c、d 依次为无某一基因型无环境暴露的病例数、无该基因型但有环境暴露的病例数、无暴露但有该基因型的病例数、该基因型及环境暴露均有的病例数。

(2) 计算 OR 值及其 95% 可信限。

$$\mathrm{OR}_{ca} = \frac{ad}{bc}$$

$$\mathrm{OR}_{ca} \text{的方差 } \mathrm{Var}(\mathrm{OR}_{ca}) = \frac{1}{a} + \frac{1}{b} + \frac{1}{c} + \frac{1}{d}$$

$$\ln(\mathrm{OR}_{ca}) 95\% \mathrm{CI} = \ln(\mathrm{OR}_{ca}) \pm \sqrt{\mathrm{Var}(\mathrm{OR}_{ca})}$$

(3) 统计分析结果的解释。因 $\mathrm{OR}_{ca} = \frac{\mathrm{OR}ge}{\mathrm{OR}g \cdot \mathrm{OR}e}$,当 $\mathrm{OR}_{ca} > 1$ 时,有正相乘模型交互作用;当 $\mathrm{OR}_{ca} = 1$ 时,无相乘模型交互作用;当 $\mathrm{OR}_{ca} < 1$ 时,有负相乘模型交互作用。

7. 单纯病例研究的优缺点(与病例对照研究相比)

(1) 优点:① 适宜研究肿瘤及罕见慢性疾病。② 可信区间较窄。③ 样本量小于病例对照研究。④ 不需设立对照组。⑤ 节省人力、物力和时间,易于实施。

(2) 缺点:① 只能估计基因型与环境暴露的交互作用,但不能评价二者各自的主效应。② 不适宜研究基因外显率高的疾病。③ 不适宜研究患病率大于 5% 的疾病。④ 容易产生因不同亚人群环境因素暴露率和基因型检出率不一致引起的误差。

(四)病例交叉研究

1. 病例交叉研究的由来与主要用途

传统流行病学方法多集中于对长期暴露所引起的慢性疾病研究,而对于急性病(如:心肌梗死、车祸等)的研究相对较少,同时对照选择所造成的偏倚一直是传统流行病学研究难以克服的问题。

Maclure 1991 年首次提出病例交叉研究(case-crossover study),它是一种用于研究短暂暴露对罕见急性病的瞬间影响的流行病学方法。

其基本思想是:比较相同研究对象在急性事件发生前一段时间的暴露情况与未发生事件的某段时间内的暴露情况。如果暴露与少见的事件(或疾病)有关,那么刚好在事件发生前一段时间内的暴露频率应该高于更早时间内的暴露频率。

目前,病例交叉研究已被广泛应用于心脏病、伤害、车祸等方面的研究。

2. 病例交叉研究的内涵

病例交叉研究是选择发生某种急性事件的病例,分别调查事件发生时及事件发生前的暴露情况及程度,以判断暴露危险因子与某事件有无关联及关联程度大小的一种观察性研究方法。

3. 暴露效应期

暴露效应期是指因为暴露所致的危险度增加或降低的一个时间段。如果暴露作用前有一迟滞期和(或)暴露存在后遗效应期,暴露效应期则不同于暴露期。因此,暴露效应期可定义为暴露后遗效应期与迟滞期之差。每一次暴露都有一个效应期。

(五) 病例-时间-对照设计

病例-时间-对照设计是 1995 年由 Suissa 提出的。其设计思路是:为了控制疾病严重程度不同引起的误差,以每个病例在另一时间点上的暴露数据作为对照,同时另设一组对照,对照组中的每个对象也观测两次。

(六) 调查随访研究

调查随访研究结合了横断面研究和队列研究的设计,首先在横断面研究的靶人群中抽取一个随机样本,然后对该随机样本中未患病但仍有发病风险的人做队列研究,从而估计同一靶人群的患病率及发病率。

(七) 重复随访研究

重复随访研究是两个以上的连续随访期的队列研究设计。其总随访期可分成数个亚期,其间隔时间根据研究目的可为数年或数月,在每个亚期收集全体参加者有关研究因素和疾病的资料。通过重复随访研究,可估计不同暴露组在各亚期的发病率,这对研究因素改变与疾病关系的研究特别有用,可探索病因和呈现长短不一的疾病自然史,并可观察两种疾病的关系。

第二节 巢式病例对照研究的基本步骤

一、确定研究队列人群

研究目的对于队列人群的选择具有决定性作用。根据不同的研究目的,可以选择一般人群(如:某个或几个农村乡镇或城市社区)、职业人群(如:某个工厂或单位的不同职业的人群)或特殊人群(如:患某种疾病的人群)。

巢式病例对照研究中选择的队列可以是固定的(即进出队列的时间相同),也可以是动态的(进出队列的时间不同),前者在计算率的时候可用累计发病率,而后者须计算发病密度。

二、收集基线资料

研究队列确定后,即开始收集队列内每个成员的基础资料、相关暴露资料、协变量资料(吸烟史、饮酒史、流产史、社会阶层、饮食习惯、家族史等)以及队列内每个成员的生物标本(研究所需要的血清标本、白细胞或其他组织标本),并妥善保存,以备将来检查所用。

三、随访一段预定的时间

根据所研究疾病的特征和研究实施过程中的实际情况，确定一个合适的观察期限作为对研究队列进行随访的时间。随访时间不能过长或过短，因为过短不能收集到足够的病例，过长则浪费人力、物力和时间。

四、确定病例组

对研究队列进行随访，以确定在预定观察期限内所有新发生的研究疾病的病例，作为研究的病例组。

五、确定对照组

（1）从研究队列中未发病的人中随机抽取。

（2）在每个病例发病时立即在该队列中选择一定数量的到该病例发病时尚未发展成该病病例的人，按年龄、性别等与该病例进行匹配，从而确立对照组（该方法被称为密度抽样或危险集抽样）。

在绝大多数巢式病例对照研究中都选用匹配对照。采用匹配对照选择时应注意以下几点：① 每个病例匹配对照的数量不定，一般为1~5个；② 时间匹配是本研究设计最本质的特征；③ 在某一个时间点上作为对照的成员，在后来的随访中可能会发展成为病例，这不影响巢式对照研究的设计和分析步骤；④ 某一个队列成员可以被选择作为多种疾病的对照。

六、收集资料

病例组与对照组确定后，从已收集好的整个研究队列的资料中抽出上述两组成员的相关资料，并从标本库中抽出上述两组成员的生物标本进行实验室相关指标的检测。

七、资料的分析

对率（累积发病率、发病密度、标化比等）、疾病与暴露的关联程度（OR、OR 的 95% 可信区间估计、显著性检验）、多因素分析（Logistic 单因素分析、多因素回归分析、非条件 Logistic 因素分析等）进行分析和讨论。

八、逻辑分析

分析时，论点必须明确，论据必须充分，论证过程必须符合逻辑规律和规则。

第三节 巢式病例对照研究的结果分析

一、率的计算

（一）累积发病率

该指标适用于大样本固定队列。其计算公式为：

$$\text{累积发病率} = \frac{\text{观察期内的所有新发病例数}}{\text{整个队列的全部人数}} \times 100000/10\text{万}$$

（二）发病密度

该指标的适用范围广，多用于动态队列。其计算公式为：

$$\text{发病密度} = \frac{\text{观察期内的所有新发病例数}}{\text{整个队列的暴露人数}} \times 100000/10\text{万}$$

（三）标化比

多选用标化发病比（standardized incidence ratio，SIR）这一指标，其计算公式为：

$$\text{SIR} = \frac{\text{研究队列的实际发病人数}}{\text{研究队列的总人数} \times \text{全人群发病率}}$$

二、疾病与暴露的关联程度分析

（一）将病例组与对照组的暴露情况整理成表

巢式病例对照研究整理分析表如表14-2所示。

表14-2 巢式病例对照研究整理分析表

病例	对照中的暴露数 $m(m=0, 1, \cdots, M)$				
	0	1	2	$\cdots$	M
暴露	$n_{1,0}$	$n_{1,1}$	$n_{1,2}$	$\cdots$	$n_{1,M}$
未暴露	$n_{0,0}$	$n_{0,1}$	$n_{0,2}$	$\cdots$	$n_{0,M}$

（二）计算OR值

OR值的计算公式为：

$$\text{OR} = \frac{\sum [(M-m) \times n_{1,m-1}]}{\sum (m \times n_{0,m})}$$

当研究疾病的发病率较低时，OR ≈ RR，故可以用巢式病例对照研究所获得的OR值来估计RR值。

（三）显著性检验

$$\chi^2 = \frac{\{\sum [(M-m) \times n_{1,m-1}] - \sum (m \times n_{0,m})\}^2}{\sum [T_m \times m \times (M-m)]}$$

$$T_m = n_{1,m-1} + n_{0,m}$$

(四) OR 值的 95% 可信区间估计

$$OR_U, OR_L = OR^{\left(\frac{1 \pm 1.96}{\sqrt{\chi^2}}\right)}$$

三、匹配巢式病例对照研究的多因素分析

上面介绍的只是匹配巢式病例对照研究的单因素分析部分,而现在大多数巢式病例对照研究涉及多个因素,匹配巢式病例对照研究的多因素分析常采用条件 Logistic 回归模型。现可用于拟合条件 Logistic 回归模型的统计软件有很多,例如 SAS、SPSS、BMDP 等。在 SAS 程序中,可以用 Logistic 模块或 PHREG 模块来进行条件 Logistic 回归模型分析,其详细分析过程请参阅有关统计学书籍。

不匹配巢式病例对照研究的率的计算同前述的匹配巢式病例对照研究,其疾病与暴露的关联程度分析步骤与传统的不匹配病例对照研究相同,具体分析过程如下。

(一) 将病例组与对照组的暴露情况整理成表

不匹配巢式病例对照研究整理分析表如表 14-3 所示。

表 14-3 不匹配巢式病例对照研究整理分析表

暴露	病例组	对照组	合计
有	a	b	$n_1 = a + b$
无	c	d	$n_0 = c + d$
合计	$m_1 = a + c$	$m_0 = b + d$	$N = a + b + c + d$

(二) 计算 OR 值

$$OR = \frac{ad}{bc}$$

(三) 显著性检验

$$\chi^2 = \frac{(ad - bc)^2 \times n}{(a+b)(a+c)(c+d)(b+d)}$$

(四) OR 值的 95% 可信区间估计

$$OR_U, OR_L = OR \times e^{\left(\pm 1.96 \times \sqrt{\frac{1}{a} + \frac{1}{b} + \frac{1}{c} + \frac{1}{d}}\right)}$$

(五) 不匹配巢式病例对照研究的多因素分析

可采用非条件 Logistic 回归模型进行分析。在 SAS 程序中,非条件 Logistic 回归模型拟合可以用 Logistic 模块来进行,其详细分析过程请参阅有关统计学书籍。

(张绍艳、闻俊、陈黎编写)

第十五章 实验性研究

第一节 概 述

一、实验性研究的性质定义

实验性研究又称实验流行病学,是一组研究应对公共卫生问题策略和措施(治疗措施、预防措施以及诊断、筛查、检查、检验、检测等方法)的有效性、安全性、经济性、可接受性的实验性研究方法。

二、实验性研究的种类

(一)按所研究问题的性质分为策略或制度试验、措施或方法试验和综合试验

1. 策略或制度试验

例如,卫生制度改革试点就属于制度试验。

2. 措施或方法试验

例如,治疗试验、预防试验、诊断试验、筛查试验、检查试验、检验试验、检测试验、消毒试验、杀虫试验、灭鼠试验等均为措施或方法试验。

3. 综合试验

例如,应对某一公共卫生问题策略和措施的综合试验。

(二)按所研究对象是否为人分为临床前试验和临床试验

1. 临床前试验

新的措施在应用于临床试验之前,按规定必须经过一系列的试验研究。

(1)实体的发现试验。例如,新药物提取、有机合成、分子改造、化学合成、配伍试验等均属实体的发现试验。

(2)生物学特性试验。例如,药效学、药物代谢动力学、动物药理试验与毒理学试验等基础实验均属生物学特性试验。

(3)处方前实验。例如,物化性质试验、最初的处方设计等均为处方前试验。

2. 临床试验

一个新的措施在应用于临床和投放市场之前,必须按照规定进行临床试验。临床试验

通常分为Ⅰ期、Ⅱ期、Ⅲ期、Ⅳ期。

(1) Ⅰ期临床试验。目的:初步评价措施对人体的安全性、药理学及耐受性。研究人对措施的耐受程度,了解措施在人体内的代谢过程,为Ⅱ期临床试验提供安全有效的给药方案。要求:受试对象一般为健康志愿者,受试例数为20~30例。

(2) Ⅱ期临床试验。目的:初步评价措施对研究对象的有效性和安全性,为Ⅲ期临床试验研究设计提供依据。要求:试验组和对照组的例数都不得少于100例。

(3) Ⅲ期临床试验。目的:进一步验证、评价治疗措施对目标患者的有效性、安全性、经济性和可接受性,为措施的注册申请获得批准提供充分的依据,进一步考察不同对象所需剂量及其依从性。要求:样本具有代表性(研究人群的构成尽量接近目标人群的构成),调整纳入标准,适当扩大特殊受试人群,试验组例数一般不少于300例,对照组与试验组的比例不低于1:3;分组具有均衡性(对照组与试验组的混杂因素尽量相同);观察内容具有全面性,以有效性内容为主,适当选择安全性、经济性和可接受性的内容;观察指标具有真实性、准确性(盲法观察,客观的指标,合格检测工具,适宜的环境)。

(4) Ⅳ期临床试验。目的:考察在广泛使用条件下的效果和不良反应,评价在普通或者特殊人群中使用的利益与风险关系,改进剂量等。

(三) 按具体研究对象种类分为措施本身的理化试验、细胞试验、胚胎试验、微生物试验、动物试验、人群试验

1. 理化试验

例如,物力提取试验、化学合成试验、化学改造试验等。

2. 细胞试验

例如,从无脊椎动物到脊椎动物细胞的基本培养方法及其试验。

3. 胚胎试验

例如,鸡胚胎试验、胚胎干细胞试验等。

4. 微生物试验

例如,药敏试验、抑菌试验等。

5. 动物试验

动物试验是指在实验室内,为了获得有关生物学、医学等方面的新知识或解决具体问题而使用动物进行的科学研究。例如,啮齿类动物试验等。

6. 人群试验

例如,Ⅰ期、Ⅱ期、Ⅲ期、Ⅳ期临床试验。

(四) 按主要研究目的不同分为治疗试验、预防试验、诊断试验、检测试验、消毒试验、杀虫试验、灭鼠试验等

对这些试验的介绍详见本章第二节。

关于实验性研究方法的主要分类可归纳整理如图15-1所示。

```
                    ┌ 化学试验:化学合成试验、化学提取试验、其他化学试验
                    │ 物理试验:剂型剂量试验、物理提取试验、其他物理试验
           ┌ 临床前试验┤ 生化试验:生化代谢试验、药理毒理试验、其他生化试验
           │        │ 细胞试验:微生物试验、细胞培养试验、不同细胞试验
           │        └ 动物试验:胚胎试验、动物试验、不同动物试验
实验性研究 ┤
           │        ┌ 治疗试验:Ⅰ期、Ⅱ期、Ⅲ期、Ⅳ期试验,不同治疗方法试验
           │        │ 预防试验:Ⅰ期、Ⅱ期、Ⅲ期、Ⅳ期试验,不同预防方法试验
           └ 临床试验┤ 诊断试验:诊断试验、筛查试验、不同诊断方法试验
                    │ 检测试验:物理检查试验、化学检测试验,不同检测方法试验
                    └ 综合试验:综合防治试验、综合科学考察、体制机制制度试点
```

图 15-1　实验性研究方法的分类

三、实验性研究的用途

（1）研究、评价治疗某病的各种新治疗措施。
（2）研究、评价预防某病的各种新预防措施。
（3）研究、评价诊断某病的各种新诊断方法。
（4）研究、评价筛查某病的各种新筛查方法。
（5）研究、评价杀灭病原微生物的各种新消毒方法。
（6）研究、评价杀灭医学昆虫的各种新杀虫方法。
（7）研究、评价杀灭动物传染源的各种新"灭鼠"方法。
（8）研究、评价保护人类生存环境的各种新方法。
（9）研究、评价应对公共卫生问题的策略、制度、综合措施。
（10）验证某一因素与某一事件关系的假设（其可靠性高于分析性研究）。

四、实验性研究的特点

（1）属于实验法,即人为地给实验组施加一种干预措施或改变状态。
（2）属于前瞻性研究。
（3）研究对象是来自于实际对象的抽样人群,并均衡地将研究对象分配到实验组和对照组。
（4）能够对选择的研究对象、干预因素和结果的分析判断进行标准化。
（5）可以平衡试验组和对照组中已知的和未知的混杂因素,提高两组的可比性。
（6）对试验组和对照组同步进行随访观察比较,外来因素的干扰对两组同时起作用,对结果影响较小。
（7）设计和实施比较复杂,必须在大量试验（体外和动物试验）的基础上才能用于人体试验,研究人群数量较大,且随访时间长,在实际工作中有时难以做到。
（8）研究对象缺乏代表性,可能有别于目标人群,从而影响试验结果推论到总体。
（9）研究对象的依从性差,会影响对试验效应的评价。
（10）有时有关于医德伦理方面的争议。

第二节 主要实验性研究方法

实验性研究的方法很多,分类也很多,下面只做简要介绍。

一、临床治疗试验

临床治疗试验是指以患某种疾病的病人作为研究对象,将研究对象均衡地分成试验组(一个或多个)和对照组(一个或多个),给予试验组研究对象待评价的治疗措施,给予对照组研究对象其他治疗措施,同时前瞻性观察一定时间各组的效应指标,然后通过对比分析和逻辑分析来综合评价该项治疗措施或方法的有效性、安全性、经济性、可接受性。

临床治疗试验通常可分为Ⅰ期、Ⅱ期、Ⅲ期、Ⅳ期试验。

二、临床预防试验

临床预防试验是指以未患某种疾病但属于该病高危人群的健康人作为研究对象,将研究对象均衡地分成试验组(一个或多个)和对照组(一个或多个),给予试验组研究对象待评价的预防措施,给予对照组研究对象其他预防措施或不给予任何预防措施,同时前瞻性观察一定时间各组的效应指标,然后通过对比分析和逻辑分析来综合评价该项预防措施或方法的有效性、安全性、经济性、可接受性。

临床预防试验也可分为Ⅰ期、Ⅱ期、Ⅲ期、Ⅳ期试验。各期的目的各有侧重,这里主要指Ⅲ期临床预防试验。Ⅲ期临床预防试验还可继续分为现场试验、社区试验、综合对策试验。

三、诊断试验

诊断试验是指以患某种疾病的各类型病人和该病需要排除诊断疾病的病人作为研究对象,分别用诊断该病的"金标准"方法(相当于对照组)和待评价的诊断方法(相当于实验组)对研究对象进行诊断和判断,通过对诊断和判断结果的统计分析来综合评价该项诊断方法的有效性(真实性与准确性)、安全性、经济性、可接受性。

四、筛查试验

筛查试验是指以患某种疾病的各类型早期病人和健康人作为研究对象,分别用诊断该病的"金标准"方法(相当于对照组)和待评价的诊断方法(相当于实验组)对研究对象进行诊断和判断,通过对诊断和判断结果的统计分析来综合评价该项筛查方法的有效性(真实性与准确性)、安全性、经济性、可接受性。

五、检测试验

检测试验是指以含某种成分的可疑样本(有代表性的不同含量的各种状态的样本)作为研究对象,同时用检测该种成分的"金标准"方法或试剂(相当于对照组)和待评价的检测方法或试剂(相当于实验组)对可疑样本进行检查、检验、化验,通过对两种检测结果的分析来综合评价该项检测方法或试剂的有效性(真实性与准确性)、安全性、经济性、可接受性。

六、综合试验

综合试验又称综合试点,是指研究某些卫生策略或制度或综合措施或方法的有效性、安全性、经济性、可接受性的试验。

七、消毒试验

消毒试验是指研究某些消毒措施或方法的有效性、安全性、经济性、可接受性的试验。

(一)有效成分含量的测定

有效成分系指具有杀菌作用的成分。所有化学消毒剂均应进行本项检测。所测含量在产品有效期内,不得低于企业标准的下限值。复方化学消毒剂应测其杀菌主要成分的含量,植物消毒剂和用植物提取物配制的消毒剂可不测定有效成分。

(二)pH 的测定

所有消毒剂需测定消毒剂原液的 pH,固体消毒剂应测定最高应用浓度的 pH。对于需调节 pH 后使用的消毒剂,则应在加入 pH 调节剂前后分别测定其 pH。

(三)稳定性试验

所有消毒剂均应进行稳定性试验检测,可用加速实验法 37℃,90d 和(或)54℃,14d,也可选用室温留样法。以化学成分为主的消毒剂,用化学法进行本项检测;以植物为主要有效成分的消毒剂,用微生物法进行本项检测;以化学成分和植物为有效成分的消毒剂,同时用化学法和微生物法进行本项检测。

(四)金属腐蚀性试验

用于金属物品消毒的消毒剂应进行本项检测,试验浓度应选择最高使用浓度。

(五)微生物杀灭试验

所有消毒剂均应进行本项检测。试验前,必须先按不同种类的试验微生物分别进行相应的化学中和剂或其他残留消毒剂去除法的鉴定试验,选出适宜的中和试验微生物。以金黄色葡萄球菌(*Staphylococcus aureus*)ATCC 6538 作为细菌繁殖体中化脓性球菌的代表,大肠杆菌(*Escherichia coli*)8099 作为细菌繁殖体中肠道菌的代表,铜绿假单胞菌(*Pseudomonas aeruginosa*)ATCC 15442 作为医院感染中最常分离的细菌繁殖体的代表,白色葡萄球菌(*Staphylococcus albus*)8032 作为空气中细菌的代表,龟分枝杆菌脓肿亚种(*Mycobacterium chelonae* subsp. *abscessus*)ATCC 93326 作为人结核分枝杆菌的代表,枯草杆菌黑色变种芽孢(*Bacillus subtilis* var. *niger*)ATCC 9372 作为细菌芽孢的代表,白色念珠菌(*Candida albicans*)ATCC 10231 和黑曲霉菌(*Aspergillus niger*)ATCC 16404 作为致病性真菌的代表,脊髓灰质炎病毒-Ⅰ型疫苗株(Poliovirus-Ⅰ)作为病毒的代表。

八、杀虫试验

杀虫试验是指研究某些杀虫措施或方法的有效性、安全性、经济性、可接受性的试验。

九、灭鼠试验

灭鼠试验是指研究某些消灭动物性传染源(如:鼠类)措施或方法的有效性、安全性、经济性、可接受性的试验。

十、临床前试验

临床前试验是指在新的措施应用于临床试验之前,不以人为研究对象,研究某项应对公共卫生问题措施有效性、安全性为主的试验。临床前试验包括物理试验、化学试验、生化试验、细胞试验、微生物试验、动物试验等。

第三节　实验性研究的基本步骤

一、确定研究目的

目的是指行为主体根据自身的需要,借助意识、观念的中介作用,预先设想的行为目标和结果。目的是实验性研究的依据,目的贯穿实验性研究的全过程。所以,必须首先确定研究目的。

目的可分为直接目的和间接目的。直接目的即目标,是指个人、部门或整个组织所期望的结果。间接目的即意义,是指达到直接目的后对其他事物的影响、价值与作用。这里所讲的目的是指直接目的,即目标。

二、确定研究方法、技术方法

(一) 研究方法、技术方法的定义

1. 研究方法

研究方法是指在科学活动过程中,科学工作者为了某项科学发现,遵循科学研究的一般原理和原则,所采用的包括思路、程序、规则、技巧和模式在内的各种途径和手段。简单地说,科学方法就是人类在所有认识和实践活动中所运用的全部正确方法。科学研究方法是人们为获得科学认识所采用的规则和手段系统。

2. 技术方法

技术方法是指人们在技术实践过程中所利用的各种方法、程序、规则、技巧的总称。它帮助人们解决"做什么"、"怎样做"以及"怎样做得更好"的问题。技术方法是一种实践方法,人们在技术活动中利用技术知识和经验,选择适宜的技术方法或创造出全新的方法,去完成设定的技术目标。

研究方法和技术方法都需要事先确定。

(二) 确定研究方法、技术方法的一般要求

研究方法必须具有科学性(即所应用的研究方法一定能够达到研究目的)和可行性(即

所应用的研究方法必需的研究条件都具备)。

技术方法的一般要求是:研究对象具有代表性,各组具有均衡性,效应指标具有真实性和准确性,研究结果可靠,研究结论可信,研究条件可行。

三、确定研究对象

(一) 研究对象的定义

研究对象是指可代表目标对象、来源于实际对象、符合研究要求和条件的对象。

目标对象又称为靶人群或参考人群,是指打算将流行病学实验结果应用(推论、外推)到更大规模的总体人群。

实际对象是指符合研究对象标准的人群。

研究对象来自实际对象,而实际对象又来自目标对象。这三类人群的人数含量因实验研究的目的而异。例如,对某些病的研究对象,它的目标人群既可大到全人类,也可小到某个地区或某个单位;有时可限于某阶层、某性别或某年龄组。从人数含量看,目标对象大于实际对象,而实际对象又远远大于研究对象。这些研究对象应有严格的纳入和排除标准,以书面形式明确规定,并严格执行。

(二) 确定研究对象的数量

研究对象样本量的确定是十分重要的。样本量过小,会降低试验研究的把握度,影响推断到总体的精确度;样本量过大,不仅浪费人力、物力、时间,而且给试验质量的控制带来困难。因此,每个试验均应认真进行样本量估算。样本量的大小,只要在试验结束时,能进行指标的比较,得出显著性检验的结果即可。

影响样本量大小的主要因素有:

(1) 干预前人群发生率越高或干预后事件发生率越低,所需样本量越小。

(2) 要求显著性水平越高,即 α 值(0.01 或 0.05)越小,所需样本量越大。

(3) 把握度 $(1-\beta)$ 定得越高,即 β 值(0.20、0.1 或 0.05)越小,所需样本量越大。

(4) 单侧检验比双侧检验所需样本量小。

(5) 研究对象分组数越多,所需样本量越大。

(6) 两组间均衡性越好,所需样本量越小。

(三) 注意事项

确定研究对象及其数量主要是为了有效地控制代表性误差。为此,应注意以下几点:

(1) 研究对象对目标对象有较好的代表性(同种或种属接近)。

(2) 对目标对象的构成有较好的了解。

(3) 选择适宜的试验地点(实际对象对目标对象有较好的代表性)。

(4) 选择适宜的纳入和排除标准以及抽样方法。

(5) 如果研究对象为人,则需要考虑安全性、依从性和稳定性的问题。

四、研究对象的分组

（一）研究对象分组的目的

研究对象分组是为了控制均衡性误差和使组间的效果更清晰。

为了控制均衡性误差，首先要明确均衡性误差是由于混杂因素在组间分布不均匀引起的，然后确定哪些因素可能是混杂因素，最后应用能够使组间混杂因素均衡的分组方法。

为了使组间效果更清晰，可以分为多个剂量组或不同的干预形式组。

（二）研究对象分组的原则——均衡性、可比性

将研究对象分配到试验组和对照组，使每个研究对象都有同等机会被分配到各组去，以平衡试验组和对照组已知的和未知的混杂因素，从而提高两组的可比性，避免产生误差。

（三）研究对象分组的方法

1. 简单随机化分组

简单随机化分组又称为完全随机化分组，是指对研究对象直接进行随机分组，常通过掷硬币或利用随机数字表，或用计算机产生随机数来进行随机化，在事先或者实施过程中不做任何限制和干预或调整。

简单随机化分组方法对小样本试验操作起来很简单，但是如果研究对象例数较少，则各组例数会出现不平衡现象。有研究表明，当总例数为 100 时，每组刚好 50 例的概率仅为 8%。因此，采用随机数字表的方法以及随机数余数分组法可以很好地解决这个问题，使分组后各组例数相等。具体操作步骤如下：①编号：将 N 个实验单位从 1 到 N 编号。动物可按体重大小，患者可按预计的样本量编号。②获取随机数字：从随机数字表中任意一个数开始，沿同一方向顺序获取每个实验单位一个随机数字。③求余数：用随机数除以组数，求出余数。若整除，则余数取组数。④分组：按余数分组。⑤调整：假如共有 n 例待调整，需要从中抽取 1 例，继续抄一个随机数，除以 n 后将得到的余数作为所抽实验单位的序号（若整除，则余数为 n）。

简单随机分组的优点是简单易行、随时可用、不需要专门工具。它是理解和实施其他随机分组方法的基础。但是，要求在随机分组前抄录全部研究对象的名单并编号。如果研究对象数量大，则工作量相当大，有时甚至难以做到。

2. 区组随机化分组

区组随机化分组也叫均衡随机化或限制性随机化，即将随机加以约束，使各处理组的分配更加平衡，满足研究要求。在一个区间内包含一个预定的处理分组数目和比例。区组是指对受试对象进行划分，由若干特征相似的试验对象组成。

区组的长度是指一个区组包含多少个接受不同处理的受试单元，即区组中对象的数目。区组的长度不宜太小（太小则形成不随机），一般至少要求为组数的 2 倍以上。区组的长度也不宜太大，太大易使分段内不均衡。如果只有两个组别（试验组和对照组），区组的长度一般可取 4~8；如果有 4 个组别，则区组的长度至少为 8。区组长度还与试验的疗程长短有关。对于疗程较短的疾病，患者入组快，结束快，区组长短影响不大；而对于疗程比较长的疾病，区间长度不宜过大。

区组随机能够避免简单随机可能产生的不平衡。任何时候,试验组与对照组的患者数均应保持平衡,也可以说确保整个试验期间进入每一组的对象数基本相等。这样不仅提高了统计学效率,而且保证了分配率不存在时间趋势。即使因为某种原因,患者预后存在时间趋势,也能将偏倚减到最小。

区组随机化分组可增加处理组间的均衡性,提高实验效率。但是,在分组前也需要有一个完整的研究对象名单。

3. 分段(或分层)随机化分组

分层是指将总体按某(些)特征分割为次级总体。分层随机化分组法是指首先根据研究对象进入试验时某些重要的临床特征或危险因素分层(如:年龄、性别、病情、疾病分期等),然后在每一层内进行随机分组,最后分别合并为试验组(处理组)和对照组。

分层随机化可保证减小Ⅰ型错误,且可以提高小样本($n<400$)试验的把握度;分层对于组间样本分布的均衡性具有重要的作用。但是分层随机只适合于有2~3个分层因素时,而当分层因素较多时,容易出现不均衡的情况。通常受试对象例数100~200例,有2~3个分层因素,每个因素仅有2个水平时,应用分层随机化较恰当;当分层因素较多时,各层所含的例数会变少,容易出现各组分层因素分布和组间例数的不均衡,从而影响分析结果。分层随机化分组的目的是使分组结果达到预想的例数分配,既适用于小样本,又适用于大样本。

分层随机化分组的操作步骤如下:①将分组过程分多个层进行,每个层只对 m 个试验对象随机分组。m 必须是处理数的整倍数。为了保证随机效果,m 最好是处理数的5倍以上。②取 m 个随机数,从小到大排序,得序号 R。③规定 R 所对应的处理。例如,10位患者等分为两组,则 $R=1\sim5$ 者为 A 组,$R=6\sim10$ 者为 B 组。④将 m 个观察对象分配完毕,再按以上方法对下一层 m 个观察对象分组,直到分组结束。

4. 分层区组随机化分组

多中心临床试验中普遍采用的方法是以中心分层,然后在各中心内进行区组随机化分组,这种分组方法被称为分层区组随机化分组。分层有助于保证层内的均衡,同时还考虑分段,即区组随机地安排受试者,这将有助于增加每一段的可比性。当受试者的入组随机时间有所变化时,分段的安排可使每个分段内试验组与对照组的样本大小安排完全符合试验方案的要求,因此,该法可保证试验结束时各中心例数接近,便于管理。但是,分层区组随机化只能在影响因素(分层因素)比较少(<3)时保证组间均衡;当影响因素多时,各层所含的例数会变少,容易出现各影响因素分布和例数的不均衡,从而影响分析结果。分层区组随机化是将区组随机化和分层随机化相结合的一种随机化方法,相对来说,它是一种比较理想的随机化方法。

5. 动态随机化分组

动态随机化是指在临床试验过程中每例患者分到各组的概率不是固定不变的,而是根据一定的条件进行调整的方法。它能有效地保证各试验组间例数和某些重要的非处理因素接近一致。动态随机化方法包括瓮法、偏币法、最小化法等。

6. 整群随机分组

整群随机分组是指以一个家庭、一个学校、一个医院、一个村庄或居民区等为单位进行随机分组。这种方法比较方便,但必须保证两组资料的可比性。

整群随机分组要求各群内变异和整个研究对象变异一样大,即抽到的人群能充分代表总体,而各群间变异越小越好。此法容易被研究对象接受,抽样和调查都比较方便,也可节省人力、物力,多用于大规模调查。但是,其抽样误差较大,分析工作量也大。

五、确定选择对照方式

（一）设立对照组的目的

在研究干预措施的效果时,直接观察到的往往是多种因素的效应交织在一起的综合作用,而合理设立对照能成功地将措施的真实效应客观、充分地识别出来,使研究者得以做出正确评价。

（二）确定选择对照方式

选择对照的方式很多,不同的试验方法各异。一次试验可以设立一个对照组,也可以设立多个对照组,特殊情况下也可不设对照组。

六、确定干预形式和观察指标

干预形式和观察指标直接关系到试验结果的真实性和准确性,所以,尽可能地采用盲法干预、盲法观察,选择真实性和准确性都较好的检测方法。

观察指标主要是有效性指标,同时兼顾安全性、经济性、可接受性指标。

不同研究方法的有效性指标各有不同。即使是同类研究方法,不同内容或不同目的的有效性指标也不尽相同。所以,要根据实际情况进行选择。

实验性研究效果评价指标的选择应视实验目的而定,其基本原则是:①选用定量指标,并尽可能选用客观的定量指标;②测定方法有较高的真实性和可靠性;③要易于观察和测量,且易为受试者接受。

七、设计研究计划和做预试验

（一）设计研究计划

研究计划即科研设计,是一项复杂的系统工程,包括研究目标、研究人员、研究对象、研究方法、研究内容、技术方法、技术路线、研究条件、研究进度、年度计划、预期研究结果等内容。

（二）做预试验

预试验是指在正式试验前所进行的小样本试验。做预试验目的是检验试验设计的科学性和可行性,以完善科研设计。

预试验必须像正式试验一样进行才有意义。如果随便选择一个地方和人群做预备试验,不具备试验设计方案中的基本条件,是不可行的;反之,若给预备试验以多种特殊条件,使之得天独厚,以证明试验设计的正确可行,则更是错误的。只有在避免了各种主观因素的干扰,经过认真的预备试验取得成功后,才能按设计方案进行正式的大规模试验。

八、开展正式试验

从理论上讲,正式试验只要严格按照科研设计执行就可以了。需要强调如下几点:

(1) 在开展正式试验之前,要做好各种准备工作,包括思想准备、理论准备、技术准备、所需人力、财力、物力和时间准备等。

(2) 注意做好组织、协调、宣传、动员工作。

(3) 特别注意由于研究人员、研究对象、测量工具、试验环境所引起的准确性误差问题。

(4) 注意研究对象的退出率、失访率、不应答率、不依从率过高的问题。

(5) 注意意外情况的发生和应急处理问题。

(6) 注意收集计划外有意义的信息。

(7) 注意试验信息及时收集、记录、核实和保存的问题。

九、实验资料的统计分析

实验资料的统计分析包括有效性、安全性、经济性、可接受性四个方面的内容。有效性是一项最主要的内容。有效性的结果不好,其他三项的结果再好,也无意义。安全性也是一项重要的内容。有效性的结果再好,安全性的结果不好,也无意义。经济性结果的好坏会直接影响到推广、普及。可接受性结果的好坏也会影响到推广、普及。

十、对试验结果进行逻辑分析

经过统计分析得出的只是结果,只有经过逻辑分析才能得出结论。所以,对试验资料进行统计分析后,必须进行综合分析、论证,最后得出结论性评价。

十一、试验的全面总结

试验总结至少包括以下三个方面的内容:

(1) 工作总结:关于有效性、安全性、经济性、可接受性的综合评价报告。

(2) 业务总结:撰写学术论文。

(3) 经验总结:包括取得的经验、汲取的教训以及需注意的问题。

(滕国兴、白明华编写)

第十六章 应对公共卫生事件的策略与措施

第一节 概 述

一、策略的概念和特性

(一) 策略的定义

1. 策略的含义

策略的含义如下:① 计谋、谋略;② 可以实现目标的方案集合;③ 有斗争艺术,注重方式、方法;④ 根据形势发展而制定的行动方针和斗争方法;⑤ 在做当前决策时就将未来的决策考虑在内的一种计划;⑥ 策略就是为了实现某一个目标,预先根据可能出现的问题制订若干对应的方案,并且在实现目标的过程中,根据形势的发展和变化制订出新的方案,或者根据形势的发展和变化选择相应的方案,最终实现目标。

2. 策略的定义

策略是指为了实现某一宏观目标,根据事物发生、发展和分布的一些规律,结合具体情况,制定的指导全面工作的基本方针、原则、规则、法律、法令、条例、管理体制和运行机制等。其中,目标是指个人、部门、整个组织期望获得的成果、达到的目的或境界。规律亦称法则,是指客观事物发展过程中的同一类现象的本质关系或本质之间的稳定联系。方针是指指导事业向前发展的纲领,引导事业前进的方向和目标。原则是指观察问题、处理问题的准则或最低要求。规则是指规定出来供大家共同遵守的制度或章程。法律是指国家制定、颁布的,由国家强制实施的,以规定当事人权利和义务为主要内容的具有普遍约束力的文件。法令是指政府机关制定、颁布的命令、指示、决定等的文件总称。条例是国家权力机关或行政机关依照政策和法令而制定并发布的针对政治、经济、文化等各个领域内的某些具体事项而做出的比较全面系统、具有长期执行效力的法规性公文。管理体制是指采用怎样的组织形式以及如何将这些组织形式结合成为一个合理的有机系统,并以怎样的手段、方法来实现管理的任务和目的。运行机制是指在人类社会有规律的运动中,影响这种运动的各因素的结构、功能及其相互关系,以及这些因素产生影响、发挥功能的作用过程和作用原理及其运行方式。

(二) 策略的特性

1. 全局性

全局性是指凡属高层次的谋划和决策都要照顾各个方面和各个阶段的重大的、相对独立的方面或阶段。全局性表现在空间上,整个世界、一个国家、一个地区、一个单位都可以是策略的全局。全局性表现在时间上,贯穿于准备与实施的各个阶段和全过程。

2. 阶级性

任何策略都反映了一定的阶级、民族、国家或政治集团的根本利益,体现了它们的路线、方针和政策,是为其政治目的服务的,具有鲜明的阶级性。

3. 对抗性

制定和实施策略都要针对一定的对象。通过对其各方面的情况进行分析判断,确定适当的目的,有针对性地建设和使用各种资源,掌握事物的特点和规律,采取多种形式和方法,扬长避短,以取得预期的效果,这是谋划的基本内容。

4. 预见性

预见性是谋划的前提,是决策的基础。在广泛调查研究的基础上,全面分析、正确判断、科学预测环境诸因素可能的发展变化,明确现实的和潜在影响因素的性质和程度,科学预测未来事件发展的时机、样式、方向、规模、进程和结局,揭示未来事件的特点和规律,这是制定、调整和实施策略的客观依据。

5. 谋略性

运用谋略,重在对全局的谋划,强调深谋远虑,尊重特点和规律,多谋善断,灵活多变,以智谋取胜。

(三) 制定策略的必要性

(1) 社会、经济和文化背景既影响着个体对疾病的易感性,也决定着疾病流行的特点和发展趋势。

(2) 疾病的预防与控制没有适合于所有国家、所有地区的通用的简单模式。

(3) 有些疾病的流行具有迅速变化的特性。

(4) 战略规划制定必须客观地考虑现有可利用的资源,寻求如何合理、有效地利用现有资源。

二、措施的概念和特性

(一) 措施的定义

措施是指实现某一预期目标所需要采取的具体办法、技术、手段、步骤和计划。其中,办法是指处理事情或解决问题的方法;技术是指人类在改造自然、改造社会以及改造自我的过程中所用到的具有复杂性、依赖性、多样性、普及性的一切手段、方法和技能的总和;手段是指人类为达到某种目的而采取的方法;步骤是指人类做事情的程序、次序;计划是指根据对组织外部环境与内部条件的分析,提出在未来一定时期内要达到的组织目标以及实现目标的方案途径。计划具有针对性、预见性、先行性、普遍性、目的性、可行性、目的性、效率性等特点。

(二) 措施的基本特性

1. 区域性

措施只用于某个方面。

2. 公用性

任何措施应符合社会的公共利益,对公众有益。

3. 针对性

任何措施都具有特定的对象。

4. 具体性

措施不可抽象,不可笼统,细节应很明确。

5. 技术性

措施就是通过改造环境以实现特定目标的特定方法。

三、策略与措施的关系

(一) 策略与措施的区别

(1) 策略是一个整体架构,通常比较宏观;而措施是一种方法、手段,比较微观。

(2) 策略是带有全局性的指导方针,在相当长的一段时间内具有相对的稳定性;措施则反映了事物发展的曲折性,措施要根据客观情况的变化有相应的自由度。

(3) 策略着眼于全局;措施立足于局部。

(4) 策略目标是稳定的、坚定的,着眼于长远利益的实现;而措施手段则是灵活的、多变的,在实现长远利益目标的过程中着眼于排除现实的矛盾和障碍。

(二) 策略与措施的联系

(1) 只有在正确的策略指导下,采取合理措施,才能达到预期的效果。

(2) 措施是不能脱离策略的,措施要依附在策略上。

(3) 策略与措施要有先后的顺序,通常讲,策略先定,措施后定。在没有大的框架,没有宏观的想法前,就开始去实施小的措施,很可能会失去一些依据,甚至会导致战略与措施相违背,不仅徒劳,还浪费了精力。

(三) 策略与措施的结合应遵循的几个原则

(1) 必须把长远的目标和当前的问题结合在一起,既要考虑当前的实际情况,又不能忘记当前的战术是走向最终目的的一个阶梯。

(2) 必须强调原则的坚定性和策略的灵活性相结合。前进的目标不能丢,在根本的利益面前不能让步;但又要根据客观的形势变化和实际情况使战术行为保持最大的机动性、针对性和灵活性,以保证顺利地实现战略目标。

(3) 坚持独立自主和整合资源相结合。一定要把实现战略目标的希望放在自己力量的基础上,努力求得自我发展;但又不自我封闭,积极整合外部的资源,善于借助第三者的力量为我服务。

(4) 团结一切可以团结的力量,整合一切可以整合的资源,利用一切积极的因素,争取最好的结果。

四、应对公共卫生问题的策略

(一)我国现行的卫生工作方针

我国现行的卫生工作方针是:以农村为重点,预防为主,中西医并重,依靠科技与教育,动员全社会参与,为人民健康服务,为社会主义现代化建设服务。

(二)制定应对公共卫生事件策略的依据

(1)公共卫生事件的历史、现状、发展趋势。

(2)公共卫生事件的发生规律、发展规律、分布规律、影响因素。

(3)现行应对公共卫生事件的策略、措施及其有效性。

(4)可以利用的应对公共卫生事件的资源。

(5)应对公共卫生事件的成功经验和失误教训。

(三)我国应对公共卫生问题的主要策略

(1)紧紧依靠党和各级政府的领导。

(2)坚持"预防为主"和"专群结合"的方针。

(3)采取有主导环节的综合措施。

(4)建立健全各级专业队伍和有关规章制度或法规。

(5)加强健康教育,全面提高专业人员的业务水平和民众防病意识。

(6)加强流行病学监测和国境卫生检疫等信息化建设。

(7)树立坚持不懈、长期斗争的战略思想。

(8)确定目标和重点,制定规划和计划,有组织、有步骤地进行。

(9)因地因时因人而异,选取最佳方案。

(10)加强区域性或国际性的科研合作。

五、应对公共卫生问题的措施

(一)管理措施与技术措施

根据措施的性质,措施可分为管理措施与技术措施。

1. 管理措施

管理措施是指为了实现具体工作目标所采取的方法、方案、制度、规则、手段等。

管理的四项基本职能是计划、组织、领导和控制。管理的基本方法有以下四类:

(1)行政管理方法:是指为达到某一目标,通过国家行政机构或社会组织、团体所采取的强制性命令、指示、规定等手段。

(2)经济管理方法:是指为达到某一目标,在自觉依据和运用价值规律的基础上,依赖法制力量,借助于经济杠杆的调节作用,所采取的一切经济手段。

(3)制度管理方法:是指国家机关、社会团体、企事业单位依照法律、法令、政策制定具有法规性或指导性与约束力的规章制度进行管理,以维护正常的工作、劳动、学习、生活的秩序,保证各项政策的顺利执行和各项工作的正常开展。

(4)教育管理方法:是指通过政治思想教育和文化科学技术知识教育来提高受教育者

素质和潜能的一系列有组织的活动。

2. 技术措施

技术措施是指为了实现具体工作目标所应用的方法、标准、规范、手段等。

(1) 检查、检验措施。例如，各种物理检查、化学检验、生化检测。

(2) 诊断、判断措施。例如，疾病的诊断方法或标准、病情(病区)的划分与控制方法或标准。

(3) 预防措施。例如，消毒、杀虫、灭鼠、个人防护、职业防护、免疫预防、消除病因、药物预防、并发症预防、改善环境、综合预防。

(4) 治疗措施。例如，病因治疗、对症治疗、康复治疗、综合治疗。

(5) 信息的采集、处理、传递以及防伪措施。例如，数理统计、各种偏倚的控制。

(二) 三个要素预防措施

三个要素预防措施简称三要素预防，是指针对事物发生的三个必要条件(即"三要素")的措施，即针对事物发生的必要原因、敏感对象、环境影响因素的措施。

只要控制任何一个或几个要素，就可以控制事件的发生。

(三) 三个级别预防措施

三个级别预防措施简称三级预防、三阶段预防、三时期预防，是指针对事物发生的不同时期或阶段的措施，即针对事物发生作用期、前兆期与事件期、转归期的措施。

第一级预防措施可以控制发生，第二级预防措施可以控制发展，第三级预防措施可以控制转归。

(四) 三个环节预防措施

三个环节预防措施简称三环节预防，是指针对事物发展(发生数量增加)三个必要条件(即"三环节")的措施，即针对事物发展的必要原因的来源、必要原因进入机体的途径、敏感对象的措施。

只要控制任何一个或几个环节，就可以控制事件的发展。

下面将以疾病(特别是传染性疾病)为例，详细讲解公共卫生问题的三个要素预防措施、三个级别预防措施与三个环节预防措施。

第二节 疾病的三要素预防

一、疾病发生的三个基本条件

疾病发生的三个基本条件即疾病发生的三个要素，简称三要素，是指疾病发生的必要原因(致病原因，即狭义的病因)、疾病发生的易发对象(易感对象，即易感人群和易感动物)、适宜的环境影响因素(辅助促进因素与遏制因素，即内部因素与外部因素或自然因素与社会因素)。

二、三要素预防的依据

疾病三要素预防的依据就是疾病发生的三个基本条件，即只要去除或控制三个基本条件中的任何一个或几个,就可以控制疾病的发生。

由于必要促进因素、易发对象和适宜的环境辅助影响因素是公共卫生事件发生必须具备的三个条件,缺一不可,那么,如果通过人为手段对其中任何一个要素或二个要素或三个要素施加影响,就可以防止或减少公共卫生事件的发生。

下面以结核病为例介绍三要素预防措施。

（一）针对必要原因即结核杆菌的措施

（1）应用特效药或敏感药物杀灭机体内部的结核杆菌。

（2）应用高效消毒措施杀灭机体外环境中的结核杆菌。

（3）接种卡介苗,杀灭进入机体的结核杆菌。

（二）针对易感对象,即易感人群和易感动物的措施

（1）接种卡介苗,保护易感对象。世界卫生组织（WHO）研究证实,接种卡介苗预防结核性脑膜炎和播散性结核病的平均有效率为86%,预防结核相关死亡的有效率为65%,预防结核性脑膜炎死亡的有效率为64%,预防播散性结核死亡的有效率为78%。

（2）应用特效药或敏感药物杀灭机体内部的结核杆菌。

（3）增强机体免疫力（非特异性免疫力）与加强个人防护和职业防护也可降低结核病的发生率。

（三）针对辅助促进因素与遏制因素的措施

例如,改善营养状态、精神状态、疲劳状态、免疫状态等措施。

结核病三要素预防与结核发生过程的关系如表16-1所示。

表16-1 结核病三要素预防与结核发生过程的关系

事件发生基本条件	必要原因	易发对象	适宜的环境影响因素
结核病发生基本条件	结核杆菌	易感人群、易感动物	营养状况、精神状况、疲劳状况、免疫状况
三要素预防分级	第一要素预防	第二要素预防	第三要素预防
结核三要素预防措施	特效药或敏感药物、高效消毒措施、接种卡介苗	接种卡介苗、特效药或敏感药物、增强机体免疫力（非特异免疫）、个人防护和职业防护	营养状态、精神状态、疲劳状态、免疫状态等
主要目的	防止发生、发展	防止发生、发展	降低发生、发展

三、疾病三个要素预防措施的定义

三个要素预防措施简称三要素预防,是指针对事物发生三个必要条件（三要素）的措施,即针对事物发生的必要原因、敏感对象、环境影响因素的措施。

四、针对疾病发生必要原因的措施

（一）针对疾病发生必要原因措施的定义

针对疾病发生必要原因的措施是指在疾病发生必要原因清楚的前提下,杀灭、去除、避免、控制疾病发生必要原因的一切方法。

(二) 针对疾病发生必要原因措施的种类

(1) 杀灭生物性疾病发生的必要原因及其来源,包括有效药物病因治疗、适时消毒、接种疫苗、保护环境和改善环境、杀虫、灭鼠等。例如,使用有效药物治疗原虫性疾病、寄生虫性疾病、真菌性疾病、螺旋体性疾病、细菌性疾病、立克次体性疾病、支原体性疾病、衣原体性疾病;适时消毒,杀灭或清除病原微生物,以预防感染性疾病;保护环境和改善环境,杀灭或清除病原微生物,以预防感染性疾病;接种疫苗,预防某些感染性疾病;杀灭或清除传播途径上的昆虫,以预防虫媒传染病;灭鼠(杀灭动物性传染源);等等。

(2) 去除、避免、控制生物性的、物理性的、化学性的或个体性的、社会性的疾病发生的必要原因及其来源,包括控制来源、控制传播因子、适量补充、限制摄入、促进排泄、避免危害等。例如,控制传染源,避免传染病的发生;控制辐射源,控制辐射病的发生;去除有毒有害事物产生原因,控制行为性疾病、社会性疾病、职业性疾病的发生;去除某些传播因子中疾病发生的必要原因,避免某些疾病的发生;适量补充某些机体必需物质,预防缺乏性疾病;限制机体某些必需物质的过量摄入,预防相应的中毒性疾病;避免或减少有毒有害物质的摄入量,预防中毒性疾病;促进机体已经摄入的有毒有害物排泄(服毒者尽早洗胃),控制中毒性疾病的发生;改变某些毒物理化性质(毒物的络合剂),控制中毒性疾病的发生;等等。

五、针对疾病发生敏感对象的措施

(一) 针对疾病发生敏感对象措施的定义

针对疾病发生敏感对象的措施是指机体自身固有的或自身产生的和人为施加的保护免于或减轻病因致病作用的一切措施。从广义上讲,针对疾病发生必要原因的措施也是针对疾病发生敏感对象的措施。

(二) 针对疾病易发对象措施的种类

1. 特异性措施

特异性措施是指对有明确必要促进因素(病因)或具备特异预防手段的疾病所采取的措施,即提高人群特异性抗病能力、消除病因、保护高危人群等措施。例如,特异免疫、药物预防;消毒、杀虫、灭鼠;职业防护与个人防护;消除或控制病因(如:缺乏性疾病、中毒性疾病等)、控制危险因素(如:戒烟、限酒、低盐饮食等)、促进致病因子排泄(如:洗胃、促进排泄制剂等)、卫生检疫等。

2. 非特异性措施

非特异性措施是指通过创造促进健康的环境,使人们避免或减少对致病因子的暴露,改变机体的易感性,保护健康人免于发病,即增强非特异抗病能力的一切措施。例如,健康教育、合理膳食、适量运动、适当休息、充足睡眠、改变不良习惯、自我保健、保护和改善环境、制定健康的公共政策等。

3. 防护性措施

防护性措施是指通过穿(戴)防护用品,使得人体免于或减轻生物性的、物理性的、化学性的必要致病因子侵害的一切措施。例如,使用安全帽、安全套、安全带、安全气囊、口罩、防护眼镜、防护服装、防护手套、防护靴、防晒霜、防护罩、防护堤、防护网等。

六、针对疾病发生环境影响因素的措施

针对疾病发生环境辅助影响因素的措施是指减少或减轻各项主要辅助促进因素的作用和增加或增大各项主要遏制因素的作用的一切措施;例如,针对肺结核,减少或减轻各项主要辅助促进因素作用的措施包括减少贫穷、减轻精神压力和工作压力等措施;增加或增大各项主要遏制因素作用的措施包括合理膳食、充足睡眠、适当休息、加强锻炼等措施。

第三节 传染病的三环节预防

一、传染病的发生过程

（一）传染病的定义及特点

传染病是指由病原生物感染引起的能在人与人之间或者人与动物之间或者动物与动物之间相互传播的感染性疾病。它具有病原性、传染性、流行性、变异性、免疫性、集聚性、季节性等特点。

（二）病原体对宿主的作用

病原体对宿主的作用包括传染力、致病力、毒力、变异力等,作用方式为侵入、定位、繁殖、排除。

（三）宿主对病原体的作用

宿主对病原体的作用包括免疫（特异与非特异、细胞与体液）、药物、消杀灭、防护、改善环境等。

（四）传染过程

传染过程是指病原体进入机体后与机体相互作用的过程。其作用结果是产生各种不同的表现,而传染病发病只是其中的一种形式。传染过程的发生是在个体中进行的,属于生物学现象。

（五）病原体作用于宿主的结局

（1）病原体被排除或消灭。

（2）病原体在宿主体内生存、繁殖,形成新的感染。

（3）病原体寄生于宿主体内,只在一定条件下发生新的感染。

（六）传染病感染谱

传染病感染谱是指宿主对病原体传染过程反应轻重程度的发生频率。例如,隐性感染为主、显性感染为主、死亡为主。

（七）传染时间谱和疾病发展谱

传染时间谱是指病原体在宿主机体内生长繁殖的过程,包括隐伏期、传染期和结局。宿主的疾病发展谱是指宿主疾病发生发展的过程,包括潜伏期、临床症状期和结局。

二、传染病的流行过程

流行过程是指病原体不断更换宿主的过程,是传染病在宿主中传播蔓延的群体现象。流行必须具备三个基本环节,即传染源、传播途径和易感人群,同时受两个因素(促进因素和遏制因素,或内部因素和外部因素,或社会因素和自然因素)的影响。

(一)传染源

传染源也称感染的储存宿主,是指体内有病原体生存、繁殖,并能排出病原体的人或动物。包括病人(确诊病人、疑似病人)、病原携带者(潜伏期携带者、恢复期携带者、健康携带者)、接触者、染疫动物(患病动物、携带病原体的动物)。

(二)传播途径

传播途径是指病原体从传染源排出后,以某种传播因素或传播媒介为载体,侵入新的易感宿主前,在外界环境中所经历的全部过程,即病原体更换宿主在外环境中所经历的全过程。主要传播途径有空气传播、水传播、食物传播、接触传播、节肢动物传播、土壤传播、医源性传播、母婴传播。

(三)人群易感性

人群作为一个整体对传染病的易感程度称为人群易感性。人群易感性的高低取决于该人群中易感个体所占的比例。

(四)疫源地

疫源地是指传染源及其排出的病原体向四周播散所能波及的空间范围,即可能发生新病例或新感染的空间范围。一般将范围较小的或单个传染源所构成的疫源地称为疫点;较大范围的疫源地或若干疫源地连成片时,称为疫区。

形成疫源地的条件包括两个方面:传染源的存在和病原体能够继续传播。疫源地范围大小因病而异,取决于传染源的活动范围、传播途径特点和周围人群的免疫状况。当传染源活动范围较大、传播距离较远(如:虫媒传播、水传播)或周围易感者所占比例较高时,疫源地的范围相应较大。

消灭疫源地必须具备的条件是:传染源被移走(住院、死亡、移至他处)或不再携带病原体(痊愈),传染源散播在外界环境中的病原体被彻底消除,传染源周围所有的易感接触者经过了该病最长潜伏期后没有发生新的传染过程。

三、三个环节预防措施的概念

三个环节预防措施简称三环节预防,是指针对事物发展(发生数量增加)三个必要条件的措施,即针对事物发展的必要原因的来源、必要原因进入机体的途径和敏感对象的措施。其内容包括控制传染源、切断传播途径、保护易感对象三大方面。

四、控制传染源的措施

控制传染源的措施是指在传染病发生的潜伏期、前兆期、发病期、转归期,特别是传染期,针对机体疾病的"五早"措施,即早发现、早诊断、早隔离(或早封锁)、早报告、早治疗,也就是防止或减缓疾病发展的措施。

五、切断传播途径的措施

切断传播途径是指采取一定的措施,阻断病原体从传染源转移到易感宿主的过程,从而防止疾病的流行。切断传播途径措施的内容包括消毒、杀虫、灭鼠、保护环境、改善环境五大方面。

（一）消毒

1. 消毒的定义

消毒是指消除或杀灭外界环境中的致病性微生物的一切措施。

2. 消毒的种类

（1）按照消毒方法性质的不同,可分为化学消毒法、物理消毒法、生物消毒法。化学消毒法是指用化学消毒药物作用于微生物和病原体,使其蛋白质变性,失去正常功能而死亡的消毒方法。常用的有含氯消毒剂、氧化消毒剂、碘类消毒剂、醛类消毒剂、杂环类气体消毒剂、酚类消毒剂、醇类消毒剂、季胺类消毒剂等。物理消毒法是指利用物理因素杀灭或消除病原微生物及其他有害微生物的方法,主要包括自然净化、机械除菌、热力消毒灭菌、电离辐射消毒、微波消毒、超声波杀毒、等离子体灭菌、过滤除菌等。生物消毒法是指把被污染的粪便、垫草等污物进行堆积,利用粪便中的微生物发酵产热,经过一定的时间,杀死粪便中的病毒、病菌、寄生虫卵等病原体的方法。

（2）根据杀灭病原微生物的效力即消毒效果的不同,可分为高效消毒法、中效消毒法、低效消毒法。高效消毒法（剂）是指可杀灭一切细菌繁殖体（包括分枝杆菌）、病毒、真菌及其孢子等,对细菌芽孢（致病性芽孢菌）也有一定的杀灭作用,达到高等水平消毒要求的方法或制剂。高效消毒法（剂）包括火焰消毒法、高温灭菌（消毒）法、巴氏消毒法、过氧乙酸、戊二醛、甲醛、含氯消毒剂、过氧化氢、碘酊等。中效消毒法（剂）是指仅可杀灭分枝杆菌、真菌、病毒及细菌繁殖体等微生物,达到中等消毒要求的方法或制剂。中效消毒法（剂）包括乙醇、碘伏、洗必泰（氯己定）、苯扎溴铵酊等。低效消毒法（剂）是指仅可杀灭细菌繁殖体和亲脂病毒,达到较低水平消毒要求的方法或制剂。低效消毒法（剂）包括苯扎溴铵（新洁尔灭）等。

（3）按其性质、目的的不同,可分为预防性消毒和疫源地消毒。预防性消毒是指当怀疑有某传染病病原体存在的可能时所采取的措施。例如,饮水消毒、空气消毒等。消毒方法主要包括物理消毒与化学消毒。疫源地消毒是指对现有或曾有传染源存在的疫源地进行的消毒,目的在于杀灭由传染源排出的病原体。疫源地消毒可分为随时消毒和终末消毒。随时消毒是指在现有传染源的疫源地对其排泄物、分泌物及所污染的物品及时进行消毒,以迅速将病原体杀灭。因为随时消毒要经常进行,所以一般要指导病人家属进行或由病房护理人员完成。终末消毒是指传染源痊愈、死亡或离开后,对疫源地所进行的一次彻底消毒。一般只对病原体在外界环境中能存活较长时间的疾病才进行终末消毒。

需要进行终末消毒的主要肠道传染病包括霍乱、伤寒、副伤寒、痢疾、病毒性肝炎、脊髓灰质炎等,呼吸道传染病包括肺鼠疫、肺结核、白喉、猩红热等,动物传染病包括炭疽、鼠疫等。而病原体存活时间较短的疾病,如:麻疹、水痘、百日咳、流行性感冒等,一般无须消毒。进行终末消毒前应明确消毒范围与物品。因此,消毒之前应进行流行病学调查,以考虑消毒的范围、物品及方法。

(二) 杀虫

1. 杀虫的定义

杀虫是指杀灭有害昆虫,特别是外环境中传递病原体的媒介节肢动物的措施。

2. 杀虫的种类

杀虫可分为预防性杀虫和疫源地杀虫,疫源地杀虫又分随时杀虫和终末杀虫。

杀虫在医学上是指采取各种有效措施,杀灭能传播传染病的媒介昆虫,以切断传播途径,防止传染病发生和流行。

杀虫前,必须掌握媒介昆虫生态习性和各种杀虫剂的性能,选择有效措施。必须发动群众,采取综合措施,因时因地制宜,采用不同方法,经常和突击相结合,坚持不懈地进行,才能奏效。杀虫是预防和控制许多传染病不可缺少的一项工作。

3. 杀虫的方法

杀虫的方法很多,有环境防制法、物理防制法、生物防制法及化学防制法等。

(1) 环境防制法。环境防制法是杀虫最彻底的方法,就是消除媒介昆虫的生长、繁殖和生存条件。例如,排除积水、污水,清除杂草垃圾,堵塞树洞灭蚊,堵塞鼠洞灭蚤,粪便处理,稻田间歇灌溉,兴修农田水利,开发、改造自然疫源地,改善居民居住环境,提高个人和集体卫生,贯彻食品卫生法等,这些都是多年来行之有效的防制昆虫的重要措施。须在各级政府领导下,有组织、有步骤地进行才能有效。上述措施主要是预防性杀虫措施,不管是否有媒介昆虫传播性疾病,都应进行。

(2) 物理防制法。例如,利用蝇拍打苍蝇;应用沸水或蒸汽喷浇床板、缝隙,以杀灭臭虫;应用干热空气、蒸汽、熨斗灭虱;利用蚊帐防蚊;利用声波、紫外线等诱杀蚊虫;应用沸水烫有蟑螂的竹木家具、厨板、抽屉等,以杀灭蟑螂幼虫。

(3) 生物防制法。生物防制包括利用天敌捕食和利用媒介昆虫的病原微生物防制。例如,在水稻田或池塘中施放柳条鱼(最容易养而繁殖快)$1\sim5$ 尾/厘米^2,基本上可控制蚊子幼虫滋生;施放草鱼的效果也佳,每尾 24h 可捕蚊 133 只。此外,鲤鱼、罗非鱼也能奏效。施放这些鱼类不仅可杀灭蚊虫,获得渔业利益,还可提高水稻产量。

(4) 化学防制法。化学防制是综合防制中的重要组成部分。它的优点是方法简单易行,效果较好,具有残留效应,既可大规模应用,也可小范围喷洒,成本较低等。它的缺点是媒介昆虫抗药性和环境污染两大难题。

化学杀虫剂按进入虫体的途径和作用可分为触杀剂、熏杀剂、胃毒剂及内吸收剂。

化学杀虫剂的主要选择原则是:①高效;②对人畜无毒或低毒;③发生效果快;④无交互抗药性;⑤易分解,不造成环境污染。

(三) 灭鼠等对动物传染源的措施

1. 灭鼠的定义

从狭义上讲,灭鼠是指消灭能作为传染源(病原宿主)的啮齿动物的措施。

从广义上讲,灭鼠是指消灭、治疗、管理能作为传染源(病原宿主)的一切动物的措施。

2. 灭鼠的方法

(1) 机械灭鼠法。机械灭鼠法包括器械捕鼠、挖洞法、水灌洞法、翻草垛法。

器械捕鼠是民间流传的方法,现在常用的有木板夹、铁板夹、弓形夹和捕鼠笼等捕鼠器。捕鼠器的优点是使用安全、鼠尸容易清除,适用于不能使用灭鼠剂(中毒鼠类死于难以清除的角落而引起尸臭)的场所,以及需要捕鼠做流行病学调查的场所。为了使器械捕鼠灭鼠效果良好,应满足以下条件:① 断绝鼠粮;② 诱饵须适合鼠种食性;③ 捕鼠器的引发装置灵敏;④ 在鼠类经常活动场所布放,并于鼠类活动高峰前放好;⑤ 捕鼠器保持清洁,无恶臭。

挖洞法适于捕捉洞穴构造比较简单或穴居的野鼠,如:黄鼠、仓鼠等。

水灌法适于洞穴简单、洞道向下较坚实和取水方便处所的鼠洞。

翻草垛法适用于以草垛作为临时性或季节性隐匿场所的鼠类,如:秋季集中于田禾束中的黑线姬鼠、冬季集中于草垛中或粮垛中的小家鼠。

(2) 化学灭鼠法。化学灭鼠法是大规模灭鼠中最经济的方法。使用时应注意安全,防止发生人、畜中毒事故。化学灭鼠法包括毒饵法和毒气法。

① 毒饵法:目前使用的肠道灭鼠药有急性和慢性灭鼠剂两类。只需服药一次可奏效的,称为急性灭鼠剂或速效药;需一连几天服药效果才显著的,称为慢性灭鼠剂或缓效药。前者多用于野外,后者多用于居民区内。除灭鼠药外,诱饵的好坏也直接影响效果,必须选择鼠类喜食的诱饵。目前大规模灭鼠使用的诱饵有以下几种类型:整粒谷物或碎片,如:小麦、大米、莜麦、高粱、碎玉米等;粮食粉,如:玉米面、面粉等,主要用于制作混合毒饵,通常可用60%～80%的玉米面加20%～40%的面粉;瓜菜,如:白薯块、胡萝卜块等,主要用于制作黏附毒饵,现配现用。

为保证质量,毒饵宜集中配制,从以下方面严格要求:灭鼠药、诱饵黏着剂等必须符合标准;拌饵均匀,使灭鼠药均匀地与诱饵混合;在使用毒力大的灭鼠药时,应先配成适当浓度的母粉或母液,再与诱饵相混;母粉与母液的含药量必须准确;灭鼠药的浓度适中,不可过低,也不能过高。对慢性药来说,提高浓度并不能相应地加快奏效速度。毒饵投放最好由受过训练的人员进行。常用的投放方法有按洞投饵(适用于洞穴明显的野鼠)、按鼠迹投放(大部分地区家鼠洞不易找到,但活动场所容易确定,可用此法投药)、等距投放(在开阔地区消灭野鼠,按棋盘格方式,每行每列各隔一定距离放毒饵一堆)、均匀投放(一般只限野鼠,适于鼠密度高,地广人稀之处)、条带投放(每隔一定距离在一条直线上投药,主要用于灭野鼠)等。

② 毒气法:毒气灭鼠有两种类型,一种是化学熏蒸剂,另一种是烟剂。常用的化学熏蒸剂是磷化铝和氯化苦,以及不同配方的烟剂。

(四) 保护环境

保护环境是指人类为解决现实的或潜在的环境问题,协调人类与环境的关系,保障经济社会的持续发展而采取的各种行动的总称。其方法和手段既有工程技术的、行政管理的,也有法律的、经济的、宣传教育的等。

(1) 防止由生产和生活活动引起的环境污染、化学污染,包括防治工业生产排放的"三废"(废水、废气、废渣)、粉尘、放射性物质以及产生的噪声、振动、恶臭和电磁微波辐射,交通运输活动产生的有害气体、液体、噪声,海上船舶运输排出的污染物,工农业生产和人民生活使用的有毒有害化学品,城镇生活排放的烟尘、污水和垃圾等造成的污染。

(2)防止由建设和开发活动引起的环境破坏,包括防止由大型水利工程、公路干线、大型港口码头、机场和大型工业项目等工程建设对环境造成的污染和破坏,农垦和围湖造田活动、海上油田、海岸带和沼泽地的开发、森林和矿产资源的开发对环境的破坏和影响,新工业区、新城镇的设置和建设等对环境的破坏和污染。

(3)保护有特殊价值的自然环境,包括对珍稀物种及其生活环境、特殊的自然发展史遗迹、地质现象、地貌景观等提供有效的保护。另外,城乡规划、控制水土流失和沙漠化、植树造林、控制人口的增长和分布、合理配置生产力等,也都属于环境保护的内容。环境保护已成为当今世界各国政府和人民的共同行动和主要任务之一。我国则把环境保护宣布为我国的一项基本国策,并制定和颁布了一系列环境保护的法律、法规,以保证这一基本国策的贯彻执行。

(五)改善环境

改善环境是指对受到污染和破坏的环境的综合治理,以创造出适合于人类生活、工作的环境。

改善环境的措施包括空气污染的治理、水污染的治理、固体污染的治理及其他污染的治理等。

六、保护传染病易感对象的措施

针对疾病易发对象的措施即疾病发生敏感对象措施,是指机体自身固有的或自身产生的和人为施加的保护免于或减轻病因致病作用的一切措施。从广义上讲,针对疾病发生必要原因的措施、针对疾病发生敏感对象的措施也是疾病发生敏感对象措施。

保护传染病易感对象措施的内容包括特异免疫、非特异免疫、药物预防、个人防护与职业防护。

(一)特异免疫

1. 预防接种的定义

预防接种又称人工免疫,是将生物制品接种到人体内,使机体产生对传染病的特异性免疫力,以提高人群免疫水平,预防传染病的发生与流行。

2. 预防接种的种类

(1)人工自动免疫:是指以免疫原物质接种人体,使人体产生特异性免疫。免疫原物质包括处理过的病原体或提炼成分及类毒素。其制剂可分为活菌(疫)苗、死菌(疫)苗、类毒素。

(2)人工被动免疫:是指以含抗体的血清或制剂接种人体,使人体获得现成的抗体而受到保护。由于抗体半衰期短,一般不超过25 d,因而难以保持持久而有效的免疫水平。人工被动免疫主要在有疫情时使用。

(3)被动自动免疫:是指在有疫情时用于保护婴幼儿及体弱接触者的一种免疫方法。它兼有被动及自动免疫的长处,但只能用于少数传染病。例如白喉,可肌注白喉抗毒素1000～3000单位,同时接种精制吸附白喉类毒素。

3. 计划免疫

计划免疫是指根据传染病疫情监测结果和人群免疫水平的分析,按照科学的免疫程序,有计划地使用疫苗对特定人群进行预防接种,最终达到控制和消灭相应传染病的目的。

(1) 免疫制品及病种。"四苗防六病"是指麻疹疫苗、卡介苗、脊髓灰质炎三价糖丸疫苗、百白破混合制剂分别预防麻疹、结核、脊髓灰质炎、百日咳、白喉和破伤风。

乙肝疫苗现在已纳入计划免疫程序。有些地区也将乙型脑炎、流行性脑膜炎的免疫接种纳入计划免疫范畴。

(2) 计划免疫的免疫程序:是指根据有关传染病的流行病学特征、免疫因素、卫生设施等条件,由国家对不同年龄(月龄)儿童接种何种疫苗做统一规定。

只有制定合理的免疫程序并严格实施,才能充分发挥疫苗效果,避免浪费。免疫程序的内容包括三个方面,即初种(初服)起始月龄、接种生物制品的间隔时间、加强免疫时间和年龄范围。

4. 冷链

冷链是指疫苗从生产单位到使用单位,为保证疫苗在贮存、运输和接种过程中都能保持在规定的温度条件下而装备的一系列设备的总称。

实施计划免疫,冷链是保证疫苗接种质量的重要措施之一。

(二) 非特异免疫

非特异免疫是指增强非特异抗病能力的措施,即通过创造促进健康的环境,使人们避免或减少对致病因子的暴露,改变机体的易感性,保护健康人免于发病。

非特异免疫的内容包括健康教育、合理膳食、适量运动、适当休息、充足睡眠、改变不良习惯、自我保健、保护和改善环境、制定健康的公共政策等。

(三) 药物预防

药物预防是指易感对象在某些传染病流行季节或在进入疫区之前,服用预防该病的特效药物或敏感药物,以防止该病的发生或降低该病的发生概率或减轻该病的病情。

(四) 个人防护

个人防护是指易感人群所采取的避免或减少与传染源、传播因子、病原微生物接触机会的一切措施。

在某些疾病流行季节,易感者采取一定的防护措施,可以防止被感染。例如,应用蚊帐或驱避剂防止蚊虫叮咬,以预防疟疾、丝虫病、乙型脑炎等;在进入被血吸虫污染的疫水中时,可在皮肤裸露部位涂擦防护剂(如:含2%氯硝柳胺的脂肪酸涂剂),或者穿用氯硝柳胺浸渍过的布料缝制的防尾蚴裤、袜,以避免尾蚴感染;戴口罩、手套、护腿,使用避孕套等都可起到个人防护作用。

(五) 职业防护

职业防护是指职业高危人群所采取的避免或减少与传染源、传播因子、病原微生物接触机会的一切措施。传染病防制的专业人员应做好职业防护。例如,参加鼠疫疫情处理的所有工作人员在工作中要注意个人防护,必须穿着防鼠疫服,严格遵守操作规程和消毒制度,以防受到感染。必要时,可口服抗生素预防。全套的防鼠疫服包括联身服、三角头巾、防护眼镜、防鼠疫纱布口罩(16层以上)或滤材口罩(N95)、橡胶手套、长筒胶靴和罩衫。

第四节 疾病的三级预防

一、疾病发生的基本过程

疾病的发生过程是指从必要病因作用于敏感对象机体开始,经过一定的作用时间(作用期、潜伏期)之后,机体出现一定的非特异的临床症状、体征等征兆(预兆期、前趋期),然后机体出现特异的临床症状、体征等典型表现(事件期、发病期),最后机体可能发生各种结局(转归期、后果期)。

二、疾病三级预防的依据

疾病三级预防的依据就是疾病发生的基本过程。现以传染病发生的基本过程为例加以说明。

(一)潜伏期及其相应应对措施

在传染病的潜伏期,机体虽未发病,但已有病原体的侵入、携带、生长、繁殖,并可有某种病理生理的改变。如果在潜伏期及之前实施有效措施,可以避免传染病的发生。

(二)前兆期、发病期及其相应应对措施

在传染病的前兆期、发病期,不仅有轻重不一的临床表现,而且具有传染性。如果在此期实施有效措施,可以避免疾病的发展与蔓延。

(三)转归期及其相应应对措施

在传染病的转归期,可以有多种结局:自愈、痊愈、临床治愈、迁延不愈、后遗症、并发症、残疾、死亡等。如果在此期实施有效措施,只能避免最坏的结局,争取最好的结局。

三级预防与事件发生过程的关系如表16-2所示。

表16-2 三级预防与事件发生过程的关系

事件发生基本过程	作用期	预兆期、事件期	转归期
传染病发生基本过程	潜伏期及其之前	前趋期、临床期	恢复期
事件三级预防分级	第一级预防	第二级预防	第三级预防
传染病的预防措施	三要素预防	三环节预防	预后预防
主要目的	防止或降低事件发生	防止或减缓事件发展	争取事件最佳结局

三、疾病三级预防的概念

疾病三级预防就是依据疾病发生的基本规律——"三个要素"、"四个时期",人为地将疾病防制措施相应地分为第一级预防、第二级预防、第三级预防三个级别。

四、疾病的第一级预防

(一) 第一级预防的定义

第一级预防又称第一阶段预防、第一时期预防、作用期预防,是指在疾病发生的作用期及之前,针对疾病发生三要素的预防措施,即防止或降低疾病发生(概率)的措施。

(二) 第一级预防的主要内容

1. 健康促进——增进健康

健康促进即增进健康,是指增强机体非特异抗病能力的措施,即通过创造促进健康的环境,使人们避免或减少对致病因子的暴露,改变机体的易感性,保护健康人免于发病。

健康促进的内容如下:

(1) 健康教育:是指通过有计划、有组织、有系统的社会和教育活动,促使人们自觉地采纳有益于健康的行为和生活方式,消除或减轻影响健康的危险因素,预防疾病,促进健康,提高生活质量。

(2) 合理膳食:是指一日三餐所提供的营养必须满足人体的生长、发育和各种生理、体力活动的需要。

(3) 适量运动:是指运动者根据个人的身体状况、场地、器材和气候条件,选择合适的运动项目,使运动负荷不超过人体的承受能力。

(4) 适当休息:是指在一定时间内相对地减少活动,使人从生理上和心理上得到松弛,消除或减轻疲劳,恢复精力。

(5) 充足睡眠:是指保证各年龄段所需的最佳睡眠时间。

(6) 心态平和(即保持良好心态):①恰当地评估自己;②善于发现自身情绪及行为变化,合理运用积极的心理暗示使自己保持乐观向上的精神状态;③学会与人交往,创造良好的人际关系和家庭环境;④养成良好的生活习惯,防止各种不节制行为习惯的养成;⑤在现实生活中遭遇挫折或困难时,应持乐观、积极的态度,不断提高承受挫折的能力;⑥积极参加体育锻炼,以调节人的神经系统,排除体内的致郁废物,转移注意力,宣泄压抑情绪,给人带来一份好心情。

(7) 自我保健:①防止各种有害因素对机体的伤害;②增强机体抗病、抗衰老、适应环境的能力;③治疗疾病,包括治未病、治潜病、治已病以及疾病的康复。

(8) 改变不良的生活习惯和饮食。

(9) 保护和改善环境。

2. 健康保护——特殊保护

健康保护是指对有明确病因(危险因素)或具备特异预防手段的疾病所采取的措施,即提高人群特异性抗病能力、消除病因、保护高危人群等措施。

健康保护的内容包括提高特异免疫力,进行药物预防;消毒、杀虫、灭鼠、职业防护与个人防护;消除或控制病因、控制危险因素、促进致病因子排泄、卫生检疫等。

五、疾病的第二级预防

（一）第二级预防的定义

第二级预防又称第二阶段预防、第二时期预防、前兆期与事件期预防，是指在疾病发生的前兆期与事件期，针对机体疾病采取的"五早"（即早发现、早诊断、早隔离、早报告、早治疗）措施，也就是防止或减缓疾病发展的措施。

（二）第二级预防的内容

1. 早发现

（1）普及防病知识，使人尽可能早地意识到自己的身体出现了异常。

（2）设立专门的疾病诊疗机构，使感到机体异常的人尽可能早地就医。

（3）提高卫生专业人员的诊疗业务水平，使感到机体异常的人尽可能早地得到诊断。

（4）不失时机地开展疾病个案调查、疾病暴发调查、疾病普查、疾病筛检、定期健康检查、高危人群的重点项目检查等，主动地从人群中发现可疑病人。

（5）通过卫生检疫、医学观察、留验等措施，主动地从人群中发现可疑病人。

2. 早诊断

（1）设立某类疾病的专门科室。

（2）培养某类疾病的专门人才，并不断地提高专业人员的业务水平。

（3）应用先进的诊断技术收集病史资料。

（4）准确、全面地收集诊断的主要依据：临床资料（现病史，即发生过程、症状、体征）、流行病学资料（病人接触史、潜伏期、三间分布特征、既往病史和预防接种史等）、检查和检验资料等。

（5）应用科学公认的疾病诊断标准。

（6）建立健全的疑难病例会诊制度。

（7）对甲类传染病疑似病人，应当在 2 日内做出明确诊断。

3. 早隔离

（1）医学观察：对传染病的接触者，每日视诊，测量体温，注意早期症状的出现，在正常工作、学习的情况下，接受体格检查、病原学检查和必要的卫生处理。

（2）留验：对传染病病人或接触者，限制活动范围，并要求在指定的场所实施诊察、检验和治疗。

（3）隔离：对传染病病人或接触者，还需在医学观察的同时，限制行动自由，在指定地点进行留验。

4. 早报告

（1）报告的病种：甲类传染病包括鼠疫、霍乱；乙类传染病包括冠状病毒性传染性非典型肺炎、艾滋病、病毒性肝炎、脊髓灰质炎、人感染高致病性禽流感、麻疹、流行性出血热、狂犬病、流行性乙型脑炎、登革热、炭疽、细菌性和阿米巴性痢疾、肺结核、伤寒和副伤寒、流行性脑脊髓膜炎、百日咳、白喉、新生儿破伤风、猩红热、布鲁菌病、淋病、梅毒、钩端螺旋体病、血吸虫病、疟疾。丙类传染病包括流行性感冒、流行性腮腺炎、风疹、急性出血性结膜炎、麻风病、流行性和地方性斑疹伤寒、黑热病、包虫病、丝虫病,以及除霍乱、细菌性和阿米巴性痢疾、伤寒和副伤寒以外的感染性腹泻。

(2) 报告的人员:医疗保健人员、卫生防疫人员为责任疫情报告人。

(3) 报告的时限:对甲类传染病和乙类传染病中的冠状病毒性传染性非典型肺炎、人感染高致病性禽流感、肺炭疽病人、病原携带者和疑似传染病病人,城镇于 6 h 内,农村于 12 h 内报告。对乙类传染病病人、病原携带者和疑似传染病病人,城镇于 12 h 内,农村于 24 h 内报告。在丙类传染病监测区内发现丙类传染病病人时,应当在 24 h 内报告。

(4) 报告的方式:电话报告、网络直报、填报告卡。

(5) 报告的流向:发病地的卫生防疫机构,即县、市、区、旗疾病预防控制中心。

5. 早治疗

(1) 治疗的地点:就近就便。

(2) 治疗的方法:以病因治疗为主。

(3) 治疗的时效:越早越好。

(4) 治疗的方式:综合治疗。

(5) 治疗的目的:消除传染性或控制传染源。

六、疾病的第三级预防

(一) 第三级预防的定义

第三级预防又称第三阶段预防、第三时期预防、转归期预防,是指在疾病发生的转归期,争取事件最佳结局的措施。

(二) 第三级预防的内容

第三级预防的主要内容包括对症治疗、防止病残和康复治疗措施,以及控制病情,防止恶化,延长寿命,减轻副作用,防止携带病原体,防止慢性化、复发及转移,减轻痛苦,减少后遗症,保存劳动和生活能力,促进康复(功能、职业、社会)。

(许锬、白明华编写)

第十七章 临床治疗试验

第一节 概 述

一、治疗试验的内涵

从广义上讲,治疗试验是指以所有物质为研究对象研究治疗措施有效性、安全性、经济性和可接受性的试验,包括临床前治疗试验和临床治疗试验。通常,治疗试验是指以人为研究对象,研究治疗措施有效性、安全性、经济性和可接受性的试验,包括Ⅰ、Ⅱ、Ⅲ、Ⅳ期临床治疗试验。从狭义上讲,治疗试验是指以人为研究对象的Ⅲ期临床治疗试验。

Ⅲ期临床治疗试验的过程是:首先选择一定数量的有代表性的具有所研究事件特征的研究对象(如:某病病人等),然后将研究对象均衡地分为试验组和对照组,给予试验组某一项或某一组待评价的治疗措施(如:药物、术式、疗法等),而对照组给予传统的治疗方法或安慰剂等,对两组对象同时前瞻观察一段时间,准确收集效应指标,最后通过对比分析两组效应指标等的差异,评价该治疗措施的有效性、安全性、经济性和可接受性。

在临床治疗试验过程中,应注意以下几点:
(1) 研究对象应当具有代表性,以最大限度地控制代表性误差。
(2) 试验分组应当具有均衡性或可比性,以最大限度地控制混杂性偏倚。
(3) 收集效应指标应当准确、真实,以最大限度地控制信息性偏倚。
(4) 对试验结果的分析、评价应当全面,以便全面了解待评价的治疗措施的实用价值。

二、治疗试验的外延(范围与分类)

(一) 按研究对象是否为人进行划分

1. 临床前治疗试验

临床前治疗试验是指以人以外的事物为研究对象,评价某一治疗措施的有效性、安全性。

2. 临床治疗试验

临床治疗试验是指以人为研究对象,评价某一治疗措施的有效性、安全性、经济性和可接受性。按照主要目的不同,临床治疗试验包括Ⅰ、Ⅱ、Ⅲ、Ⅳ期临床治疗试验。

（1）Ⅰ期临床治疗试验：初步评价治疗措施对人体的安全性、药理学及耐受性的阶段。

目的：研究人对措施的耐受程度，了解治疗措施在人体内的药代动力学过程，为Ⅱ期临床治疗试验提供安全有效的给药方案。

要求：受试对象一般为健康志愿者，在特殊情况下也可选择病人作为受试对象；受试例数为20～30例。

（2）Ⅱ期临床治疗试验：为初步验证和评价治疗措施的有效性、安全性的阶段。

目的：初步评价治疗措施对目标适应证的有效性和安全性，为Ⅲ期临床治疗试验研究设计和给药剂量方案的确定提供依据。

要求：试验组和对照组的例数都不得少于100例。

（3）Ⅲ期临床治疗试验：是全面评价治疗措施有效性、安全性、经济性和可接受性的阶段。

目的：进一步验证、评价治疗措施对目标患者的有效性、安全性、经济性和可接受性，为治疗措施的注册申请获得批准提供充分的依据，进一步考察不同对象所需剂量及其依从性。

要求：样本具有代表性，即研究人群的构成尽量接近目标人群的构成，调整纳入标准，适当扩大特殊受试人群，试验组例数一般不低于300例，对照组与试验组的比例不低于1∶3；分组具有均衡性，即对照组与试验组的混杂因素尽量相同；观察内容具有全面性，即以有效性内容为主，适当选择安全性、经济性和可接受性的内容；观察指标具有真实性、准确性，即盲法观察，指标客观，检测工具合格，环境适宜。

（4）Ⅳ期临床治疗试验：是进一步考察治疗措施上市应用后的安全性、有效性、经济性和可接受性的阶段。

目的：考察在广泛使用条件下药物的疗效和不良反应，评价在普通或者特殊人群中使用的利益与风险关系，改进给药剂量等。

要求：受试例数不少于2000例，观察时间不短于Ⅲ期临床治疗试验的观察时间。

内容：主要是不良反应监测，也可包括扩大临床试验、特殊对象临床试验、补充临床试验。

（二）按研究对象的种类进行划分

可分为人类治疗试验、动物治疗试验、胚胎治疗试验、组织治疗试验、细胞治疗试验、微生物治疗试验、治疗实物试验等。

（三）按治疗措施的性质进行划分

可分为药物治疗试验、手术治疗试验、放射治疗试验、心理治疗试验、其他治疗试验、综合治疗试验等。

下面以治疗药物的Ⅲ期临床治疗试验为例进行阐述。

三、临床治疗试验的特点

（1）能够对选择的研究对象、干预因素和结果的分析判断进行标准化。

（2）可以平衡试验组和对照组中已知的和未知的混杂因素，提高两组的可比性。

（3）为前瞻性研究，对试验组和对照组同步进行随访观察比较，外来因素的干扰对两组同时起作用,对结果影响较小。

（4）设计和实施比较复杂,必须在大量试验(体外和动物试验)的基础上才能用于人体试验,研究人群数量较大,且随访时间长,在实际工作中有时难以做到。

（5）研究对象缺乏代表性,可能有别于目标人群,从而影响试验结果推论及总体。

（6）研究对象是病人,依从性差,影响试验效应的评价。

（7）研究对象是病人,有时有关于医德伦理方面的争议。

（8）属于实验性研究,将研究对象分为试验组和对照组,需给试验组以某种干预因素。

（9）在研究的起点时,要求的研究对象不具有且有可能发生研究结局,观察在干预措施作用下,研究对象中结局变量的发生情况。

（10）在人为控制的现场条件下进行观察,在验证病因假设方面的效力最强,往往可以作为一系列假设检验的最终手段,从而得出比较肯定性的结论。

（11）不能研究事件的发生、发展和分布规律。

（12）临床治疗试验的干预措施属于二级预防措施,目标对象是临床期病人,它不能防止疾病的发生,但能防止疾病后遗症的发生。

第二节　临床治疗试验的基本步骤

一、研究目的的确定

临床治疗试验的目的是评价治疗措施对目标患者的有效性、安全性、经济性和可接受性。通常一次试验解决1~4个主要问题。

二、研究对象的确定

（一）研究对象的类型

在开展治疗试验时,应尽量使研究对象的构成与病人的实际构成相符。有关病人的构成问题造成的误差较为常见,也较易被疏忽。

（1）按病程长短的不同可划分为新病例和旧病例,两者之和为现患病例。

选用新病例的优点在于:有关暴露的回顾比较可靠,暴露环境也较均衡,并可避免因影响预后的因素而引起的误差。

选用现患病例的缺点是:由于间隔时间较长,疾病的诊断方法、记录保存等都会改变,发生回忆准确性误差的机会增加。

（2）按病情轻重的不同可划分为几个等级,如:轻型、中型、重型。

研究对象中轻重、缓急病人的构成不同,会影响对观察指标的评价。轻型病例固然能取得较好的药物治疗效果,但有自然康复的趋向,且即使设立了严格的对照组,并得到阳性结果,也仅说明对轻型病人有效,还不能说明对各类病人都有效。

（3）按临床特点的不同可划分为几个类型,如:Ⅰ型、Ⅱ型、Ⅲ型。

研究对象疾病的阶段性或临床类型不一,都可能影响对疾病结局或治疗反应的解释。

(4)按生理状态的不同可划分为正常病例和特殊病例(老、弱、病、残、孕等)。

因不同生理状态会对治疗试验的措施易感性不一,从而影响对观察指标的评价。

(5)按发展阶段可分为潜(隐)伏期病例、前驱期病例、发病期病例、恢复期病例、并发症期病例等。

(6)按病例来源不同可分为就诊病例和社区病例。就诊病例可再分为门诊病例和住院病例,或者不同级别医院的病例。社区病例可再分为普查病例、抽查病例、筛查病例、报告病例等。

(二)研究地点的选择原则

(1)研究地点的实际对象对目标对象有较好的代表性。

(2)该种疾病发病率高且稳定,以保证在试验结束时对照组仍有足够数量的病人,以便于比较。

(3)试验现场应有较好的医疗卫生条件和治疗水平,比较健全的病例登记报告制度。

(4)人口稳定,流动性小,数量足够。

(5)领导重视,群众支持并接受,有较好的协作基础和条件。

(三)研究对象选择的原则

1. 代表性

各类型病人都占一定的比例。

2. 有效性

选择预期治愈率较高的对象。

3. 真实性与准确性

选择病例要有统一的、公认的诊断标准,且最好利用客观的诊断指标,避免把未患病者选入而影响研究结果。

4. 无害性

应充分估计到试验研究能否产生副作用及副作用程度。尽可能选择干预措施对其无害的人群,避免选择干预措施对其有害的对象,如:易产生不良反应的老年人、儿童和孕妇。

5. 稳定性

应避免选择在试验过程中可能失访者或可能被剔除者。

6. 依从性

研究对象在随机分组后,能服从试验设计安排,并能密切配合直至试验结束。

7. 知情同意

研究对象对试验知情认可,即了解研究目的、过程、可能的收益和危害等,且签订了《知情同意书》。

8. 简便性

符合研究目的的研究对象有足够的数量,容易获得。

三、研究对象数量的确定

(一) 非连续变量(计数资料)样本量的估计

$$N = \frac{[Z_\alpha \times \sqrt{2\bar{P}(1-\bar{P})} + Z_\beta \sqrt{P_1(1-P_1) + P_0(1-P_0)}]^2}{(P_1 - P_0)^2}$$

上式中,P_0 为对照组预期发病率;P_1 为暴露组预期发病率,$P_1 = P_0 \dfrac{\mathrm{RR}}{1 + P_0(\mathrm{RR}-1)}$;$\bar{P}$ 为两组发病率的平均值;Z_α 为 α 水平的相应标准正态差;Z_β 为 $1-\beta$ 水平的相应标准正态差;N 为一组的样本数。

(二) 连续变量(计量资料)样本量的估计

$$N = \frac{2(Z_\alpha + Z_\beta)^2 \sigma^2}{d^2}$$

上式中,σ 为估计的标准差;d 为两组连续变量均值之差;Z_α 为 α 水平的相应标准正态差;Z_β 为 $1-\beta$ 水平的相应标准正态差;N 为一组的样本数。

四、研究对象的分组

按主要混杂因素,将研究对象均衡地分配到试验组和对照组,以提高两组的可比性,避免造成误差。根据客观条件,选择适宜的分组方法,具体分组方法详见有关章节或书籍。

五、对照方式的选择

(一) 设立对照的原因

设立对照可以最大限度地避免下列因素或现象对治疗试验研究结果的影响。

(1) 不能预知的结局。对于一些疾病自然史不清楚的疾病,其疗效也许是疾病发展的自然结果,如果不设立可比的对照组,则很难与治疗措施的真实疗效区分开来。

(2) 向均数回归,即一些极端的临床症状或体征,有向均数回归的现象。这是临床上经常见到的一种现象。

(3) 霍桑效应。霍桑效应是指人们因为成为研究中特别感兴趣和受注意的目标而改变了其行为的一种倾向。这与他们接受的干预措施的特异性作用无关。产生霍桑效应的主要原因是患者渴望取悦于他们的医师,让医师感到其医疗活动是成功的。这是患者的一种心理、生理效应,对疗效产生正向效应的影响。当然,有时厌恶某医生或不信任某医院会产生负向效应。

(4) 安慰剂效应。某些疾病患者,由于依赖医药而表现出一种正向心理效应,称为安慰剂效应。因此,当以主观症状的改善情况作为疗效评价指标时,其效应中可能包括安慰剂效应在内。

(5) 潜在的未知因素的影响。

(二)设立对照的主要方式

1. 标准疗法对照

标准疗法对照是指以常规或现行的最好疗法(药物或手术等)作为对照。标准疗法对照是治疗试验中最常用的一种对照方式,适用于已知有肯定疗效治疗方法的疾病。

2. 安慰剂对照

安慰剂是指不加任何有效成分,但外形、颜色、大小、味道与试验药物极为相近,仅凭肉眼不能区分的制剂。它在所研究的疾病尚无有效的防治药物或使用安慰剂后对研究对象的病情无影响时使用。安慰剂通常用乳糖、淀粉、生理盐水等成分制成。

3. 自身对照

自身对照即以同一人群作为研究对象。具体方法是:首先在不给予任何干预措施的情况下观察一个疗程,收集效应指标;然后在给予待观察的干预措施的情况下再观察一个疗程,收集效应指标;最后比较两组效应指标是否有显著性差异。

4. 交叉对照

交叉对照是指在试验过程中,首先将研究对象分为 A、B 两组,以 A 组人群给予干预措施,B 组人群作为对照组,前瞻观察一段时间,并经过一个洗脱期;然后以 B 组人群给予干预措施,A 组人群作为对照组,再前瞻观察一段时间。这样,每个研究对象均兼作试验组和对照组成员。

采用这种对照的前提是第一阶段的干预效应一定不能对第二阶段的干预效应有影响,这在许多试验中难以保证,因此,这种对照的应用受到一定程度的限制。

5. 历史对照

历史对照是指在治疗试验研究中,将研究对象全部作为试验组,给予新的治疗措施,前瞻观察新的治疗措施的效应,并以传统方法的历史研究结果作为对照,进行比较。这种对照的优点在于可利用现有的资料,节省人力、物力、财力和时间。

6. 空白对照

空白对照是指对照组不给予任何干预措施,只在自然状况下进行观察。

六、干预和观察方式的选择

根据盲法程度不同可分为以下四种方式。

(一)单盲

只有研究对象不知道自己在试验组还是对照组,研究人员和观察人员都了解治疗试验分组情况。

优点:可避免研究对象主观因素所带来的信息偏倚;研究者可更好地观察、了解研究对象,在必须时可及时恰当地处理研究对象可能发生的意外问题,使研究对象的安全得到保障。

缺点:避免不了研究者方面带来的主观偏倚,易造成试验组和对照组的处理不均衡。

(二)双盲

研究对象和观察人员都不了解试验分组情况,而由研究者来安排和控制全部试验。

优点：可避免研究对象和观察人员的主观因素所引起的信息偏倚。

缺点：方法复杂，较难实行，且一旦出现意外，较难及时处理，因此，在试验设计阶段就应慎重考虑该方法是否可行。

（三）三盲

不但研究对象和观察人员不了解分组情况，而且研究人员也不了解分组情况。

优点：可避免研究对象、观察人员和研究人员的主观因素所引起的信息偏倚。从理论上讲，三盲法最合理。

缺点：实施起来非常困难。

（四）非盲法

非盲法试验又称开放试验，即研究对象、观察者和研究者都知道试验组和对照组的分组情况，试验公开进行。该法多用于有客观观察指标的试验。

优点：易设计和实施，研究者、观察人员了解分组情况，便于对研究对象及时做出处理。

缺点：容易产生主观因素引起的信息偏倚。

七、观察指标的确定

（一）观察指标的定义

治疗试验的观察指标是指能够合理、灵敏和精确地反映治疗措施（处理因素）优劣的基础统计指标，其实质是期间发生率。

（二）观察指标的分类

1. 终点指标

终点指标又称试验效应指标，是指反映处理因素作用于受试对象所显示出的结果的指标。

2. 有效性指标、安全性指标、经济性指标、可接受性指标

有效性指标是指反映治疗措施对研究对象所产生的有益效果的指标。

安全性指标是指反映治疗措施对研究对象所产生的有害效果的指标。

经济性指标是指反映同一价格条件下治疗措施对研究对象所产生的效果、效益和效用的指标。

可接受性指标是指反映提供者和消费者对治疗措施接受程度的指标。

3. 主要指标与次要指标

主要指标又称目标指标，即能够为临床试验目的提供可信的证据的指标。临床试验的主要指标一般只有一个，必要时可有多个。主要指标应选择易于量化、客观性强的指标，所选择的指标应在相关研究领域已有公认的准则和标准。主要指标的选择常常与临床试验的样本含量估计有关。

次要指标是指与试验主要目的有关的附加支持指标，也可以是与试验次要目的有关的指标。

两种指标均应在临床治疗试验的设计方案中明确定义，并说明其选择理由。在评价临床治疗试验的疗效或安全性时应以主要指标为依据。

4. 定性指标与定量指标

定性指标又称分类指标,根据类别的多少可分为二分类指标和多分类指标,其中多分类指标还需明确是有序的还是无序的。

定量指标是指可以用准确数量定义、精确衡量并能设定绩效目标的考核指标。定量指标分为绝对量指标和相对量指标两种。定量指标的五要素是指标定义、评价标准、信息来源、绩效考核者和绩效目标。

5. 客观指标与主观指标

客观指标是指反映客观事实的指标。

主观指标也称感觉指标,是指反映人们对客观事实的主观感受、愿望、态度、评价等心理状态的指标。

6. 单项指标与复合指标

单项指标是指反映某一方面的指标。

复合指标也叫综合指标,是指由若干个相互联系的单项指标组成的反映总量关系的指标。

八、研究计划的制订

研究计划也叫科研设计,是指在研究工作开始之前,运用科学的、专业的和艺术的思维方法,对所研究的问题进行全面的剖析,对研究的思路进行假设、解释,对研究的科学方法、技术方法和质量控制方法进行抉择、说明,对研究系统的各个要素进行整合、优化,对研究的整个过程进行构思、策划等一系列问题决策,以便使在实施研究中收集到的资料更加真实、准确、全面、完整,使统计分析和逻辑分析的结果和结论更加可信。

九、正式试验

在正式试验前,应做一次少量人群的预备试验,以检验试验设计的科学性和可行性,避免因设计不周导致人力、物力和时间的浪费。

经预备试验证实试验设计的科学性和可行性之后,最好制订一个实施方案,以便使试验实施更顺利。

一般在治疗试验开始后,没有特殊情况不能对试验方案做任何改动,尤其是在新药的治疗试验中。

(一)资料来源

可以通过询问调查、现成记录、现场检查、实验室检查、实验室检验收集资料。

(二)收集资料的要求

(1)要有计划、有组织、有要求、有步骤、有监督地进行,以保证收集过程顺利和资料质量。

(2)所收集的资料完整、可靠、准确、可比。

(3)要注意控制信息偏倚,保证收集资料的质量。

十、试验资料的整理、分析和总结

(1) 对所收集的资料要经过核查、修正、验收、归档等一系列处理,尽可能地保证资料的完整和高质量。

(2) 对原始资料进行归类分组或建立数据库。这一步可以使原始数据系统化和条理化。

(3) 计算各项基础性统计指标,描述两组的发生率;计算两组分析性统计指标,分析两组的发生率是否有显著性差异。

(4) 对资料进行论证分析。

第三节　临床治疗试验的结果分析

一、选择评价指标的基本原则

选择评价指标的基本原则是客观(客观的定性或定量指标)、真实(真实性较高的指标)、可靠(可靠性较高的指标)、方便(易于观察和测量且易于为受试者所接受的指标)、全面(能全面了解待评价治疗措施的实用价值)。

二、有效性分析

(一) 有效性的常用指标

1. 有效率

$$有效率 = \frac{治疗有效例数}{接受治疗总例数} \times 100\%$$

为了更好地评价干预措施的效果,常用相对有效率表示:

$$相对有效率 = \frac{试验组有效率 - 对照组有效率}{1 - 对照组有效率} \times 100\%$$

2. 病死率

$$病死率 = \frac{因某病死亡人数}{因某病接受治疗人数} \times 100\%$$

3. 复发率

$$复发率 = \frac{复发人数}{治愈人数} \times 100\%$$

4. 治愈率

$$治愈率 = \frac{治愈人数}{治疗人数} \times 100\%$$

5. N 年生存率

$$N 年生存率 = \frac{N 年存活的病例数}{随访满 N 年的病例数} \times 100\%$$

这是直接法计算生存率的公式。当观察期较长,观察对象加入观察的时间不一致,观察期间因其他原因死亡或失访,为了充分、合理地利用研究的资料信息,可用寿命表法进行分析。

(二) 有效性的统计分析

有效性的统计分析是指检验试验组与对照组有效性差异的显著性。具体步骤如下。

(1) 整理资料,列四格表(表 17-1)。

表 17-1 临床治疗试验资料整理表

分组	试验组	对照组	合计
有效	a	b	$n_1 = a+b$
无效	c	d	$n_0 = c+d$
合计	$m_1 = a+c$	$m_0 = b+d$	$N = a+b+c+d$

(2) 进行 χ^2 检验。

当 $n \geq 40$ 且 $T \geq 5$ 时,χ^2 值的计算公式为:

$$\chi^2 = \frac{(ad-bc)^2 n}{(a+b)(c+d)(a+c)(b+d)}$$

当 $n \geq 40$ 且 $1 \leq T < 5$ 时,χ^2 值的计算公式为:

$$\chi^2 = \frac{(|ad-bc|-n/2)^2 n}{(a+b)(c+d)(a+c)(b+d)}$$

(3) 查表求 P 值。

(4) 通过 P 值大小,判断试验组与对照组的有效性是否有显著性差异。

三、安全性分析

治疗试验的安全性分析内容包括发生不良反应或副作用的种类多少、概率大小、严重程度和社会影响大小。

四、经济性分析

(1) 成本-效果分析:分析干预措施是否有效。

(2) 成本-效益分析:分析成本高低,判断是否适宜大规模推广使用。

(3) 成本-效用分析:分析目标对象使用后的满意程度。

五、可接受性分析

可接受性分析主要包括操作的简易性分析、消费者和供给者的嗜好性分析与环境的友好性分析。

六、综合分析

评价一项治疗措施的好坏,要进行综合分析,即对其有效性、安全性、经济性、可接受性做全面分析,最终对其使用价值做出实事求是的评判。

(许锬、许寒冰、白明华编写)

第十八章 临床预防试验

第一节 概 述

一、预防试验的定义

(一) 预防试验的性质定义

从广义上讲,预防试验是指研究一切公共卫生问题的各种预防措施的有效性、安全性、经济性和可接受性的实验性研究方法。从狭义上讲,预防试验是指Ⅲ期临床预防试验。

(二) 预防试验的过程定义

首先选择一定数量的有代表性的不具有所研究事件特征但有可能发生所研究事件的对象(如:某病高危人群、易感动物、媒介动物、病原微生物等)作为研究对象,将研究对象均衡地分为试验组和对照组后,试验组给予某一项或某一组待评价的预防措施(如:疫苗、药物、灭鼠方法、杀虫方法、消毒方法等),而对照组给予传统的预防方法或安慰剂,两组同时前瞻性观察一段时间,准确收集效应性等基础指标值;然后通过统计分析判断两组基础指标是否有显著性差异;最后通过逻辑分析得出结论,即评价该治疗措施的有效性、安全性、经济性和可接受性。

(三) Ⅲ期预防试验的过程定义

首先选择一定数量的有代表性的不具有所研究事件特征的可能发生所研究事件的人群(如:某病高危人群)作为研究对象,将研究对象均衡地分为试验组和对照组后,试验组给予某一项或某一组待评价的预防措施(如:疫苗、药物等),而对照组给予传统的预防方法或安慰剂,两组同时前瞻性观察一段时间,准确收集效应性等基础指标值;然后通过统计分析判断两组基础指标是否有显著性差异;最后通过逻辑分析得出结论,即评价该治疗措施的有效性、安全性、经济性和可接受性。

二、预防试验的分类

(一) 按研究对象种类进行分类

预防试验可分为人类试验、动物试验、胚胎试验、组织试验、细胞试验、微生物试验等。

（二）按预防措施性质进行分类

预防试验可分为疫苗预防试验、药物预防试验、抑菌（消毒）试验、杀虫试验、灭鼠试验、其他预防措施试验、综合预防试验等。

（三）按研究宏观过程进行分类

预防试验可分为临床前试验和临床试验等。

1. 临床前预防试验

预防措施在应用于临床试验之前，按规定必须做一系列的试验研究，即临床前预防试验。

（1）实体的发现试验，如：新药物提取、有机合成、分子改造、化学合成试验。

（2）生物学特性试验，如：药效学、药物代谢动力学、动物药理、毒理学等基础试验。

（3）处方前试验，如：物理性质、最初的处方设计试验。

2. 临床预防试验

每一项新的预防措施在应用于市场之前，都必须按照规定做临床预防试验。下面以疫苗为例，介绍四期临床预防试验。

（1）Ⅰ期临床预防试验：是初步评价预防措施的人体安全性及药理学、耐受性阶段。

目的：研究人对新疫苗的耐受程度，了解新疫苗在人体内的代谢动力学过程，为Ⅱ期临床预防试验提供安全、有效的接种方案。

要求：受试对象一般为健康志愿者，受试例数为20~30例。

（2）Ⅱ期临床预防试验：是初步验证和评价预防措施的有效性、安全性的阶段。

目的：初步评价预防措施对目标对象的有效性和安全性，为Ⅲ期临床预防试验研究设计和疫苗剂量方案的确定提供依据。

要求：在盲法对照的情况下，试验组和对照组的受试例数都不得少于200例。

（3）Ⅲ期临床预防试验：是全面评价预防措施有效性、安全性、经济性和可接受性的阶段。

目的：进一步验证、评价预防措施对目标对象的有效性、安全性、经济性和可接受性，为预防措施申请获得批准提供充分的依据；进一步考察不同对象所需剂量及其依从性。

要求：样本具有代表性，即研究人群必须是高危人群，其构成尽量接近目标人群的构成；调整纳入标准，适当扩大特殊受试人群，试验组例数一般不少于2000例，对照组与试验组的比例不低于1:3；分组具有均衡性，即对照组与试验组的混杂因素尽量相同；观察内容具有全面性，即以有效性内容为主，适当选择安全性、经济性和可接受性的内容；观察指标真实、可靠，即用盲法观察，采用指标客观，检测工具合格，环境适宜。

（4）Ⅳ期临床预防试验：是治疗措施上市应用后，进一步考察预防措施的安全性、有效性、经济性和可接受性的阶段。

目的：考察在广泛使用条件下预防措施的效果和不良反应；评价在普通或者特殊人群中使用的利益与风险关系；改进剂量等。

要求：受试例数不少于20000例，观察时间不短于Ⅲ期预防试验的观察时间。

内容：主要是不良反应监测，也可包括扩大临床预防试验、特殊对象临床预防试验、补充临床预防试验。

（四）按研究对象接受预防措施的方式进行分类

按研究对象接受预防措施方式的不同，可将以人为研究对象的临床预防试验分为现场预防试验(如:疫苗试验、预防性药物试验)和社区预防试验(如:食盐加碘预防碘缺乏病试验、饮水加氟防龋试验)等。

三、临床预防试验的特点

(1) 能够对所选择的研究对象及干预因素和结果的分析判断进行标准化。

(2) 可以平衡试验组和对照组中已知的和未知的混杂因素，提高两组的可比性。

(3) 为前瞻性研究，对试验组和对照组同步进行随访观察比较，外来因素的干扰对两组同时起作用，因此对结果的影响较小。

(4) 设计和实施比较复杂，必须在大量试验(体外和动物试验)的基础上才能用于人体试验，且研究人群数量较大，随访时间长，在实际工作中有时难以做到。

(5) 研究对象缺乏代表性，可能有别于目标人群，从而影响试验结果推及总体。

(6) 研究对象的依从性差，影响试验效应的评价。

(7) 有时有关于医德伦理方面的争议。

(8) 属于实验性研究，将研究对象分为试验组和对照组，给试验组以某种干预因素。

(9) 除研究因素以外，其他因素在两组中应有可比性。

(10) 要求的研究对象不具有可能发生的研究结局，但必须可能发生研究结局，观察在干预措施作用下，研究对象中结局变量的发生情况。

(11) 在人为控制的现场条件下进行观察，在验证病因假设方面的效力最强。

(12) 能观察所研究事件的发生、发展和分布规律。

第二节　预防试验的基本步骤

一、确定研究目的

进行任何一项实验研究都必须首先明确实验研究的目的。

（一）确定研究目的的基本要求

1. 简明性

通常一次试验只解决一二个主要问题。若目的不明确或想解决的问题很多，往往适得其反，甚至会造成各项实验措施不集中，力量分散，进而影响整个实验研究的结果与结论。

2. 具体性

目的不能抽象，不能笼统，细节应明确。

（二）确定研究目的的主要依据

预防试验的直接目的是验证预防措施的有效性、安全性、经济性、可接受性，验证因素

（预防措施）与事件关系假设；间接目的是指达到直接目的价值或效益。

二、确定研究方法

（一）确定研究方法的基本要求

1. 科学性

所应用的研究方法必须能够达到研究的目的。

2. 可行性

必须具备开展此类研究所必备的条件。

（二）确定研究方法的主要依据

1. 根据研究的目的而定

（1）如果是为了探索预防措施的有效性，可以选择临床前试验的适宜方法。

（2）如果是为了探索预防措施对人的安全性，可以选择Ⅰ期临床预防试验。

（3）如果是为了初步探索预防措施对人的有效性和安全性，可选择Ⅱ期临床预防试验。

（4）如果是为了全面评价预防措施的有效性、安全性、经济性和可接受性，或者为了验证因素（预防措施）与事件关系假设，就必须选择Ⅲ期临床预防试验。

（5）如果是为了全面评价预防措施的远期有效性、安全性、经济性和可接受性，就必须选择Ⅳ期临床预防试验。

2. 根据现有的条件而定

可根据研究现场、实验技术、研究对象，特别是人力、财力、物力和时间等具体情况，选择能够开展的试验方法。

三、确定技术方法

（一）确定技术方法的基本要求

1. 先进性

应用较为先进的技术选择研究对象、收集资料、分组和分析，以便有效地控制代表性误差、准确性误差和均衡性误差。

2. 可行性

必须具备开展此类研究所必备的条件。

（二）确定技术方法的主要依据

（1）根据研究的目的、内容而定。一项预防试验可能应用到很多技术，如：研究对象的选择技术、分组技术、检查检测技术、统计分析技术等。这些技术都要事先考虑周全。

（2）根据研究对象而定。选择技术方法时，还要注意所选择技术方法对研究对象的安全性、经济性以及研究对象是否能够接受。

（3）根据现有的条件而定。选择技术方法时，也要考虑到所选择技术方法是否可及、是否超出经济承受能力。

四、确定研究对象的数量

为了保证实验质量，在设计时就应对研究所需的样本量加以适当估计，因为样本量过小会降低实验研究的把握度,影响对总体推断的精度;如果样本量过大,不仅会导致人力、物力、财力和时间的浪费,而且实验的质量控制难度会更大。

(一)确定样本量的主要依据

确定样本量的主要依据包括研究目的、研究方法、研究对象、研究内容与指标、科学性、经济性与可行性。

(二)影响样本量大小的主要因素

(1)干预因素实施前、后研究人群中研究事件的发生率。干预前人群发生率越高,所需样本量越小;干预后效果越好,即事件发生率越低,所需样本量越小。

(2)要求显著性水平越高,即 α 值(0.01 或 0.05)越小,所需样本量越大。

(3)把握度($1-\beta$)定得越高,即 β 值(0.20、0.1 或 0.05)越小,所需样本量越大。

(4)是单侧检验还是双侧检验。单侧检验比双侧检验所需样本量小。

(5)研究对象分组。分组数量越多,所需样本量越大。

(三)样本量的估计

1. 非连续变量样本大小的计算

$$N = \frac{[Z_\alpha \times \sqrt{2\bar{P}(1-\bar{P})} + Z_\beta \sqrt{P_1(1-P_1) + P_0(1-P_0)}]^2}{(P_1 - P_0)^2}$$

上式中,P_0 为对照组发生率;P_1 为试验组发生率,$P_1 = \dfrac{P_0 \mathrm{RR}}{[1 + P_0(\mathrm{RR}-1)]}$;$\bar{P}$ 为两组发病率的平均值;Z_α 为 α 水平的相应标准正态差,即标准正态分布分位数;Z_β 为 $1-\beta$ 水平的相应标准正态差;N 为一组的样本数。

2. 连续变量样本大小的计算

如果按样本均数比较,当两组样本量相等时,可按下列公式计算样本大小:

$$N = \frac{2(Z_\alpha + Z_\beta)^2 \sigma^2}{d^2}$$

上式中,σ 为估计的标准差,d 为两组连续变量均值之差,Z_α、Z_β、N 所表示的意义同前。以上公式适用于 $N \geq 30$ 时。

五、确定研究地点

(一)确定研究地点的要求

(1)试验现场人口相对稳定,流动性小,并有足够的数量。

(2)试验研究的事件在该地区有较高而稳定的发生率。

(3)评价疫苗的免疫学效果时,应选择近期内未发生该疾病流行的地区。

(4)试验地区有较好的医疗卫生条件,卫生防疫保健机构较健全,登记报告制度较完善,医疗机构的诊断水平较高。

(5)实验地区(单位)领导重视,群众愿意接受,有较好的协作配合条件等。

(二)确定研究地点的方法

深入现场,实际调查。

六、确定研究对象

（一）确定研究对象的原则

（1）研究对象对目标对象有较好的代表性。

（2）选择对干预措施有效的人群。

（3）选择预期发病率较高的人群。

（4）选择干预对其无害的人群。若干预对其有害，不应选作研究对象。

（5）选择依从性好的人群，即研究对象能服从实验设计安排，并能密切配合直至试验结束。

（二）研究对象的分组

分组的原则是均衡性，即已知的和未知的混杂因素在试验组和对照组之间尽可能一致，以提高两组的可比性，避免造成混杂偏倚。

分组的常用方法有简单随机分组、分层随机分组和整群随机分组。具体方法详见有关章节或其他书籍。

（三）对照方式

（1）标准预防方法对照：是指以常规或现行的最好预防措施作为对照。适用于已知有肯定预防方法的事件。

（2）安慰剂对照：是指以某种安慰剂作为对照。一般在所研究的事件尚无有效的预防措施时，可使用安慰剂对照。安慰剂通常由乳糖、淀粉、生理盐水等成分制成，不加任何有效成分，但其外形、颜色、大小、味道与试验制剂极为相近，仅凭肉眼不能区分。

（3）一般人群对照：是指以与试验组人群相似的社区人群作为对照。社区人群的发病率或死亡率等比较稳定，且较容易得到。

（4）历史对照：是指将现在的研究资料作为试验组，将过去应用其他预防措施的人群资料作为对照组。

（5）空白对照：在没有有效干预措施的情况下，必须具有一个对比组，在这个组中进行无干预对照，即为空白对照。

七、确定干预与观察方式

（一）个体干预与群体干预

个体干预又称现场预防试验，是指以个体作为研究对象的临床预防试验。例如，疫苗、药物、氟化牙膏的临床预防试验。

群体干预又称社区预防试验，是指以群体作为研究对象的临床预防试验。例如，饮水加氟预防龋齿、食盐加硒预防大骨节病的临床预防试验。

（二）盲法干预与公开干预

1. 盲法干预

盲法干预又称盲法预防试验，是指为了避免由于研究者、观察者、研究对象所引起的信息偏倚，让三方人员中至少有一方人员不知道试验分组具体情况的试验。

根据盲法程度不同可分为单盲、双盲和三盲三种。三种盲法各自的优缺点详见第十七章第二节。

2. 公开干预

公开干预又称公开预防试验或非盲法试验,是指研究者、观察者、研究对象三方面的人员都知道试验分组的预防试验。该法多用于有客观观察指标的试验,如:改变生活习惯(包括饮食、锻炼、吸烟等)的干预效果的观察。其优点是易设计和实施,研究者了解分组情况,便于对研究对象及时做出处理。其缺点是容易产生信息偏倚。

八、确定观察内容和观察指标

(一) 观察内容

观察内容主要包括反映有效性、安全性、经济性和可接受性的内容。

(二) 观察指标

观察指标是反映观察内容的变量。确定合适的观察指标是研究成功与否的关键。观察指标要求客观、准确、真实、敏感。

九、确定研究人员

(一) 研究人员的技术要求

研究设计人员要求熟练掌握研究方法,熟悉所涉及的各种技术方法,了解研究应具备的条件。

研究技术人员要求熟练掌握所涉及的技术方法,熟悉研究方法,了解所涉及技术方法应具备的条件。

研究分析人员要求熟练掌握分析方法,熟悉研究方法和研究过程,了解所涉及技术方法应具备的条件。

(二) 研究人员的道德要求

研究人员应具有求真务实、吃苦耐劳、乐于奉献、团结协作的精神。

(三) 研究人员的培训

对参加研究工作的人员都应进行业务培训,以统一思想、统一目标、统一方法和统一行动。

十、制订研究计划

(一) 研究计划的设计、论证

研究计划的制订要合理,组织安排要妥当。设计时对所采用的方法进行详细的描述与介绍。研究期限、方法、试验结果的分析及干预可能发生的偶然反应均应估计到。

(二) 预备试验与研究计划的确定

预备试验是指在正式实施一项研究之前,完全按照原设计的要求进行一次小规模的调查或干预,以检验试验设计的科学性和可行性,避免因设计不周导致人力、物力和财力的浪费。预备试验必须像正式试验一样进行才有科学意义。

根据预备试验提供的信息,总结经验教训,修改、完善研究计划。

十一、实施研究计划

(一)准备工作

做好思想、技术、人员、经费、仪器、设备、试剂、应急药品、物资、交通工具、通信工具、时间等准备工作。

(二)落实与动员工作

具体落实研究现场和研究对象,并做好研究现场有关领导、有关部门、有关人员及研究对象的宣传、动员工作,以取得支持和配合。

(三)组织与协调工作

应做好工作计划、组织分工、信息沟通、协调配合、应急处理等工作。

(四)资料的采集、记录、核实与保管工作

资料的采集要真实、准确,并及时记录、核实、纠错补漏。原始资料应妥善保管,防止丢失、损毁。

十二、整理、分析和总结研究资料

详见本章见第三节。

第三节 预防试验的结果分析

一、计算相应的基础统计指标

(一)有效性指标

1. 疫苗预防试验评价指标

(1)阳转率:

$$阳转率 = \frac{阳转人数}{接种人数} \times 100\%$$

(2)免疫前后抗体几何平均滴度(GMT)增长倍数:

$$免疫前后 GMT 的增长倍数 = \frac{免疫后的 GMT(倒数)}{免疫前的 GMT(倒数)}$$

(3)效果指数:

$$效果指数 = \frac{对照组发病率或死亡率}{免疫组发病率或死亡率} \times 100\%$$

(4)保护率:

$$保护率 = \frac{对照组发病率或死亡率 - 免疫组发病率或死亡率}{对照组发病率或死亡率} \times 100\%$$

2. 药物预防试验评价指标

(1) 保护率：

$$保护率 = \frac{对照组发病率或死亡率 - 试验组发病率或死亡率}{对照组发病率或死亡率} \times 100\%$$

(2) 效果指数：

$$效果指数 = \frac{对照组发病率或死亡率}{试验组发病率或死亡率} \times 100\%$$

3. 消毒试验评价指标

(1) 致病力：

$$致病力 = \frac{病例数}{感染数} \times 100\%$$

(2) 毒力：

$$毒力 = \frac{严重病例数或致死数}{病例数} \times 100\%$$

(3) 保护率：

$$保护率 = \frac{对照组发病率或死亡率 - 试验组发病率或死亡率}{对照组发病率或死亡率} \times 100\%$$

(4) 效果指数：

$$效果指数 = \frac{对照组发病率或死亡率}{试验组发病率或死亡率} \times 100\%$$

4. 杀虫试验评价指标

(1) 保护率：

$$保护率 = \frac{对照组发病率或死亡率 - 试验组发病率或死亡率}{对照组发病率或死亡率} \times 100\%$$

(2) 效果指数：

$$效果指数 = \frac{对照组发病率或死亡率}{试验组发病率或死亡率} \times 100\%$$

5. 灭鼠试验评价指标

(1) 保护率：

$$保护率 = \frac{对照组发病率或死亡率 - 试验组发病率或死亡率}{对照组发病率或死亡率} \times 100\%$$

(2) 效果指数：

$$效果指数 = \frac{对照组发病率或死亡率}{试验组发病率或死亡率} \times 100\%$$

(二) 安全性指标

安全性指标包括发生不良反应或副作用的种类多少、概率大小、严重程度及社会影响程度大小。

(三) 经济性指标

成本-效果分析：分析干预措施是否有效。

成本-效益分析:分析成本高低,判断是否适宜大规模推广使用。
成本-效用分析:分析目标对象使用后的满意程度。

(四) 可接受性分析

主要分析预防措施是否简便,易于操作;受试者是否容易接受;环境是否适宜。

总之,预防措施应与当地社区经济发展水平、居民的生活习惯、思想观念等相适应。

二、统计分析

有效性的统计分析是指检验试验组与对照组有效性差异的显著性。其具体步骤如下。

(1) 整理资料,列四格表(表18-1)。

表18-1 临床治疗试验资料整理表

分组	试验组	对照组	合　计
有效	a	b	$n_1 = a + b$
无效	c	d	$n_0 = c + d$
合计	$m_1 = a + c$	$m_0 = b + d$	$N = a + b + c + d$

(2) 进行 χ^2 检验。

当 $n \geq 40$ 且 $T \geq 5$ 时,用下列计算公式 χ^2 值:

$$\chi^2 = \frac{(ad - bc)^2 n}{(a+b)(c+d)(a+c)(b+d)}$$

(3) 查表求 P 值。

(4) 通过 P 值大小,判断试验组与对照组的有效性是否有显著性差异。

三、综合分析

评价一项预防措施的好坏,要进行综合分析,即对其有效性、安全性、经济性、可接受性做全面分析,最终对其使用价值做出实事求是的评判。

(许锬、陈雪琴编写)

第十九章 诊断试验与检测试验

第一节 概 述

一、诊断的概念

(一) 诊断的定义

从医学角度讲,诊断是指对人的精神和体质状态做出的判断,或者对正常人的健康状态、劳动能力和某一特定的生理过程的判断,是治疗、预后、预防的前提。

诊断的内容既可以是实体性疾病或某种生理状态,也可以是综合征。有时是某主要症状、体征或检查结果。完整的临床诊断应包括病因诊断、病理诊断和病情诊断三方面的内容。

(二) 诊断的分类

(1) 根据获得临床资料的方法不同,可分为症状诊断、体检诊断、实验诊断、超声波诊断、X 射线诊断、心电图诊断、内镜诊断、放射性核素诊断、手术探查诊断和治疗诊断等。

(2) 根据诊断的确切程度不同,可分为初步诊断和临床诊断。初步诊断又分为疑似诊断(又称意向性诊断或印象诊断)、临时诊断、暂定诊断;临床诊断即确定诊断。

(3) 按诊断内容不同,可分为病因诊断、病理形态诊断、病理生理诊断。此外,还可分为入院诊断、出院诊断、门诊诊断、死亡诊断、剖检诊断等。诊断就其内容的含义不同还可分为描述性和实体性两大类。以现象为诊断内容的属描述性诊断,皮肤科常使用这种诊断;凡是揭示疾病本质的诊断都属实体性诊断,如:肺炎链球菌肺炎。大部分临床诊断都属实体性诊断。

(三) 诊断的过程

1. 收集资料

(1) 通过询问,了解就诊者的主观感受(症状),采集病史资料。

(2) 通过体格检查,了解就诊者的客观异常,即体征。

(3) 通过理化检查(生物样本检验、影像检查、心电图、脑电图、肌电图、视网膜电图描记、内镜检查、病理检查、功能检查、手术探查等),了解就诊者的生理或病理异常——试验佐证。

2．评价资料

对收集的资料,首先要估计它的真实性和准确性,然后辨别它所反映的是正常状态还是异常状态。若属异常,评价它的诊断价值。

3．判断推理

判断推理是指在评价资料的基础上进行综合、分析、联想、推理,然后做出诊断。

诊断是否正确,还需在临床实践中进行验证。

（四）诊断的要点

（1）分析局部病征由解剖入手,分析全身病征由病理生理入手。

（2）诊断有几个可能时,应首先考虑常见病和多发病。

（3）对构成本次就诊原因的临床表现,尽可能用一个诊断来解释。

（4）先考虑器质性病变,后考虑功能性疾病。

（5）主病、并发病和伴同病并存时,应以判明主病为首要目标。

（6）要求应用的方法真实性（特异度和灵敏度等）和准确性较高,以便能正确区分病人和非病人。

（7）要求应用的方法快速、简便、容易进行。

（8）要求应用的方法安全、价廉,尽量减少痛苦。

（五）诊断标准

诊断标准是指以科学、技术和实践经验的综合成果为基础,经有关方面协商一致,由主管机构批准,以特定形式发布,作为诊断某病共同遵守的准则和依据。

（六）诊断的金标准

所谓"金标准",是指当前临床医学界公认的诊断疾病的最可靠方法。使用金标准的目的就是准确区分受试对象是否为某病患者。较为常用的金标准有活检、手术发现、微生物培养、尸检、特殊检查和影像诊断,以及长期随访的结果等。

（七）诊断结果

1．确诊诊断

确诊诊断是指经过一系列检查和鉴别,可以确定为某种疾病的诊断。

2．疑似诊断

疑似诊断是指经过一系列检查和鉴别,怀疑是某种疾病但不能确定为该疾病的诊断。

3．排除诊断

经过一系列检查和鉴别,可基本排除某一疾病的诊断,称为排除诊断。

（八）提高诊断效率的方法

1．提高特异度的方法——串联法

串联法是指几种诊断方法同时应用,根据诊断结果是否全部为阳性来得出诊断结论。

串联敏感度 = A 试验的敏感度 × B 试验的敏感度

串联特异度 = A 试验的特异度 + B 试验的特异度 × (1 - A 试验的特异度)

2．提高敏感度的方法——并联法

并联法是指几种诊断方法同时应用,根据诊断结果是否全部为阴性来得出诊断结论。

并联试验的敏感度 = A 实验的敏感度 + B 试验的敏感度 ×(1 − A 试验的敏感度)

并联平行试验的特异度 = A 试验的特异度 × B 试验的特异度。

二、筛检的概念

(一) 筛检的定义

筛检又称筛查,全称为筛检调查,专指在特定时空范围内,应用敏感、快速、简便、安全、价廉的检查、检测等方法,对全部或部分对象进行流行病学调查,以便从表面健康的人群中早发现可疑病人。

(二) 筛检的分类

(1) 根据筛检对象的多少,可分为整群筛检和选择筛检。整群筛检即健康体检,是指当疾病的患病率较高时,需要从该范围内的整个人群中将患该病可能性较大的人筛检出来的一种方法。选择筛检是指在某范围内重点选择高危人群进行筛检,最大限度地发现那些无临床症状的病例,以取得最大的筛检效益。

(2) 根据所用筛检方法的数量多少,可分为单项筛检和多项筛检。

(三) 筛检的应用原则

(1) 所要筛查的疾病已成为当地的一个重大公共卫生问题,即该病发病率高,影响面广,不控制将会造成严重的后果。

(2) 所要筛查的疾病有有效的治疗方法。如果对筛检出来的疾病无治疗办法和措施,则筛检无意义。

(3) 所要筛查的疾病有较长的潜伏期或临床前期,利于筛检出更多的病例。

(4) 所要筛查的疾病有明确的自然史,有助于准确预测筛检可能取得的效益。

(5) 所要筛查的疾病有敏感、快速、简便、安全、价廉的检查、检测等技术方法。

(6) 筛查人员和被筛查对象乐于接受。

(7) 所要筛查的疾病应有进一步确诊的方法与条件。如无进一步确诊的方法或条件,则不宜进行筛检。

(8) 筛查所必需的人力、物力、财力和时间具备。

(9) 考虑到成本与效益,要有良好的效益。

(10) 政府支持,有关部门配合。

三、筛检与诊断和治疗的关系

筛检的直接目的是早期发现可疑对象,间接目的是对发现的可疑对象做出早期诊断和早期治疗,还可以发现处于高危险因素的人群,以便及早采取措施,消除这些危险因素,达到早期预防的目的。筛检与诊断和治疗的关系如图 19-1 所示。

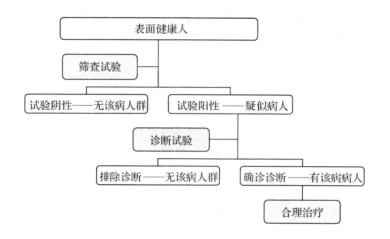

图 19-1 筛检与诊断和治疗的关系示意图

四、诊断试验的定义

诊断试验是指以某种疾病的有代表性的各类型病人和该病需要排除诊断疾病的病人作为研究对象,分别用诊断该病的金标准方法和待评价的诊断方法对研究对象进行诊断,通过对两种诊断结果的分析,综合评价该项诊断方法的有效性(真实性与准确性)、安全性、经济性、可接受性。

五、筛检试验的定义

筛检试验是指以某种疾病的有代表性的各类型早期病人和健康人作为研究对象,分别用诊断该病的金标准方法和待评价的筛查方法对研究对象进行诊断,通过对两种诊断结果的分析,综合评价该项筛查方法的有效性(真实性与准确性)、安全性、经济性、可接受性。

对筛检试验阳性或可疑阳性者应进一步做确诊检查,并对确诊患者进行治疗。筛检不仅应用于早期发现、早期治疗患者,而且还应用于发现处于高危险因素的人群,以便能及早采取措施,消除这些危险因素,达到早期预防的目的。

六、诊断试验与筛检试验的关系

(一)诊断试验与筛检试验的相同点

(1)都属于实验性研究的范畴。
(2)都是以有代表性的人群作为研究对象。
(3)都是用诊断某病的金标准和需要评价的诊断方法同时进行诊断和判断。
(4)都是通过对诊断和判断结果的统计分析和综合分析,对需要评价的诊断方法诊断该病的有效性、安全性、经济性和可接受性进行评价。

(二)诊断试验与筛检试验的不同点

1. 研究对象的性质不同

前者是以有代表性的某病病人和该病需要鉴别诊断的疾病病人作为研究对象;后者是

以有代表性的可能患某病的"健康"人群作为研究对象。

2．需要评价的诊断方法的主要用途不同

前者主要用于疾病的临床诊断；后者主要用于疾病的筛查。

3．要求、评价的侧重点不同

前者侧重于特异度高；后者侧重于敏感度高，并且快速、简便、安全、价廉。

4．所需费用不同

诊断试验常常使用医疗器械或实验室方法，一般花费较高；筛检试验则应使用简单、价廉的方法。

5．结果的处理不同

筛检试验阳性者须做进一步的诊断或干预，而诊断试验阳性者要给予治疗。

筛检试验与诊断试验的主要区别可归纳如表19-1所示。

表 19-1　筛检试验与诊断试验的主要区别

区别要点	筛检试验	诊断试验
对象	健康人和无症状的病人	某病病人和疑似病人
目的	把病人和可疑病人与无病者区分开来	把病人与可疑有病但实际无病的人区分开来
要求	简便、快速、敏感、经济、安全	真实、可靠、安全、可接受
费用	价廉	一般花费较高
处理	结果阳性者需要做进一步诊断	对结果为阳性者进行合理的治疗

七、检测试验的概念

（一）检测试验的定义

检测试验是指以有代表性的样本（如：血样、尿样、便样、发样、水样、食品样、土样、空气样、岩石样等）作为研究对象，用检测某成分的金标准（仪器、试剂、方法）和需要评价的检测方法（仪器、试剂、方法）同时进行检测，或对样本与标准样用需要评价的检测方法同时进行检测，通过对检测结果的统计分析和综合分析，对需要评价的检测方法检测该成分的有效性、安全性、经济性和可接受性进行评价。

（二）检测试验的分类

（1）按检测对象不同分为血样检测试验、尿样检测试验、便样检测试验、发样检测试验、水样检测试验、食品样检测试验、土样检测试验等。

（2）按检测方法性质的不同分为物理检测试验、化学检测试验、生物检测试验等。

（3）按检测内容的不同分为性质检测试验、浓度检测试验、数量检测试验等。

（三）检测试验与诊断试验和筛检试验的相同点

（1）方法的性质相同，都是实验性研究。

（2）对照的性质相同，都需要以金标准或标准样作为对照。

（3）评价的内容相同，都是评价有效性、安全性、经济性和可接受性。

（4）评价的指标相同。例如，评价有效性的指标均为真实性和可靠性的各种指标。

（5）评价的分析方法相同，都采用综合分析。

（四）检测试验与诊断试验和筛检试验的不同点

（1）研究的对象不同：前者为样本，后者为人。

（2）结果的用途不同：前者用于判断样本的正常或异常，后者用于判断疾病的是、否与可疑。

（3）安全的要求不同：前者的要求较低，后者的要求较高。

（4）经济的要求不同：前者的要求较高，后者的要求较低。

（5）综合的程度不同：前者的综合程度较低，后者的较高。

八、诊断试验与检测试验的基本原理

评价新方法的核心体现了对比的辩证思想，最基本的方法是将新方法与金标准方法进行盲法和同步比较，以此来评价和确定待评价方法的优劣。因此，其研究设计原理为：首先必须确立金标准；其次是选择研究对象，根据金标准将这些对象划分为有病组（病例组）与无病组（对照组）；第三是用待评价的新方法同步测试这些研究对象，将获得的结果与金标准的诊断结果进行比较，应用某些指标来评价该方法的价值（图19-2）。

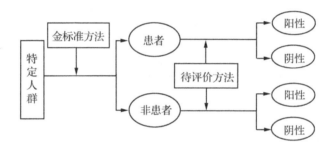

图 19-2　诊断试验与检测试验原理示意图

对一种新的方法进行评价时，可用金标准方法和新方法对研究对象同时进行检查或检验。根据用金标准检查或检验的结果，将试验对象分为两组，即患病组和未患病组。根据用新方法试验的结果，也将试验对象分为两组，即阳性组和阴性组。

用新方法进行试验所得出的阳性和阴性的结果与用金标准方法所得出的患病与未患病的结果可能完全相同。用新方法试验所得的结果与用金标准方法所得结果符合程度越高，这个新方法的诊断价值就越高；反之亦然。

九、诊断试验的用途

（1）评价某一项或某几项诊断方法的有效性、安全性、经济性、可接受性。

（2）评价某一项或某几项诊断标准的有效性、安全性、经济性、可接受性。

（3）评价某一项或某几项筛查方法的有效性、安全性、经济性、可接受性。

（4）评价某一项或某几项检查方法的有效性、安全性、经济性、可接受性。

（5）评价某一项或某几项检测方法的有效性、安全性、经济性、可接受性。

（6）评价某一项判断方法的有效性、安全性、经济性、可接受性。

十、诊断试验的特点

（1）属于实验法。
（2）实验组为待评价的方法。
（3）对照组为金标准或标准样。
（4）研究对象是人群或样本,并且研究对象不分组。
（5）待评价的对象是诊断、筛查、检查、检测、检验、化验的方法、仪器、设备、试剂等。
（6）评价的内容主要是真实性、可靠性,同时兼顾安全性、经济性、可接受性。
（7）属于间接的防制措施。
（8）研究成果是其他流行病学研究方法的工具。
（9）在评价时,要注意某些偏倚,如:领先时间偏倚、病程长短偏倚、志愿者偏倚等。
（10）可以人为地提高或降低特异度和灵敏度。串联试验可以提高特异度,但使灵敏度降低;并联试验可以提高灵敏度,却降低特异度。

第二节 诊断试验和检测试验的基本步骤

下面以诊断试验为例进行介绍。

一、确定试验目的

（一）确定研究目的的基本要求

1. 简明性

通常一次试验只解决一二个主要问题。若目的不明确或想解决的问题很多,往往适得其反,甚至会造成各项措施不集中,力量分散,进而影响整个试验研究的结果与结论。

2. 具体性

目的不能抽象,不能笼统,细节应很明确。

（二）确定研究目的的主要依据

直接目的是验证预防措施的有效性、安全性、经济性、可接受性,验证因素(预防措施)与事件关系假设。间接目的(即意义)是指达到直接目的的价值或效益。

二、确定金标准

金标准也称标准方法,是指当前公认的诊断某种疾病或检测某种物质最可靠、最准确、最公认、最权威的方法。

（一）诊断某种疾病的金标准

临床上,常用的金标准有组织病理学检查(活检、尸检)、手术发现、影像诊断(CT、磁共振、彩色B超)、病原体的分离培养以及长期随访所得出的结论。

金标准一般是特异性诊断方法,可以准确区分有病和无病。

（二）检测某种物质的金标准

检测某种物质的金标准是指一种经过全面深入研究而形成的有清楚而严密说明所需条件和操作程序的对检测某种物质最可靠、最准确、最公认、最权威的方法。

该方法适用于对标准物质进行鉴定,也可以用来评价测量同一物质所使用的其他方法的准确度。

三、确定待评价诊断方法的指标及其诊断标准

（一）选用诊断指标

1. 主观指标

主观指标是指由被诊断者的主诉而确定的指标,如:不舒服、头晕、头痛、食欲缺乏、失眠等。这些指标最容易受被诊断者的主观影响而改变。例如,病人信任医生给他服用了好的安眠药（可能根本不是安眠药）,他可能就认为自己睡得好（实际上也许和往常一样）。因此,仅仅凭借被诊断者主观感觉作为诊断指标往往很难反映真实情况。

2. 半主观（半客观）指标

半主观（半客观）指标是指根据诊断者的感觉而加以判断的指标,如:肿物的硬度、肺部啰音的多少等。因为是由诊断者主观判断,不同诊断者易出现不同的判断。应用时,必须严格规定标准。

3. 客观指标

客观指标是指能用仪器加以客观测量的指标。这些指标很少依赖诊断者和被诊断者的主观意识判断,所以是比较可靠的。用仪器测量的结果,如:体温计测的体温、血压计测的血压等。这些都是客观记录下来的,但其结果是由观察者去判断的,虽然各观察者之间的差别不应该太大,但也存在不一致的可能。因此,在应用客观指标时,也应该严格规定其详细的标准,以便得到可靠的结果。

（二）选用诊断标准

1. 统计学方法

（1）正态分布法:目前在医学文献上制定正常值时,采用均数±2个标准差作为正常值范围,凡超过均数±2个标准差者即视为异常。它包括了所有数值的95%。采用这种方法制定正常值必须具备一个前提,就是诊断试验所测量的数据的频数分布是正态分布。

（2）百分位数法:由于许多医学资料不呈正态分布,因此有人主张运用百分位数法来确定正常和异常的界限,因为采用此法不需考虑资料的分布状态。

2. 根据实用性来确定正常值范围

在实际工作中,常常遇到某病的某项指标的正常值范围与该病的异常值范围有部分重叠。如图19-3所示,A处为某病某项指标异常值的下限,B处为正常人该项指标数值的上限。A与B之间是正常值和异常值范围的重叠处,其中既有正常人也有病人。如果将该指标正常值范围确定在A处,病人将不会被漏诊,但将会误诊一部分正常人;如果确定在B处,正常人不会被误诊,但却会漏诊部分病人。因此,根据上述两个数值范围重叠情况,并平衡漏诊、误诊的比例和利弊来确定正常值范围上限,即将其确定在A与B之间的某个数值。

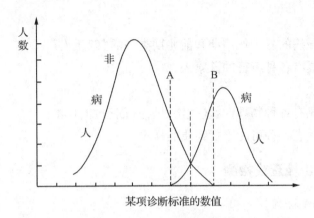

图 19-3　诊断标准的取值示意图

3. 根据治疗实际来确定正常值

临床上某些疾病的危险因素是已知的,但其测量值达到什么水平才认为是异常和需要治疗,这要根据该水平是否与疾病、病残或死亡呈有规律的联系而定。

四、确定样本量

诊断试验研究的样本量大小同样关系到研究对象的代表性问题。样本量大小与下列因素有关:①试验的灵敏度和特异度:一般用于疾病筛选时要求灵敏度高,用于肯定诊断时要求特异度高;②允许误差:一般取总体率 $100(1-\alpha)\%$ 可信区间宽度的一半;③显著性检验水平 α 值。样本量的估计,可以采用对率做抽样调查时的样本量估计公式,即

$$n = \frac{u_\alpha^2 p(1-p)}{\delta^2}$$

上式中,n 为所需样本量;u_α 为正态分布中累积概率等于 $\alpha/2$ 时的 u 值。例如,$u_{0.05}=1.96$ 或 $u_{0.01}=2.58$;α 为容许误差,一般定为 $0.05\sim0.10$;p 为待评价筛查方法的灵敏度或特异度。通常用灵敏度估计病例组所需样本量,用特异度估计对照组所需样本量。

五、确定研究对象

(一) 确定研究对象的原则

(1) 研究对象对目标对象有较好的代表性。考虑到诊断试验和筛检试验的普遍适用性和鉴别疾病的能力,研究对象应能代表诊断试验和筛检试验可能应用的靶人群。

(2) 选择干预对其无害的人群。若干预对其有害,不应选作研究对象。

(二) 确定研究对象的内容

1. 诊断试验

(1) 应当包括该病的各种临床类型病人,即轻、中、重型,早、中、晚期,典型的和不典型的,有和无并发症者,治疗过的与未治疗过的,以使病例组对该病的患者总体具有代表性,使评价结果对该病具有普遍的意义。

(2) 还应包括易与该病相混淆的其他疾病且确实无该病的病人,这样的对照才具有临床鉴别诊断价值。

2. 筛检试验

（1）应当包括该病的各种作用期和前兆期类型的"健康人"。

（2）还应包括具有各种特征的健康人。

3. 检测试验

（1）应当包括具有各种物理性状（气态、液态、固态）的样本。

（2）还应包括含有各种可能干扰物质的样本。

六、盲法与同步检查或检测

（一）盲法检查或检测

盲法是指研究者、检测者、检测对象三类人员中全部人员（三盲）或一两类人员（单盲、双盲）不知道检测对象的状态（病人与非病人，或可疑病人与健康人，或阳性样本与阴性样本）。

（二）同步检查或检测

研究对象同时接受金标准方法和待评价方法的检测。

七、盲法判断检查或检测结果

（一）金标准方法的检测结果

可将研究对象分成两组：一组是被金标准诊断的患者，另一组是被金标准诊断的非患者。

（二）待评价的方法的检测结果

同样可将研究对象分成两组：一组是被待评价方法确认为患有某病的阳性者，另一组是被待评价方法确认为未患有该病的阴性者。

八、列出检查或检测结果整理表

（一）四种结果

真阳性（a）：实际有病被待评价方法检测为阳性者；

假阳性（b）：实际无病被待评价方法检测为阳性者；

假阴性（c）：实际有病被待评价方法检测为阴性者；

真阴性（d）：实际无病被待评价方法检测为阴性者。

（二）列出四格表

四种检测结果可列为四格表，详见表19-2。

表19-2 诊断试验结果整理表

新方法	金标准		合计
	患者	非患者	
阳性	真阳性 a	假阳性 b	r_1
阴性	假阴性 c	真阴性 d	r_2
合计	c_1	c_2	N

九、对诊断结果进行统计分析

根据不同试验的检测要求和目的,对上述数据进行统计描述和分析计算。评价指标的计算方法见本章第三节。

十、对试验方法进行综合评价

可从方法的有效性、安全性、经济性、可接受性等方面进行综合评价。

(一) 有效性

有效性是指待评价方法的检测结果与金标准方法检测结果的一致性。

(二) 安全性

试验方法应是安全可靠的,对人的身心不会造成伤害。

(三) 经济性

试验过程中获得的结果所耗费的资源应最少,即时间短、成本低、花费小、效益高。

(四) 可接受性

可接受性是指方法能被试验者与被试验者接受的程度,包括它的可识别性、可操作性、简便性和包容性。

第三节 试验结果的有效性分析

诊断试验结果的有效性分析内容包括真实性(效度)、可靠性(信度)和预测值等方面。

一、真实性

真实性又称准确性或效度,是指测量值与实际值的符合程度。用于评价筛检试验真实性的指标有灵敏度与假阴性率、特异度与假阳性率、正确指数、似然比和符合率。其中灵敏度、特异度为基本指标。

(一) 灵敏度与假阴性率

灵敏度(sensitivity,SEN)又称真阳性率(true positive rate,TPR),即实际有病而按该筛检试验的标准被正确地判为有病所占的百分比。它可反映筛检试验发现病人的能力。其计算公式为:

$$灵敏度 = \frac{a}{a+c} \times 100\%$$

假阴性率(false negative rate,FNR)又称漏诊率或第Ⅱ类错误,是指实际有病但根据筛检试验被定为无病所占的百分比。它反映的是筛检试验漏诊病人的情况。用公式表达为:

$$漏诊率 = \frac{c}{a+c} \times 100\%$$

灵敏度与假阴性率之间为互补关系:灵敏度 + 假阴性率 = 1,即灵敏度越高,假阴性率越低;反之亦然。

(二) 特异度与假阳性率

特异度(specificity,SPE)又称真阴性率(true negative rate,TNR),即实际无病按该诊断标准被正确地判为无病所占的百分比。它可反映筛检试验确定非病人的能力。其计算公式为:

$$特异度 = \frac{d}{b+d} \times 100\%$$

假阳性率(false positive rate,FPR)又称误诊率或第Ⅰ类错误,即实际无病但根据筛检被判为有病所占的百分比。其计算公式为:

$$误诊率 = \frac{b}{b+d} \times 100\%$$

特异度与假阳性率之间为互补关系:特异度+假阳性率=1,即特异度越高,假阳性率越低;反之亦然。

(三) 灵敏度和特异度的关系

(1) 就一项或一组诊断试验而言,灵敏度和特异度的关系为反变关系。灵敏度越高,特异度越低;特异度越高,灵敏度越低。

(2) 灵敏度和特异度随诊断标准的改变而发生变化。

(3) 选择诊断标准的原则是:当假阳性及假阴性的重要性相等时,试验阴性一般可把诊断标准定在特异度与灵敏度相等的分界线处,或定在约登指数最大处。对有些严重疾病,如能早期诊断,则可获得较好的治疗效果;否则后果严重。此时应选择灵敏度高的诊断标准,以保证所有病人能尽早被筛检及诊断出。但特异度会同时降低,阳性增多,需要进一步确诊,故可疑病例增多,从而增加检查成本。对治疗效果不理想或确诊及治疗费用较高的疾病,则可选择特异度较高的诊断标准。

(四) 正确指数

正确指数也称约登指数(Youden's index),其值为灵敏度和特异度之和减去1。指数范围介于0与1之间,可用公式表示为:

$$正确指数 = (SEN + SPE) - 1 = 1 - (FNR + FPR)$$

正确指数可用于表示筛检方法发现真正病人与非病人的总能力。指数越大,其真实性越高。

(五) 似然比

似然比(likelihood ratio,LR)是同时反映灵敏度和特异度的复合指标,是指有病者中得出某一筛检试验结果的概率与无病者得出这一概率的比值。该指标可全面反映筛检试验的诊断价值,且非常稳定。似然比的计算只涉及灵敏度与特异度,不受患病率的影响。

似然比是一个相对稳定的综合性评价指标。在选择诊断试验时,应选择阳性似然比较高的方法。

(1) 阳性似然比(positive likelihood ratio,+LR):是筛检结果的真阳性率与假阳性率之比,说明筛检试验正确判断阳性的可能性是错误判断阳性可能性的倍数。比值越大,试验结果阳性时为真阳性的概率越大。其计算公式为:

$$+LR = \frac{真阳性率}{假阳性率} = \frac{a/(a+c)}{b/(b+d)}$$

（2）阴性似然比(negative likelihood ratio，-LR)：是筛检结果的假阴性率与真阴性率之比,表示错误判断阴性的可能性是正确判断阴性可能性的倍数。其比值越小,试验结果阴性者为真阴性的可能性越大。其计算公式为：

$$-LR = \frac{假阴性率}{真阴性率} = \frac{c/(a+c)}{d/(b+d)}$$

二、可靠性

可靠性(reliability)又称信度,是指相同条件下同一试验对相同人群重复试验获得相同结果的稳定程度。可靠性高,说明试验结果受随机误差的影响不大。

（一）变异系数

变异系数(coefficient of variance,CV)是指所测平均数的标准差与测定的均数之比。当某试验是做定量测定时,可用变异系数来表示其可靠性。CV值越小,可靠性越好。

$$变异系数(CV) = \frac{测定值均数的标准差}{测定值均数} \times 100\%$$

（二）符合率

符合率(agreement rate)又称准确度(accuracy),是指当某试验做定性测定时,同一批研究对象两次诊断结果均为阳性与均为阴性的人数之和占所有进行诊断试验人数的比率。符合率可用于比较两个医师诊断同一组病人的结果,或者同一医师两次诊断同一组病人的结果。

（三）诊断试验的一致性分析

若要衡量临床医生的诊断水平如何,他们之间对同一人群的诊断结果是否存在差异,可采用Kappa分析。Kappa分析所得值是评价不同地点或不同操作者对同一试验结果一致性的指标。该值考虑了机遇因素对一致性的影响并加以校正,从而提高了判断的有效性。

Kappa值的计算公式为：

$$Kappa = \frac{N(a+d) - (r_1c_1 + r_2c_2)}{N^2 - (r_1c_1 + r_2c_2)}$$

Kappa取值范围为-1~1。$K<0$表示机遇一致率大于观察一致率；$K=0$表示观察一致率完全由机遇造成；$K>0$表示观察一致率大于机遇一致率。

Kappa值与一致性的关系如表19-3所示。

表19-3 Kappa值与一致性的关系

Kappa值	一致性强度
<0	弱
0~0.2	轻
0.21~0.40	尚好
0.41~0.60	中度
0.61~0.80	高度
0.81~1.00	最强

（四）影响一种诊断方法的可靠性的因素

1. 方法的差异

试验方法可受试剂质量、配制方法、温湿度等因素的影响。

2. 被观察者的个体生物学变异

同一测量者用同一方法对同样被观察对象的测定结果也有不同。因此，应严格规定观测的条件（如：时间、部位等）。

3. 观察者的变异

观察者的变异包括观察者自身的变异和观察者之间的变异。例如，数人诊断高血压时，必须预先经过训练，使这几名观察者判断同一人同一时间的血压差异在 0.267kPa 之内。

三、预测值

预测值（predictive value）又称预告值、诊断价值。一种诊断方法有一定的特异度和灵敏度，但是当应用它诊断患病率不同的人群时，阳性（或阴性）结果所表示的意义却不同。

1. 阳性预测值

阳性预测值（positive predictive value, PPV）是指筛检试验阳性者不患目标疾病的可能性。其计算公式为：

$$阳性预测值 = \frac{a}{a+b} \times 100\%$$

2. 阴性预测值

阴性预测值（negative predictive value, NPV）是指筛检试验阴性者患目标疾病的可能性。其计算公式为：

$$阴性预测值 = \frac{d}{c+d} \times 100\%$$

3. 预测值与敏感度、特异度、患病率的关系

$$阳性预测值\ PV+ = \frac{敏感度 \times 患病率}{敏感度 \times 患病率 + (1-特异度) \times (1-患病率)}$$

$$阴性预测值\ PV- = \frac{特异度(1-患病率)}{敏感度 \times 患病率 + (1-特异度) \times (1-患病率)}$$

患病率（prevalence）又称为验前概率，其计算公式为：

$$P = \frac{a+c}{N} \times 100\%$$

四、提高诊断效率的方法

（一）提高特异度的方法

串联法是指几种诊断方法同时应用，根据结果是否全部为阳性来判定诊断结论。
串联法的敏感度、特异度计算公式为：

$$串联敏感度 = A\ 试验的敏感度 \times B\ 试验的敏感度$$

$$串联特异度 = A\ 试验的特异度 + B\ 试验的特异度 \times (1-A\ 试验的特异度)$$

（二）提高敏感度的方法

并联法是指几种诊断方法同时应用，根据结果是否全部为阴性来判定诊断结论。

并联法的敏感度、特异度计算公式为：

$$并联敏感度 = A 试验的敏感度 + B 试验的敏感度 \times (1 - A 试验的敏感度)$$

$$并联特异度 = A 试验的特异度 \times B 试验的特异度$$

第四节 诊断试验与检测试验的综合评价

一、有效性评价

（一）真实性（效度）与可靠性（信度）

评价诊断试验与检测试验的真实性（效度）与可靠性（信度）指标包括灵敏度、特异度、阳性预测值、阴性预测值、准确度、约登指数（正确指数）、阳性似然比、阴性似然比等，这些指标的计算公式见本章第三节。

（二）收益

收益（yield）也称收获量，系指经筛检后能使多少原来未发现的病人得到诊断和治疗。

（三）生物学效果

可通过比较筛检与非筛检人群的病死率、死亡率和生存率来对筛检的生物学效果进行评价。

二、安全性评价

安全性评价的内容包括对消费者的安全性、对提供者的安全性以及对环境的安全性。

三、经济性评价

一项好的筛查计划，要求发现和确诊的病人多，而投入的卫生资源少。筛检的卫生经济学效果评价可从下面三个方面进行。

（一）成本-效果分析

成本-效果分析（cost-effectiveness analysis）是指对实施筛检计划投入的费用及其获得的生物学效果进行分析的评价方法。通过成本-效果分析通常可估计出平均每个病例筛检成本（直接与间接）及在健康改善方面所取得的效果（临床指标的改善和生存期的延长等），并以此计算成本、效果的比率（每延长一年生存期所消耗的成本）。

（二）成本-效益分析

成本-效益分析（cost-benefit analysis）是指对实施筛检计划投入的费用及其获得的经济效益进行分析的评价方法。投入费用和经济效益均以货币单位衡量。可用直接和间接投入成本与直接和间接获得的效益进行比较。

（三）成本-效用分析

成本-效用分析（cost-utility analysis）是指对实施筛检计划投入的成本与取得的生命质量改善进行分析的评价方法。生命质量包括生理、心理和社会幸福感等健康状况，及有关经济、家庭和工作等社会环境状况的满意程度，通常以评分法进行定量测量。

四、可接受性评价

可接受性评价的内容包括消费者是否喜欢应用、提供者是否愿意提供、技术流程是否简便易行以及环境要求是否过于苛刻。

五、诊断试验评价的原则

（1）金标准的选择是否正确。

（2）诊断阈值或诊断标准的规定是否准确、合理。

（3）研究对象的选择是否有代表性。

（4）测量的工具、指标、试剂等是否具有先进性。

（5）诊断试验的可重复性。

（6）是否交代了具体操作步骤。

（7）进行联合诊断试验时是否对每一个诊断试验的敏感度与特异度等重要指标都进行了测量。

（8）对研究地点、环境、试验对象等是否做了充分描述。

（9）对使用价值是否做了全面、公正的评价。

（10）研究人员或观察人员是否实施盲法观察与判断。

（许锬、王华编写）

第二十章 综合防制试验(试点)

第一节 概 述

一、综合防制试验的定义

综合防制试验(简称综合试验)又称综合防制试点,是指为了更有效地应对某类或某些公共卫生问题,在正式推广实施应对策略和不同种类、不同性质的应对措施之前,在拟推广的空间范围内,选择若干个有代表性的次级单位或更小级别单位,有组织、有计划、分步骤地实施事先拟定的应对策略和综合措施,以总结经验,完善事先拟定的应对策略和综合措施。

二、综合防制试验的解读

(一)目的性

有效地应对某类或某些公共卫生问题。

(二)全面性

防制即预防控制,既包括应对公共卫生问题的指导原则,也包括应对公共卫生问题的三要素预防、三环节预防、三级预防的各类具体措施,还包括应对公共卫生问题的各类保障措施。

(三)综合性

综合就是经过分析、论证,把应对公共卫生问题的各个要素进行优化、整合,形成有机整体(系统),以取得更好的效果。

(四)代表性

在拟推广的空间范围内,选择若干个有代表性的次级单位或更小级别单位。

(五)计划性

有组织、有计划、分步骤地实施事先拟定的应对策略和综合措施。

(六)尝试性

试点是指在正式进行某项工作之前,先在一处或几处做小型试验,以取得经验。试点对正式进行该项工作有指导和示范作用。

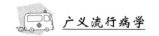

三、综合防制试验的种类

目前,综合防制试验的分类还没有形成共识。我们暂时从以下几个角度进行分类。

(1) 按试验任务的来源,可分为国家级、省部级、地市级、县市区旗级、乡镇级、村(社区)级等综合试验。例如,国家级卫生监督信息系统项目试点、广东省儿童口腔疾病综合干预试点、包头市社区高血压综合防治试点、泾县血吸虫病综合防治试点、北区社区卫生服务综合改革试点等。

(2) 按试验事件的多少,可分为一个事件综合试验、一类事件综合试验、某些事件综合试验等。例如,阿坝综合防治大骨节病试点、江苏省城市饮用水卫生监测网络试点、广西壮族自治区水稻重大病虫综合防治试验、四川省城乡环境综合整治试点等。

(3) 按试验内容的重点,可分为综合措施试验、管理体制综合试验、运行机制综合试验、综合科学考察等。例如,三峡地区燃煤污染型氟中毒综合措施试验、安徽省基层医药卫生体制综合改革试点、楚雄克山病科学考察等。

四、综合防制试验的特点

综合防制试验作为公共卫生事业发展过程中一项重要的试验手段,具有以下特点。

1. 政府的主导性

综合防制试验的确定与落实,一般以政府为主导,由政府制定总体的方针政策及实施原则,由下属行政部门和职能单位具体负责实施。

2. 作用的示范性

综合防制试验具有鲜明的目的,其目的就是通过在某一地区或区域范围内率先实行某一项或几项试验,若能够达到预期的效果,则将该试验向更大范围甚至全国推广实施,试点开展试验工作从整体上讲起到示范作用,是一项由点及面的工作。

3. 要素的优化性

由于综合防制试验的开展先在试点内实施,为了能够提高其可推广性,必须不断地对试验实施全过程的各个环节、各个要素进行优化,以达到最佳的实施效果。

4. 效果的全面性

综合防制试验的效果必须具有全面性,不仅要能够达到预期设定的试验目标,而且要能够尽可能地达到最优化原则,即应用最小的成本或支出获得最大的回报,努力提高它的社会效益。

5. 方法的实验性

综合防制试验就其研究方法本身而言,其本质仍然属于实验性研究方法。因为综合试验仅为一项试点工作,并没有在社会或者大范围内普遍使用和推广,方法是否能够达到预期的效果还不得而知,此方法具有实验性,试验成功后方可推广。

6. 措施的多样性

综合试验的具体措施多种多样,不拘泥于某一种形式或方法,并且可以多个措施同时进行试验。

7. 对照的自身性

综合试验也有对照,但其对照的方式一般不是临床试验常用的标准方法对照、交叉对照、安慰剂对照等,而是综合试验前后的自身对照。

8. 评价的综合性

与其他类型的实验性研究相比,综合试验结果的分析、评价所应用的指标和方法要复杂得多。一般要建立指标评价体系进行评价,而不是简单地进行统计分析。所以,综合试验的评价具有综合性。

9. 整体的系统性

与其他类型的实验性研究相比,综合试验的要素组成比较复杂而庞大。所以,更注重整体实际效果。

10. 过程的计划性

正是因为综合试验的要素组成比较复杂而庞大,并且时间跨度也比较长,所以,其计划性要求也就更高。

第二节 综合防制试验的基本步骤

一、全面了解有关情况

(一) 全面了解试验事件的基本情况,论述应对该事件的重要性

拟进行试验的事件一般是社会范围内急需解决或者重大的公共卫生问题,通过广泛查阅相关资料、现场调研等工作,全面、详细地了解试验事件的一般情况,掌握应对该事件的重要意义和社会价值。

(二) 全面了解试验事件应对情况,特别是存在的各种问题,论述综合试验的必要性

在现实意义上,对一个事件进行综合防制试验最终都是为了制定和完善防制疾病、促进健康、保护人类生存环境的策略和措施。因此,我们在注重重要性的同时,也要考虑必要性,因为并不是每一个重要的公共卫生问题都要进行试验。只有那些急需解决、满足人民意愿、符合综合防制试验要求的公共卫生问题才有必要进行试验。

(三) 全面了解试验事件的防制经验和教训,论述综合试验的可能性

应明确试验是解决此事件的最佳办法。

(四) 全面了解应对该事件所能利用的各种资源,论述综合试验的可行性

只有在经济、人力、技术等方面具有支持条件的可行性事件,才有必要进行试验。

二、制订综合试验的实施方案

(一) 确立综合试验的指导思想

综合试验的指导思想应阐明六个方面的问题。

1. 指导理论

(1) 哲学层面的指导理论:马克思主义哲学。

(2) 应用层面的指导理论:认识论、方法论、系统论、信息论、控制论、概率论与数理统计、经济学、管理学、生物学、物理学、化学等学科的相关理论。

(3) 实践层面的指导理论:公共卫生问题的发生理论(三个要素、三个阶段)、发展理论(三个环节、程度分级)、分布理论(时间分布、空间分布、物间分布)、影响因素理论(促进因素与遏制因素、内部因素与外部因素、自然因素与社会因素)、应对措施理论(三个要素预防、三个环节预防、三个级别预防)。

2. 战略地位

以农村为重点,预防为主,中西医并重,依靠科技与教育,动员全社会参与,为人民健康服务,为社会主义现代化建设服务。

3. 根本原则

(1) 坚持紧紧依靠各级党委和政府领导的原则。

(2) 坚持政府主导和公益为主的原则。

(3) 坚持预防为主和防治结合的原则。

(4) 坚持重点突出和综合防制的原则。

(5) 坚持综合管理和宣传教育结合的原则。

(6) 坚持整体优化和节约资源的原则。

(7) 坚持实事求是和量力而行的原则。

(8) 坚持专业为主和专群结合的原则。

(9) 坚持治本为主和标本兼顾的原则。

(10) 坚持计划为主和稳步推进的原则。

4. 核心问题

核心问题是政府主导、预防为主、重点突出、综合管理、整体优化、实事求是、专业为主、治本为主、计划为主。

5. 主要目标

保护和改善人民的生存环境,促进健康,防制疾病。

6. 主要任务及其分工和完成的方法

(1) 主要任务:一是探索各项策略与措施的有效性、安全性、经济性和可接受性;二是评价综合措施是否整体优化。

(2) 任务分工是指将每一项策略与措施落实到具体的单位和个人。

(3) 完成任务的方法是指所要完成的任务应用哪种具体研究方法。

(二) 确定综合试验的目标体系

1. 目标体系的作用

目标体系具有导向、激励、凝聚、标准和基础的作用。

2. 设计目标体系的理论依据

设计目标体系的理论依据是需要理论、强化理论、期望理论和公平理论。

3. 设计目标体系的基本原则

设计目标体系的基本原则是把握目标管理的基本原理、结合试验区的具体情况、明确目标管理的目的。

4. 目标体系的组成结构

(1) 总体目标——战略目标。制定战略目标的原则是:体制健全,机制合理,资源优化;以人为本,利益兼顾,公平公正;政策利民,措施到位,信息公开;提高整体服务能力,促进群众身心健康。制定战略目标要求具有宏观性、长期性、相对稳定性、全面性、可分性、可接受性、可检验性和可挑战性。

(2) 层次目标——分级目标。在制定目标时,要将组织的总目标分解为各个层次的分目标,使目标纵向衔接,层层保证。组织中各类、各级目标构成为一个网络,网络表示研究对象的相互关系。一个组织的目标通常是通过各种活动的相互联系、相互促进来实现的。所以,目标和具体的计划通常构成一个网络。目标和计划既然构成一个网络,它们就很少表现为线性的方式,即目标与目标之间左右关联、上下贯通,彼此呼应,融汇成一个整体。正因为目标和计划是按一定的网络的方式互相连接的,因此要使一个网络产生效果,就必须使各个目标彼此协调、互相支援、互相连接。

(3) 阶段目标——时间目标。目标要有完成的时限规定。按时间进度,可以将目标分为几个阶段目标。一方面,前一阶段所要做的工作必须为以后相继各阶段所要做的工作打下基础;另一方面,各阶段目标必须体现长期目标,必须是为了实现长期目标。

(4) 目标体系。一项综合防制试点,为了达到总体目标,可能有很多的具体目标,少则几个,多则十几个甚至几十个。

(三) 确定综合试验的主要内容

1. 综合防制的管理体制

按综合试验内容和覆盖范围的不同,可有国家、地区、省、市、县、镇、社区级之分,组织结构也因层次不同有所差别,但其基本组成是相同的,都应具备决策层、管理层、实施层和服务层四个职能层次,人才能级和岗位能级相对应,形成不同层次和功能的组织管理系统。

2. 综合防制的运行机制

综合试验方案是试验工作的核心,是一项试验任务的总体构思与设计,对试验实践工作起到指导和规范作用。其制定包括设计、讨论、修改、决定、下发等过程,一般由试验事件所在地的最高业务管理部门起草,以试验、抽样、试运行等方式检验所得到的结论,递交最佳方案,经专家咨询委员会讨论完善后,由上级行政职能部门决策下发。各相关部门按照方案要求按部就班开展综合试验工作。试验方案并不是从制定以后就一成不变的,而是要随时间和环境条件的改变而不断更新、逐步完善的。

3. 综合防制的保障措施

综合试验的顺利开展以及试验的质量需要一定的手段和措施来保障,主要可从技术、反馈控制、人员、资金、物资等方面进行。

(1) 技术保障。要做到试验方法的统一、监测器具的统一、判断/诊断标准的统一、实验室检测方法的统一,必须有一系列统一可行的技术体系来指导,同时还需要技术部门的现场指导。

(2) 反馈控制。评价系统的功能在于对试验的各方面情况进行反馈控制。通过定期或不定期的系统评价,了解试验的运行现状,及时发现试验工作中存在的问题,以便及时采取措施,保障和维持综合试验的可操作性和动态稳定性。

(3) 人员保障。加强综合试验的人员队伍建设至关重要。首先,应适应社会需要,建立健全综合试验的专业人才培养机制,严格限制非专业人员进入试验;其次,要定期对各级试验人员进行专业培训,提高他们的职业道德和业务水平;最后,推行人事制度改革,建立责、权、利统一的用人和分配制度。

(4) 资金保障。试验所需的经费必须纳入各级政府或各单位的财政预算,以充足的资金保证试验工作顺利开展。

(5) 物资保障。由行政部门统一管理,相关部门协调配合,保证试验物资(包括试验设备、交通工具、文印用品、实验室器材等)的充足供应。

(6) 其他方面的保障。除上述几个方面外,还需对从社会关系、部门协调等方面进行保障,使各相关部门在决策层的领导下,保持充分的理解与沟通,共同协作,完成试验工作。

(四) 建立综合防制的评价体系

1. 指数评价体系的定义

指数评价体系简称指数评价法,是指运用多个指标,通过多方面对一个参评单位进行评价的方法。其基本思想是通过多方面,选择多个指标,并根据各个指标的不同权重,进行综合评价。

2. 指数评价体系的要素

(1) 评价目的:是指每一项综合试验评价活动的出发点。它对确定评价对象、选择评价指标和评价模式有制约作用。

(2) 评价目标:是指根据评价目的提出的对评价活动任务的规定。例如,以确定一个比较理想的社区高血压综合防治试点为评价目的,那么评价的目标就是通过对可行性、可接受程度、易实施、效率高等方面进行分析,从拟订的试验方案中挑出一个最令人满意的试验方案。

(3) 评价主体:是指评价行为的实施者。评价系统具有专门性和专业性,评价可只由本级实施者进行,也可只由上级评估者进行,或两者联合进行。

(4) 评价客体:是指综合试验是否能满足需求的状态。评价客体既可以是试验的全过程,也可以是其中一个环节,具体通过评价目的来规定评价对象。

(5) 评价方法:是指评价的指标体系。

3. 建立指数评价体系的原则

建立指数评价体系的原则是科学性、导向性、综合性、可比性、可操作性、同级评价指标间的非因果性、指标内容间的排斥性、指标内涵的单一性和同质性、责任范围的明确性、评价内容的发展变化性、量化标准的合理性和有效性、数量与质量的统一性。

这些指标不一定要对整个试验或应对事件进行描述,但必须能够提供有关其状态以及需要改进之处的有用信息。

4. 建立指数评价体系的步骤

（1）确定指数评价体系，即确定各指标的总数量，这是指数评价的基础和依据。

（2）收集数据，并对不同计量单位的指标数据进行同度量处理，确定标准值。

（3）确定指标体系中各指标的权数，以保证评价的科学性。（因为有一些情况是：某些指标被统计，但加权计算时不进行计算；或者由于权重过低，仅作为参考数据。）

（4）对经过处理后的指标，根据前面指定的标准，结合权重，进行汇总计算。

（5）根据评价指数的变化，总结变化规律，并由此得出结论。

5. 指数评价体系指标值的计算方法

主要有打分综合法、打分排队法、综合指数法、功效系数法等。

（五）选择综合试验的具体地点

综合试验地点的选择应综合考虑以下几个方面的因素：当地公共卫生事业发展的需要、当地政府和职能部门的配合程度、经济技术水平发展情况、人口结构与特征等。

试验地点的确定必须能够确保试验的顺利开展并且具有代表性，试验成功后能将此项试验推广到其他地区。

（六）确定综合试验的进度安排

1. 实施计划

实施计划是指对某项工作从目标要求、工作内容、方式方法、时间进度及实施步骤等方面做出全面、具体而又明确安排的计划类文书。

2. 技术路线

技术路线是指申请者为达到研究目标而准备采取的技术手段、具体步骤及解决关键性问题的方法等的研究途径。

合理的技术路线可保证顺利地实现既定目标。技术路线应尽可能详尽，即每一步骤的关键点要阐述清楚并具有可操作性。技术路线应尽可能简明，即尽可能使用流程图或示意图，并结合必要的解释，以达到一目了然的效果。

三、综合试验的具体实施

（一）落实综合试验地点（试点）

根据研究制订的试点实施工作方案、试点评价指标和方案，着手试点前相关调查，落实试点范围和试点单位的选择，确保具有代表性和可比性。试点区应向当地政府和有关部门通报试点内容、地区、方式、要求。

（二）建立健全组织机构

各试点区要成立由政府分管领导、部门分管负责人参与的试点工作领导小组，明确由专人负责。

（三）培训试验工作人员

由相关部门统一对试验人员开展培训工作，培训内容依各试验对象而定。

（四）建立健全规章制度

各试点地区卫生行政部门应发布相关规范性文件，建立健全各项规章制度，规定具体的落实方案和措施。各地在落实试点工作中,要依法采取行政措施,以保证试点工作的顺利进行。

(五) 落实综合试验经费和物资

卫生部对纳入试点范围的地方卫生行政部门给予一定的经费和物资补贴,各地要严格按照经费管理规定,专款专物专用,提高经费和物资的使用效率。根据试点工作的需要,地方卫生行政部门应对试点工作给予一定的经费和物资支持。

(六) 开展综合试验宣传

根据实际需要,制定本地区宣传计划并开展有针对性的宣传。可通过多种渠道,如:宣传画、报纸、电视、网络等方式,向公众或应当了解的人告知本次综合试验的相关信息,得到当地政府、相关执法部门和社会的广泛认可,使消费者普遍认知。

(七) 正式实施综合试验

举行试点启动仪式,各试点地区邀请地方政府、相关部门领导参加。根据综合试验方案的具体要求按部就班地实施试验工作。

(八) 协调督促综合试验

进行各试点区督促调研工作,上级卫生行政部门领导要加强试点工作的领导,协助解决试点工作中存在的问题及试点方案的调整。

(九) 检查验收综合试验

召开试点工作现场会,完善试点方案。开展试点后效果调查和评估、总结。

(十) 综合试验的总结、推广

可根据综合试验结果,对其进行全面总结,同时,制定相关规范性文件,部署相关工作,为全国实施推广做好准备工作。

第三节　综合防制试验的结果分析

一、综合防制的管理体制分析

(一) 管理体制的定义

从管理学角度来说,体制指的是国家机关、企事业单位的机构设置和管理权限划分及其相应关系的制度。管理体制是指管理系统的结构和组成方式,即采用怎样的组织形式以及如何将这些组织形式结合成为一个合理的有机系统,并以怎样的手段、方法来实现管理的任务和目的。具体地说,管理的体制是规定各个相关部门在各自方面的管理范围、权限职责、利益及其相互关系的准则。它的核心是管理机构的设置、各管理机构职权的分配以及各机构间的相互协调。它的强弱会直接影响管理的效率和效能,在整个管理中起着决定性作用。

(二) 综合防制管理体制分析的内容

(1) 管理体系建立是否健全。

(2) 综合防制是否得到试点县(市、区)党委、政府的高度重视。

(3) 领导层是否加强领导、周密部署、积极稳妥地组织实施。
(4) 管理制度建立是否健全。
(5) 相关部门和人员责权利是否明确。
(6) 相关部门是否密切配合并共同协调解决工作中出现的问题。

二、综合防制的运行机制分析

(一) 机制的定义

机制是指以一定的运作方式把事物的各个部分联系起来,使它们协调运行而发挥作用。

(二) 机制的划分

1. 从机制运作的形式进行划分

(1) 行政-计划式的运行机制,即以计划、行政的手段把各个部分统一起来。
(2) 指导-服务式的运行机制,即以指导、服务的方式去协调各部分之间的相互关系。
(3) 监督-服务式的运行机制,即以监督、指导式的方式去协调各部分之间的关系。

2. 从机制的功能进行划分

(1) 激励机制(即动力机制):是指管理系统动力的产生与运作的机制。在组织系统中,激励机制是指激励主体系统运用多种激励手段使之规范化和相对固定化,从而与激励客体相互作用、相互制约的结构、方式、关系及演变规律的总和。它主要由三个方面构成:利益驱动是社会组织动力机制中最基本的力量,是由经济规律决定的;政令推动是由社会规律决定的;社会心理推动是由社会与心理规律决定的。

(2) 制约机制(又称约束机制):是指对管理系统行为进行限定与修正的功能与机制。约束机制主要包括以下四个方面的约束因素:权力约束是指既要利用权力对系统运行进行约束,又要对权力的拥有与运用进行约束;利益约束是指既要以物质利益为手段,对运行过程施加影响,又要对运行过程中的利益因素加以约束;责任约束是指通过明确相关系统及人员的责任来限定或修正系统的行为;社会心理约束是指运用教育、激励和社会舆论、道德与价值观等手段,对管理者及有关人员的行为进行约束。

(3) 保障机制:是指为管理活动提供物质和精神条件的机制。

(三) 机制的建立

机制的建立,一靠体制,二靠制度。体制主要指的是组织职能和岗位责权的调整与配置;制度从广义上讲包括国家和地方的法律、法规以及任何组织内部的规章制度。也可以说,通过与之相应的体制和制度的建立(或者变革),机制在实践中才能得到体现。

(四) 管理机制

1. 管理机制的定义

管理机制是指管理系统的结构及其运行机制。管理机制本质上是管理系统的内在联系、功能及运行原理,是决定管理功效的核心问题。

运行机制是指组织基本职能的活动方式、系统功能和运行原理。其本身还具有普遍性。

2. 管理机制的特征

(1) 内在性。管理机制是管理系统的内在结构与机制,其形成与作用完全是由自身决定的,是一种内运动过程。

(2) 系统性。管理机制是一个完整的有机系统,具有保证其功能实现的结构与作用系统。

(3) 客观性。任何组织,只要其客观存在,其内部结构、功能既定,必然要产生与之相应的管理机制。这种机制的类型与功能是一种客观存在,是不以任何人的意志为转移的。

(4) 自动性。管理机制一经形成,就会按一定的规律、秩序、自发地、能动地诱导和决定企业的行为。

(5) 可调性。机制是由组织的基本结构决定的,只要改变组织的基本构成方式或结构,就会相应改变管理机制的类型和作用效果。

3. 管理机制的构成

管理机制主要表现为以下三大机制:管理机制是以客观规律为依据,以组织的结构为基础,由若干子机制有机组合而成的;管理机制以管理结构为基础和载体,由组织功能与目标、组织的基本构成方式、组织结构、环境结构组成;管理机制本质上是管理系统的内在联系、功能及运行原理。

(五) 机制的评价

机制的评价内容包括综合防制试验是否按照计划有序进行、能否达到预期的目标、能否在规定时间内完成以及试验过程中遇到的问题能否得到及时解决等。

三、综合防制的具体措施分析

综合防制具体措施分析的主要内容包括综合防制试验的具体措施是否能在实际中发挥作用、实施步骤是否合理、是否能达到预期的效果以及是否具有较强的可行性等。

四、综合防制的保障措施分析

分析各项保障措施是否得到有效落实。

五、综合防制的评价体系分析

应用指标评价体系对本次试验进行综合评价。

六、汇总和总结工作

根据分析结果,对综合防制的资料进行汇总或汇编,对整个工作进行总结。

(许锬、王华编写)

第二十一章　流行病学的理论性研究

第一节　概　述

一、理论的概念

（一）理论的内涵

理论是指人们关于事物知识的理解和论述。从不太严格意义上讲，理论是指有关现实某一领域的任何抽象的、一般性的陈述，通常包括对一般性概念的详细阐述。从严格意义上讲，理论是指人们由实践概括出来的关于自然界和社会的知识的系统性结论。

（二）理论的外延

自然科学理论是指关于自然领域事物知识的理解和论述。社会科学理论是指关于社会领域知识的理解和论述。思维学科理论是指关于思维领域知识的理解和论述。

（三）流行病学理论

流行病学理论是指公共卫生事件或公共卫生问题的发生、发展、分布、影响因素、应对策略等系统知识。

二、理论体系

（一）理论体系的定义

理论体系是指研究者对某一学科的客观规律进行全面而深入研究后所形成的概念明确、判断准确、推理符合逻辑规律和规则、论证充分、结构合理、表述简明易懂的知识系统。

（二）理论体系的结构

钱学森等学者认为，一门独立的学科至少应具备下面三个层次的知识。

1. 基础学科

所谓基础学科，是指研究社会基本发展规律，提供人类生存与发展基本知识的学科。七大基础学科依次为数学、逻辑学、天文学和天体物理学、地球科学和空间科学、物理学、化学、生命科学。应用型学科都是在基础学科上的衍生学科。

2. 技术学科

技术泛指根据生产实践经验和自然科学原理发展而成的各种工艺操作方法与技能。技术涵盖了人类生产力发展水平的标志性事物,是人类生存和生产工具、设施、装备、语言、数字数据、信息记录等的总和。

3. 工程技术

工程技术亦称生产技术,是在生产中实际应用的技术。它是指人们将应用科学知识或利用技术发展的研究成果应用于生产过程,以达到改造自然的预定目的的手段和方法。

(三)流行病学理论体系结构框架

流行病学的理论体系至少应具备三个层次的内容,即工程技术层次、技术科学层次和基础科学层次。其中,工程技术层次是最低层,属于方法层;技术科学层次是中间层,属于应用层;基础科学层次是最高层,属于理论层。

长期以来,人们对流行病学方法层和应用层的关注比较多,但对流行病学理论层次的研究却十分匮乏。理论流行病学也一直是我国流行病学研究中的薄弱领域。

我们初步认为,流行病学的理论体系应该具有如下结构框架:

(1)应用理论(基础理论):包括认识论、方法论、系统论、信息论、控制论、概率论与数理统计、经济学、管理学、生物学、物理学、化学等学科的相关理论。

(2)应用技术(技术学科):包括数理统计技术、生物技术、信息技术等。

(3)系统工程(工程技术):包括流行病学研究的基本要素及基本过程。

三、理论性研究

(一)理论性研究的定义

理论性研究是人们利用大脑这一特殊思维的工具,通过感觉、知觉、抽象、概括、归纳、演绎等思维形式,认识世界的思维过程。

(二)理论性研究的范围

(1)研究自然现象的空间形式、现象关系、变化过程、运动规律等,构成所谓的自然科学。

(2)研究社会现象的发生过程、现象关系、发展规律等,构成所谓的社会科学。

(3)研究人的行为、人的心理、人的思维、人的生存方式等,构成所谓的人文科学。

(三)理论性研究的目的

(1)直接目的:完善某一学科的理论体系。

(2)间接目的:解决人类生存和发展问题。

(3)根本目的:揭示客观真理,寻求人类生存的确定性。

(四)理论性研究的基本过程

(1)感知过程是人们通过感觉器官对客观现象进行观察、搜集、整理、分析、形成判断的过程。

(2)认知过程是人们通过分析,在判断的基础上,对所认识的对象进行抽象、归纳、概括,从现象到本质再到现象,从个别到一般再到个别,从抽象到具体的过程。

(3)逻辑过程是人们通过思维,在认知的基础上,对所研究的问题进行从部分到整体的完形化过程,最终形成完整的理论观点或体系。

（五）理论性研究的主要步骤

（1）准备阶段：确定研究方向—确定研究问题—确定研究课题（文献检索、文献评阅、文献综述）—建立研究假设（理论依据、事实支持）—确定研究目的。

（2）设计阶段：确定研究题目—阐述立题依据（论述研究问题的重要性、研究内容的必要性、研究假设的合理性）—确定研究目的—论述研究方法的科学性—论述技术方法的先进性（研究对象具有代表性、收集资料准确、混杂因素均衡）—论述研究过程的清晰性—论述研究条件的可行性—论证研究方案—制订实施计划。

（3）调查阶段：针对所要验证的假设，应用文献检索法收集事实论据（前人应用观察法、实验法和逻辑法等科学方法所得的科学结论）和事理论据（相关学科的有关理论）资料。

（4）分析阶段：应用统计描述、统计推论、逻辑推理及利用系统科学分析等科研方法，对收集的资料进行整理、加工、分析，使收集的资料简约化、分类化、系统化，以求获得规律性的认识，从而达到验证假设的目的。

（5）论述阶段：根据所获得的规律性认识，形成论点和论据，并进一步推广其适用范围，获得一个概括性陈述，提出某些定理、定律、原则，建立科学的理论体系，并写出研究报告。

（六）理论性研究的方式逻辑思维方法

理论性研究的思维方式就是实现由感知过程到认知过程再到逻辑过程的方法。它包括概念及明确概念的思维方式、判断及正确推理的思维方式、推理及合理推理的思维方式与论证及充分论证的思维方式。

（七）理论性研究的辩证逻辑思维方法

理论性研究的辩证逻辑思维方法应该是辩证唯物主义方法，即用对立统一规律，对事物发展动力和根源进行分析；用否定之否定规律，对事物发展形势进行分析；用质量互变规律，对事物发展过程进行分析。同时，还要运用物质和意识、主观和客观、本质和现象、内容和形式、原因和结果、必然和偶然、可能和现实、普遍和特殊、一般和个别、运动和静止、部分和整体等一系列范畴，对所掌握的事物或材料进行科学分析。

（八）理论性研究的综合思维方法

（1）学理性研究方法：从公理或假说或一个理论体系出发，对所研究的问题进行思辨和推论，进而解释客观存在。

（2）实证性研究方法：从对客观现象的观察出发，对所研究的问题进行归纳、整理，进而形成逻辑化的理论观点或体系。

（3）感悟性研究方法：从人对客观存在和人类生活的感悟出发，对所研究的问题进行系统化，进而形成理论观点或理论体系。

（九）理论性研究的特点

1. 来源的实践性

理论来源于实践并指导实践，因此理论性研究的来源具有实践性，可在实践中寻得起源，并将更加成熟的理论用于指导实践。

2. 存在的客观性

理论性研究是独立于人的意志客观存在的，并不是虚无缥缈的。

3. 方法的抽象性

进行理论性研究的方法不同于其他流行病学方法,此研究方法具有抽象性,缺乏形象性,在实际研究过程中,须本着严谨的态度,综合各学科的特点,对相关理论进行总结、归纳。

4. 认识的阶段性、渐进性

人的认识是具有阶段性的,是一个认识-实践-再认识的过程,对于理论研究的认识不可能一蹴而就,更不可能一步到达顶点,何况任何事物或理论在一定时期都不可能是完美的,需要我们不断地、逐步地去探索和完善。

5. 历史的继承性、批判性和局限性

我们之所以要不断地完善各项理论,不懈地进行理论研究,肯定是因为发现现行的理论或多或少落后于人们认识的深化和社会实践的快速发展,存在一定的局限性。对于历史,我们要采取取其精华、去其糟粕的态度,批判地继承历史,在历史的基础上,进一步完善现有的理论,并展望未来。

6. 应用的普遍性、有效性

理论性研究在实践中具有普遍性,可以应用于所有的学科,可以帮助各学科建立更为合理的理论体系。

7. 实践的指导性、一致性

理论存在的意义就在于指导实践,理论研究的最终目的就是用更为科学、完善的理论来为实践指引科学的方向。

8. 知识的多元性、交叉性、综合性

理论性研究是一个复杂的过程,需要研究者掌握多学科的知识,理顺相互之间的关联,并且要能将多门学科综合起来,形成一套科学、严谨的理论体系。

9. 过程的论证性、证据性、严谨性

理论性研究的过程并不是凭空想象、肆意捏造的,它需要各学科、各层次、各专业领域的科学论证,不断为这一研究过程提供理论依据。理论最终要接受实践的检验,因此必须经得起时间和实践的考验。

10. 意识的超前性、创新性

理论来源于实践,理论性研究必须与实践同步甚至领先于实践,才能够理性地指导实践。事物是一直变化发展的,人的理论思维也应该随之变化,理论性研究的意识与思想必须具有一定的创新性,才能保持其生命力。

四、流行病学理论性研究

(一)流行病学理论性研究的性质定义

流行病学理论性研究又称为理论流行病学,是指以马克思主义哲学思想为指导,以流行病学的理论体系为对象,以有关学科的相关理论和技术、流行病学研究的历史和现状为素材,应用辩证逻辑、形式逻辑、数学逻辑的方法、原理,总结、完善流行病学的理论体系,使之逐渐形成概念明确、判断准确、推理符合逻辑规律和规则、论证充分、结构合理、表述简明易懂的知识系统。

（二）流行病学理论性研究的过程定义

首先，遵循唯物主义认识论"实践-认识-再实践-再认识"的基本程序，寻找流行病学实践工作中存在的各种各样的问题或者实践工作与现有理论的矛盾；然后，根据需要和可能，选择其中的一两个问题或矛盾作为研究课题；再后，以各种基础学科的相关理论和实践经验为依据，运用逻辑推理方法，论证解决问题或矛盾的原理和方法；最后，将研究成果概念化并加以科学总结，以达到逐渐完善流行病学科学理论体系的目的。

（三）流行病学理论性研究的作用

1. 有利于理解流行病学理论

感觉到的东西，不一定能立刻理解它；只有理解了的东西，才能够更深刻地感觉它和运用它。理论流行病学就是流行病学发展的深层次阶段，通过对它的理解，有助于我们对流行病学的理论有更加深刻的理解。

2. 有利于流行病学理论在实践中应用和验证

只有对流行病学理论有了深刻理解，才会对流行病学有更加深刻的认识，才能在实践中正确地运用流行病学理论。理论的最大作用就是能够指导实践，因此，只有形成完善的流行病学理论体系，才能在实践中正确运用。理论的正确与否只有通过实践来验证，因此，实践也是理论能够不断完善的重要基础。

3. 推动学科发展

理论指导实践，在实践中发现不足，使理论进一步得到完善，由此推动学科不断进步和发展。

（四）流行病学理论性研究与流行病学数学模型

流行病学数学模型是使用数学公式明确地和定量地表达病因、宿主和环境之间构成的疾病流行规律，同时从理论上探讨不同防制措施的效应。

流行病学数学模型是数学的相关理论在流行病学研究中的运用，是理论流行病学的一个重要组成部分，或者说理论流行病学和流行病学数学模型是"属"与"种"的关系。所以，将流行病学数学模型称作理论流行病学是不恰当的。

第二节　理论性研究方法

理论性研究主要运用了逻辑学方法来研究流行病学理论。只有正确地运用逻辑方法，正确地进行思维活动，才能正确地认识和理解流行病学。

逻辑学是一门研究人类思维的形式、规律和方法的学科。逻辑学可分为辩证逻辑学、形式逻辑学和数学逻辑学三大类。

一、形式逻辑

我们所讲的形式逻辑是指形式逻辑学，也称普通逻辑学或一般逻辑学。普通逻辑学的知识系统如图21-1所示。

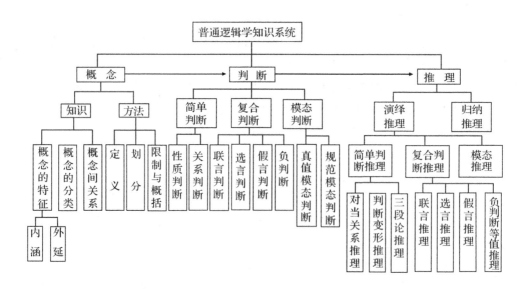

图 21-1 普通逻辑学知识系统示意图

（一）逻辑

逻辑是多义词，泛指规律、理性、观点等。狭义的逻辑是指思维的形式及其规律和方法。思维是人脑对客观世界的反映，是认识的高级阶段，即理性认识。

（二）形式逻辑学

形式逻辑学是研究人类的思维形式及其基本规律和一些简单逻辑方法的学科。

1. 逻辑思维形式

逻辑思维形式一般是指把具体内容的各个部分组成起来的构造方式，包括概念、判断、推理等理性认识的形式。

（1）概念。

概念是反映思维对象的本质属性或特有属性及其所包含的分子范围的思维形式。

概念有两大属性：一是概念的内涵，即揭示概念的本质属性或特有属性的思维形式；二是揭示概念所包含的分子范围的思维形式。

概念的种类：正概念和负概念；普遍概念、单独概念和空概念；集合概念和非集合概念等。

概念与概念的关系有相容关系（全同关系、包含关系、包含于关系）和非相容关系（矛盾关系、反对关系）。

概念是逻辑思维的最基本单元和形式。

概念的辩证法是指概念的形成、变化和发展以及概念间的联系和转化的辩证关系。对概念的辩证本性的研究，是辩证逻辑的主要内容。

从生动的直观到抽象的思维，形成一系列概念，这些概念的真理性又要返回实践中接受检验。如此循环往复，是人的认识日益接近于客观现实的一般途径。

科学认识的主要成果就是形成和发展概念。概念越深刻、越正确，就越能完全地反映客观现实。概念的最基本特征是它的抽象性和概括性。

学习任何一门学科的知识都必须首先通过对概念体系的理解,这样才能正确地认识、理解、运用这门学科。

(2)判断。

判断是指以肯定或否定的方式断定某种事物的存在或某种属性或某种关系的思维过程。

判断有两大特性:一是有所断定,即判断必须对思维对象有所断定;二是有真有假,即必须以肯定或否定的方式断定思维对象的存在或某种属性或某种关系。

判断的种类:肯定判断和否定判断;全称判断、特称判断和单称判断;模态判断(或然判断、必然判断)和非模态判断(实然判断);简单判断和复合判断;性质判断和关系判断;联言判断、假言判断、选言判断和负判断等。

判断是思维的基本形式之一。

正确运用判断,可以断定流行病学理论是否符合客观实际和真假。

(3)推理。

推理是指以一个或几个已知的正确的判断为前提,按照相应的逻辑形式和规则,推导出一个未知的判断性结论的思维方式。

推理的主要特征是由已知判断推出未知的新判断。

推理由前提和结论两种判断以及推理形式三个要素组成。

推理有两个必要条件:一是前提真实,即前提判断的内容必须符合事实;二是形式正确,即推理的逻辑形式必须符合思维的规律和规则。

推理的种类:必然性推理和或然性推理;演绎推理、归纳推理和类比推理;直接推理和间接推理;模态推理和非模态推理;性质推理和关系推理等。

可以运用已知的成熟的学科理论推出未知的流行病学理论。

2. 思维的对象

思维的对象是指反映在概念、判断和推理中的特定对象及其属性。

本书指的就是广义流行病学。

3. 逻辑规律

逻辑规律是指整个思维过程必须遵循的原则,包括同一律、不矛盾律、排中律、充分理由律等。

4. 简单的逻辑方法

简单的逻辑方法包括明确概念的各种方法(概念的定义、概念的划分、概念的限制和概念的概括)、判断的方法、推理的方法、探求因果联系的方法、形成假说的方法等。

(三)形式逻辑学的内容

形式逻辑学的内容包括概念、判断、推理、逻辑规律、论证等内容。详见有关章节。

(四)学习形式逻辑学的意义

形式逻辑学是进行理论体系研究通用的工具之一,也是科学工作者必须掌握的严密思维方式。学习和掌握逻辑学知识的意义在于:

(1)有助于人们获得新的知识和发现新问题;

(2) 有助于人们自觉地防止和发现思维中的逻辑错误,以便准确地表达和严密地论证思想;

(3) 有助于人们识别、驳斥谬误与诡辩,有助于提高整体思维能力;

(4) 有助于人们学习和掌握其他各门学科知识;

(5) 有助于人们提高工作效率。

二、辩证逻辑

辩证逻辑学是研究人类辩证思维的学科,即关于辩证思维的形式、规律和方法的学科。

三、数学逻辑

本书所讲的数学逻辑是指所有数学科学中的原理、方法,包括概率论和数理统计。

流行病学研究需要应用大量的数学知识。可以说,数学是流行病学研究不可缺少的工具。鉴于在流行病学研究中应用到的数学知识较多,并且卫生统计学中有专门的研究、传授,故本书不做重点介绍。

第三节 理论性研究的基本步骤

一、全面了解与掌握研究对象——流行病学理论体系研究的现状

在研究流行病学理论之前,要对流行病学这门学科有深刻的认识和掌握,并需具有丰富的实践经验。只有具备足够的知识底蕴(形成一个理论的条件之一),才能运用科学的方法进行研究。

二、客观地评价现行流行病学理论体系

从多方面客观地对现行流行病学理论做出深刻、详尽的评价,包括该理论的实用性、可行性、可接受性、可持续发展性等。只有通过客观的评价,才能从中发现问题,并解决问题。

三、准确地发现现行流行病学理论存在的问题或矛盾

每一个理论的产生和发展都不是一成不变的,都必然存在或多或少的不足或缺陷,尤其在现代科技高速发展的今天,我们要一直保持与时俱进的态度,准确地发现现行流行病学理论使用过程中存在的问题或矛盾,应用逻辑学、经济学等其他相关学科不断探索流行病学理论的发展之路,寻求其不断完善的理论。

四、选择和确定研究课题

根据需要和可能,选择其中的一个或几个问题或矛盾作为研究课题,进行一系列理论调研,最后根据实际情况确定研究课题。

五、收集、总结流行病学实践中的成功经验

现行的流行病学理论中有许多成功的经验值得借鉴,其中不乏比较成熟和稳定的因素,我们要善于总结这些经验,为我所用,为建立更加完善的理论体系奠定基础。

六、温习和掌握有关基础学科的相关理论知识

在研究一门学科理论时,首先要精通该学科并能运用自如。掌握丰富、扎实的学科知识,要以坚实的学科理论知识为基础,并且有丰富的实践经验。

七、认真学习、熟练掌握研究工具——逻辑学

逻辑学是理论研究的方法学,因此,在进行流行病学理论研究之前,必须精通逻辑学的思想和方法,并能熟练和科学地运用。

八、应用类比推理,形成研究假设

灵活运用其他学科中的理论总结经验,应用类比推理的方法,将其应用到科研中来,并形成自己的研究假设。

九、运用演绎推理的方法,将其他学科成熟的理论运用到流行病学理论中;运用归纳推理的方法,归纳、总结流行病学理论

掌握了流行病学理论研究的各门基础学科理论知识以后,就可以把这些知识作为基础,并运用逻辑学的方法将这些理论知识运用到流行病学系统的理论体系中,使该学科理论更具有科学性和系统性,从而有助于人们加深对它的理解。

十、运用明确概念的方法确定概念

运用明确概念的方法将研究成果加以科学总结,形成科学的概念体系,以达到逐渐完善流行病学科学理论体系的目的。

十一、在实践中检验新的理论体系,并不断完善

将研究成果投入实际工作中,在实践中检验其实用性和正确性,使理论体系能够在实践中得到验证并不断地被完善,从而建立起一个最优的流行病学理论体系。

(滕国兴、王华编写)

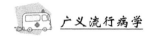

第二十二章 概念和形式逻辑基本规律

第一节 概念概述

一、概念的定义

概念是反映思维对象所包含的范围及其本质或特征的思维形式。

二、概念的基本特征

概念既反映了对象的本质属性,也反映了具有这种本质属性的对象。因此,概念有客观的内容和确定的范围,这两方面分别构成了概念的内涵和外延,即概念的基本特征。

(一)概念的内涵与外延

概念的内涵是指反映在概念中的对象的本质属性或特有属性。它从质的方面去揭示客观事物。

概念的外延是指具有概念所反映的本质属性或特有属性的对象,即概念的适用范围。它从量的方面去揭示客观事物。

(二)概念的内涵与外延的关系

1. 制约关系

一方确定了,另一方也随之确定下来;一方变化了,另一方也随之发生变化。

2. 反变关系

内涵越多,则外延越小;内涵越少,则外延越大。外延越小,则内涵越多;外延越大,则内涵越少。

三、概念的作用

1. 概念是认识事物的工具

只有通过学习来理解流行病学所包含的概念体系,才能真正认识这门学科。从一般表面上的理解深入到更深层次。

2. 概念是进行思维的细胞

概念是一种思维形式,它同另外两种思维形式判断和推理的联系密切。判断是由概念构成的,推理又是由判断构成的。没有概念,就不可能进行判断和推理,也就不能进行任何思维活动。

3. 概念是思维成果的结晶

任何一个概念的形成都离不开一定的判断和推理。人们会运用这些新的概念去进行更深层次的思维活动。

四、概念的种类

(一) 按照外延多少,可分为单独概念、普遍概念和空概念

(1) 单独概念:外延分子=1。

例:冠状病毒性非典型性肺炎。

(2) 普遍概念:外延分子≥2。

例:非典型性肺炎。

(3) 空概念:外延分子=0。

例:长生不老药。

(二) 按照是否可以划分,可分为非集合概念和集合概念

(1) 非集合概念:反映非集合体。

例:人(不同性别、年龄、民族、国籍等)。

(2) 集合概念:反映集合体。

例:人体构成(头、躯干、四肢或九大系统)。

(三) 按照具备某种属性与否,可分为正概念与负概念

(1) 正概念:反映对象具有某种属性的概念。

例:传染病。

(2) 负概念:反映对象不具有某种属性的概念。

例:非传染病。

五、概念间的关系

根据两个概念的外延有无重叠,可分为相容关系和不相容关系。

(一) 相容关系

相容关系是指两个概念的外延至少有一部分重合的关系。

1. 全同关系

全同关系是指两个概念有完全相同的分子,即两个概念外延包括同样的对象,两个概念指的是同样的对象。例如,"典型性肺炎"与"大叶性肺炎"就是全同关系。

2. 交叉关系

交叉关系是指 a 概念的部分外延和 b 概念的部分外延是相同的分子,而另一部分却是不同的分子。即两个概念仅有一部分分子相同。例如,"妇科疾病"与"慢性疾病"就是交叉关系。

3. 真包含关系

真包含关系也叫属种关系,是指 a 概念的部分外延与 b 概念的全部外延是相同的分子,则 a 概念包含 b 概念。例如,"公共卫生问题"与"人类生存环境问题"就是真包含关系。

4. 真包含于关系

真包含于关系也叫种属关系,是指 a 概念的全部外延与 b 概念的一部分外延是相同的分子,则 a 概念真包含于 b 概念。例如,"传染性疾病"与"感染性疾病"是真包含于关系。

(二) 不相容关系

不相容关系即全异关系,是指 a 概念和 b 概念没有任何相同的分子。即所有 a 不是 b,所有 b 不是 a。

1. 矛盾关系

如果两个具有全异关系的概念 a 和 b 所表达的概念都是 c 概念的种概念,并且它们的外延之和等于 c 的外延,那么,a 与 b 之间的关系就是矛盾关系。例如,"传染病"与"非传染病"就是矛盾关系,因为传染病 + 非传染病 = 疾病。

2. 反对关系

如果两个具有全异关系的概念 a 和 b 所表达的概念都是 c 概念的种概念,并且它们的外延之和小于 c 的外延,那么,a 与 b 之间的关系就是反对关系。例如,"甲型流感"与"乙型流感"就是反对关系,因为甲型流感 + 乙型流感 < 流感。

两个概念间的各种关系如图 22-1 所示。

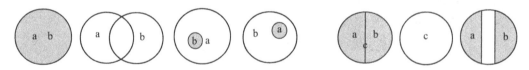

图 22-1 概念间的各种关系示意图

第二节 明确概念的方法

一、给概念下定义

(一) 什么是定义

定义是用比较简单的语言揭示概念内涵的一种逻辑方法。

(二) 定义的要素结构

被定义项是指被揭示内涵的概念;定义项是用来明确被定义项内涵的概念;定义联项是用来联结被定义项和定义项的概念。

(三) 定义的分类

1. 本质属性定义

本质属性定义是指揭示事物本质属性或特有属性的定义。例如,描述流行病学的性质定义是:描述流行病学又称描述性研究,是一组描述某个或某类公共卫生问题的发生、发展、分布规律,分析可能影响因素的观察性研究方法。

2. 发生原因定义

发生原因定义是指揭示事物发生的必要原因的定义。例如,冠状病毒性肺炎的发生原因定义为:冠状病毒性肺炎是指由于冠状病毒感染所引起的非典型性肺炎。

3. 发生过程定义

发生过程定义是指以揭示事物发生基本过程为主的定义。例如,疾病临床诊断的发生过程定义为:疾病临床诊断就是在评价资料的基础上,进行综合、分析、联想、推理,然后做出诊断;它一般分为三步,即收集资料、评价资料、分析推理判断。

4. 特殊关系定义

特殊关系定义是指以揭示此事物与彼事物之间的特殊关系为主的定义。例如,以揭示统计分析结果与逻辑分析结论之间特殊关系的定义为:科研资料的统计分析结果是指论证科研假设的主要论据之一。

5. 特殊功用定义

特殊功用定义是指以揭示某一事物的特殊功能的定义。例如,消毒的特殊功用定义为:消毒是指消灭或清除感染性疾病传播途径中病原体的一切措施,是切断感染性疾病传播途径的主要措施之一。

6. 操作过程定义

操作过程定义是指以讲解某项技术基本操作过程为主的定义。例如,系统抽样的操作过程定义为:系统抽样也称为等距抽样、机械抽样、SYS抽样,是首先将总体中各单位按一定顺序排列,根据样本容量要求确定抽选间隔,然后随机确定起点,每隔一定的间隔抽取一个单位的一种抽样方式。

7. 特殊要求定义

特殊要求定义是指以揭示某一事物特殊要求为主的定义。例如,筛查的基本要求定义为:公共卫生事件筛查简称筛查、筛检、筛检调查,是指在特定时空范围内,应用敏感、快速、简便、安全、价廉的检查或检测方法,对全部或部分对象所进行的流行病学调查,其目的是从表面健康的人群中早发现可疑病人,以便进一步确诊,达到早期治疗的目的;筛查实际是普查过程中一个较早的组成部分。

(四)定义的规则

1. 外延相等

被定义概念的外延与下定义概念的外延应该相等($D_S = D_P$),否则,就会犯定义过宽($D_P > D_S$)或定义过窄($D_S > D_P$)的逻辑错误($D_S \neq D_P$)。因此,在下定义时要特别注意外延相称。

例如,"流行病学监测是研究长期、连续、系统地收集某一或某类疾病相关的资料,进行整理分析,并将信息传输给相关部门,以供决策的制定。"这一定义就犯了定义过窄的逻辑错误。因为下定义概念"疾病"的外延小于被定义概念"流行病学"的外延,现在的流行病学监测的外延不仅仅是疾病,而是包括疾病在内的一切公共卫生问题。

例如,"疾病监测是研究一切公共卫生问题的动态规律。"这一定义又犯了定义过宽的逻辑错误。因为被定义概念"疾病监测"的外延小于下定义概念"一切公共卫生问题"的外延。

2. 语句简明

下定义时,定义项不能直接或间接包含被定义项,否则就会犯同语反复($D_S = D_P — D_S$)或循环定义($D_S \rightarrow D_P \rightarrow \cdots\cdots D_S$)的错误。

例如,"个案调查就是对个别事件的调查。"这一定义就犯了同语反复或循环定义的逻辑错误。

3. 语意明确

定义项必须用清楚确切的科学术语,既不能用含糊不清的概念,也不能用比喻代替下定义,否则就会犯模糊不清和以比喻代定义的逻辑错误。

例如,"理论流行病学就是流行病学数学模型。""生命就是内在关系对外在关系的不断适应。"这里犯了定义模糊不清的逻辑错误。

例如,"应对共卫生问题的策略与措施就像兵法中的战略与战术。""儿童是祖国的花朵。"这里犯了以比喻代定义的逻辑错误。

4. 肯定形式

一般要用肯定形式给概念下定义,不要使用否定判断,定义项中也不宜包含否定概念。但是给否定概念下定义时可以使用否定判断。否则,就会犯模糊不清的逻辑错误。

例如,"健康就是没有疾病或者不虚弱。""合法行为就是不违反法律的行为。"

5. 本质属性

一般要使用本质属性(最好是全部本质属性)给概念下定义,不要使用非本质属性。否则,就会犯非本质属性或模糊不清的逻辑错误。

例如,"真菌是指一类可作为人类食品的物质。"这一定义就犯了非本质属性的逻辑错误。

(五)下定义的方法

1. 逻辑推演方法

按照所应用逻辑方法的不同,可分为演绎推理法、归纳推理法与罗列外延法。

(1)演绎推理法。

演绎推理法通常叫作属加种差定义法,是指通过某概念的相邻属概念加上此概念的特有属性(种差)的方法,以明确该概念内涵的逻辑思维方法。

① 属加种差定义法的公式

$$被定义概念 = 属概念 + 种差$$

相邻属概念:一个概念的属概念有很多,应结合实际需要选用某一个属概念。找不到属的概念就不能用这种定义方法。

种差:当某一概念的种差有很多属性时,如果将所有种差都罗列出来,那么定义会变得冗长,不是简明精练的语句。所以,应结合实际需要选用某一种差,并且一定选择能反映对象的特有属性或本质属性的种差。

② 属加种差定义法的步骤

第一步,找出被定义项的邻近的属概念。
第二步,找出种差。
第三步,按照 D_S 是 D_P 这一形式把定义表述出来。

(2) 归纳定义法。

归纳定义法是指在下最高层次的性质定义时,通过归纳推理来揭示一类对象所具有的本质属性来完成定义的方法。

例如,"广义流行病学又称一般流行病学或普通流行病学,简称流行病学,是一门揭示公共卫生事件的发生、发展与分布规律,分析公共卫生事件与某个或某些因素之间关联的有无、关联性质及强度,研究制定应对相应公共卫生问题的策略和措施的有效性、安全性、经济性和可接受性,总结、完善流行病学自身理论体系的医学科研方法学。"这一定义就属归纳定义法。

(3) 罗列外延定义法。

罗列外延定义法是指在概念的外延是单一的对象或者几个简单明显的对象组成的集合的情况下,直接列出全部外延,以揭示概念的外延作为定义。

例如,临床治疗实验包括Ⅰ期临床治疗实验、Ⅱ期临床治疗实验、Ⅲ期临床治疗实验、Ⅳ期临床治疗实验。

2. 特有属性定义法

某一概念的特有属性大都是多个,即种差也可以有多种。因此,下定义也有多种方法。不同学科对同一概念有不同的定义。例如,可通过某一概念的特有属性、发生原因、发生过程、与其他概念的特殊关系、特殊功用、操作过程等给该概念下性质定义、发生原因定义、发生过程定义、特殊关系定义、特殊功用定义、操作定义等。

(1) 性质定义法。

$$被定义概念 = 属概念 + 种差(特有属性或本质属性)$$

例如,给"临床流行病学"这一概念下定义的步骤如下:

第一步,找出被定义项的邻近的属概念——"流行病学"。

第二步,找出种差,也就是找出它的特有属性——"临床工作中的公共卫生问题"。

第三步,按照"D_S 是 D_P"这一形式把定义表述出来——"临床流行病学是一门揭示临床工作中公共卫生事件的发生、发展与分布规律、可能影响因素,分析公共卫生事件与某个或某些因素之间关联的有无、关联性质及强度,研究制定应对相应公共卫生问题的策略和措施,总结、完善流行病学理论体系的学科。"

(2) 发生原因定义法。

$$被定义概念 = 属概念 + 种差(发生原因)$$

例如,传染病的发生原因定义为:传染病是指一类由病原微生物引起的有传染性的感染性疾病。

(3) 发生过程定义法。

$$定义概念 = 属概念 + 种差(产生过程)$$

发生式定义法是指通过指出概念所反映的对象产生的过程来定义概念的方法。

发生式定义法是属概念加种差定义法的一个变异,这里的属概念不一定是被定义概念最邻近的属概念,种差也不是揭示被定义概念相对于属概念来说特有的属性,而是给出被定义概念所反映对象发生的过程。

例如,描述性研究的过程定义为:描述流行病学是指先调查或收集某一公共卫生事件及其可能的影响因素的资料,将资料按时间、空间、物间(包括人间)的有关特征分组,然后将各组资料计算成适宜的统计学指标,通过统计分析来判断组间是否有显著性差异,最后通过逻辑分析来揭示这一公共卫生事件的发生规律、发展规律、分布规律及其可能的影响因素。

(4)特殊关系定义法。

$$定义概念 = 属概念 + 种差(特殊关系)$$

特殊关系定义法适用于事物间的关系作为种差的定义,它指出这种关系是被定义事物所具有而任何其他事物不具有的特有属性。

例如,理论流行病学与逻辑学的特殊关系定义为:理论流行病学又称理论性研究,是指从辩证逻辑的立场出发,应用形式逻辑和数理逻辑的方法和原理,总结、完善流行病学的理论体系的逻辑思维性研究方法。

(5)特殊功用定义法。

$$定义概念 = 属概念 + 种差(特殊功用)$$

例如,革兰染色的特殊功用定义为:革兰染色是用来鉴别细菌的一种方法;细菌细胞壁上的主要成分不同,利用这种染色法,可将细菌分成两大类,即革兰阳性菌与革兰阴性菌。

(6)操作过程定义法。

$$定义概念 = 属概念 + 种差(操作过程)$$

例如,系统抽样的操作过程定义为:系统抽样也称为等距抽样、机械抽样、SYS抽样,是首先将总体中各单位按一定顺序排列,根据样本容量要求确定抽选间隔,然后随机确定起点,每隔一定的间隔抽取一个单位的一种抽样方式。

(7)特殊要求定义法。

$$定义概念 = 属概念 + 种差(特殊要求)$$

(8)主要目的定义法。

主要目的定义是指以揭示某一概念(事物)主要目的为主的定义。

例如,分析流行病学的主要目的定义为:分析流行病学又称分析性研究,是一组分析某个或某类公共卫生问题或事件(如:某种疾病)与某个或某些因素之间有无关联、关联性质及关联强度的观察性研究方法。

(9)罗列外延定义法。

罗列外延定义是指在概念的外延是单一的对象或者几个简单明显的对象组成的集合情况下,直接列出全部外延,以揭示概念全部外延为主的定义法。

例如,现况流行病学调查的罗列外延定义为:现况流行病学调查简称现况调查,又称横向调查或横断面调查,是指在某时点或某时期内,在某特定空间范围内,准确地收集全部(普查)或部分(抽样调查)对象(如:人)的某事件(如:疾病)和(或)某些因素的有关资料,通过按特征分组,计算各组基础统计指标,然后进行统计分析和逻辑分析,以描述所调查事件的发展程度和分布情况及其所调查事件与所调查因素的可能的关系。

（10）语词说明定义法。

语词说明定义法是指说明或规定某个语词含义的定义法。

例如，"三高一低"是指高血压、高血糖或糖耐量异常、高甘油三酯血症、高密度脂蛋白胆固醇水平降低。"三间"从狭义上讲是指人间、时间和空间，从广义上讲是指物间（包括人间）、时间和空间。

二、概念的划分

（一）划分的定义

划分是指以某一对象的属性为标准，将一个属概念的外延分成若干个种概念，以明确概念外延的逻辑方法。形式上是把一个属概念划分成若干个种概念，实质上是把一个概念所反映的那类事物分成若干个小类。

例如，传染病可以分成法定传染病和非法定传染病两个小类。

（二）划分概念的组成

划分概念由母项、子项和划分标准三部分组成。母项即被划分的属概念，子项即划分出的种概念，划分标准即划分的依据。

（三）划分的规则及违反时的逻辑错误

1. 外延相等

外延相等是指划分后子项外延之和必须等于母项的外延。

如果划分后子项外延之和大于母项的外延，就犯了"多出子项"或"多余子项"的逻辑错误。

如果划分后子项外延之和小于母项的外延，就犯了"遗漏子项"或"划分不全"的逻辑错误。

例如，如果将"随机、对照、重复、盲法"当作科研设计的"四原则"，就犯了"多出子项"或"多余子项"的逻辑错误，又犯了"遗漏子项"或"划分不全"的逻辑错误。

又如，如果实验性研究方法中不包括诊断试验、临床前试验等，就犯了"遗漏子项"的逻辑错误。如果医学科研方法中不包括理论学研究方法，也犯了"遗漏子项"的逻辑错误。

2. 子项排斥

子项排斥是指划分后子项的外延必须互相排斥，即各个子概念之间的关系必须是不相容关系。否则，就会犯"子项重叠"或"子项相容"的逻辑错误。

例如，如果把疾病分为内科疾病、外科疾病、妇科疾病、儿科疾病等，就犯了"子项重叠"的错误。

3. 统一标准

统一标准是指每一次划分必须按一个标准进行。否则，就会犯"标准混乱"或"根据混淆"的逻辑错误。

例如，如果将实验性研究方法分为临床试验、现场试验、社区试验和类试验，就会犯"标准混乱"的逻辑错误。

又如,如果将信息偏倚划分为回忆偏倚、报告偏倚、诊断怀疑偏倚、暴露怀疑偏倚、测量偏倚,不仅犯了"遗漏子项"或"划分不全"的错误,还犯了"标准混乱"的逻辑错误。

4. 逐级划分

逐级划分是指对外延大的属概念的划分要按一定的层次逐级进行。具体方法是:首先把属概念划分为若干个种概念,再把种概念划分为更小的种概念,即按照属、种包含关系的固有层次逐级进行划分。否则,就会犯"越级划分"的逻辑错误。

例如,如果将公共卫生监测分为传染病监测和非传染病监测两种,就会犯"越级划分"的逻辑错误。

又如,如果将感冒划分为 H1N1、H5N1、H3N2、H7N9、H2N3 等,不仅犯了"遗漏子项"或"划分不全"、"标准混乱"的逻辑错误,还犯了"越级划分"的逻辑错误。

5. 分层清楚

分层清楚是指对外延大的属概念进行划分时,划分后不同级别子概念不能在同一层次中出现。否则,就会犯"层次混淆"的逻辑错误。

例如,如果将公共卫生监测分为环境监测、传染病监测和非传染病监测,就会犯"层次混淆"的逻辑错误。

(四) 划分的方法

1. 一次划分

一次划分就是根据划分标准,把母项的外延一次划分完毕。这种划分只有母项和子项两层。二分法是指根据被划分的对象是否具有某种属性,将母项划分为两个互相矛盾的子项的划分方法。二分法是一次划分的特殊方式。其优点是简单易行、划分结果醒目、始终不会违背划分的规则,缺点是不能明确地揭示否定部分的子项。

例如,将疾病划分为胎儿疾病、新生儿疾病、幼儿疾病、儿童疾病、少年疾病、青壮年疾病和老年疾病。又如,将疾病划分为急性疾病和慢性疾病,或者划分为传染性疾病和非传染性疾病。

2. 连续划分

连续划分是指将一个母项分为若干子项,接着又将子项(作为母项)划分为更小的子项。

例如,流行病学研究方法的连续划分方法如下:首先从宏观角度将流行病学研究方法分为观察法、实验法和逻辑法,接着按是否设立对照组和主要目的将观察法分为描述性研究方法和分析性研究方法,再根据研究的主要目的不同将描述性研究方法分为横向研究方法、纵向研究方法、现场研究方法和预测性研究方法。

三、概念的限制

(一) 限制和概括的逻辑依据

1. 逻辑依据

对概念进行限制和概括的逻辑依据是概念内涵和外延之间的反变关系。

2. 反变关系

一个概念的内涵越多,其外延就越小;反之,一个概念的内涵越少,其外延就越大。

凡具有属种关系的两个概念,在内涵与外延之间都具有反变关系,即种概念的内涵比属概念的内涵多,而外延小;属概念的内涵比种概念的内涵少,而外延大。反变关系是概念进行限制和概括的逻辑依据。

3. 应注意的问题

(1) 这种反变关系不是数学上可以用数值精确计算的比例关系,只是一种大致趋势。

(2) 普通逻辑揭示的这种反变关系是为明确概念提供一种逻辑方法。它是概念进行限制和概括的逻辑依据。

(3) 这种反变关系只限于普通逻辑的眼界,即只研究概念形式的抽象性,而撇开了概念内容的具体性。这与辩证逻辑的眼界不同。

例如,"疾病""感染性疾病""传染性疾病""法定传染病"这四个概念构成了一个属种关系的系列,相互之间在内涵与外延之间就存在反变关系。

(二) 概念限制的定义

概念的限制亦称概念外延的缩小法,是通过增加概念内涵以缩小概念外延的一种逻辑方法。概念的限制是从外延较宽的属概念过渡到外延较窄的种概念的一种逻辑方法。概念限制的极限是单独概念。例如,疾病→传染病→法定传染病→甲类法定传染病→鼠疫。

(三) 概念限制的方法

概念限制是通过增加概念的内涵来缩小概念的外延。从语言形式来讲,概念的限制有下列两种表达方式:

(1) 用词组的形式表达,常用的形式是"定语 + 中心词"。

例:H_5N_1 型甲型流行性感冒。

(2) 用不同的单词对概念直接进行限制。

例:冠状病毒性非典型性肺炎。

对普遍概念可以进行逻辑限制,对单独概念一般不能继续进行限制。概念的限制是为了达到限制后的概念与原概念有种与属的关系,而不是整体与部分的关系。

(四) 概念限制的作用

当人们的认识从一般过渡到特殊时,往往需要运用这种逻辑方法,使人们的认识从属概念过渡到种概念,更加具体和深化。

概念的限制可以使人们的注意力从大范围缩小到小范围,从而有利于明确和限制事物的范围。

(五) 与概念限制有关的逻辑错误

1. 未加限制

语言交流中使用的概念,需要限制的必须限制,否则就会犯"未加限制"的逻辑错误。例如,"2003 年发生了非典型性肺炎大流行"中的"非典型性肺炎"是未加限制的概念。

2. 多余限制

在语言交流中,对无须限制的概念进行限制,叫"多余限制"。

例如,"手足口病是一种有传染性的丙类传染病"中"有传染性的"属多余限制。

又如,如果将 H7N9 型甲型流行性感冒以"H7N9 型禽流感"进行限制,会犯"多余限制"

的逻辑错误。

3. 限制不当

概念的限制要求限制语必须恰当,否则就会犯"限制不当"的逻辑错误。

(六)应注意的问题

概念的限制可以连续进行。因为限制是由属概念过渡到种概念,所以,同一关系、交叉关系或不相容关系的概念不能进行限制,单独概念或集合概念也不能再进行限制。

四、概念的概括

(一)概念概括的定义

概念的概括亦称概念外延的扩大法,就是通过减少概念内涵来扩大概念外延的一种逻辑方法。

概念的概括是从外延较窄的种概念过渡到外延较宽的属概念的一种逻辑方法。

例:法定传染病 → 传染病 → 疾病。

(二)概念概括的方法

通过减少概念的内涵来扩大概念的外延。

例:博士研究生(以进一步学习科研方法为主的人)→ 研究生(以学习科研方法为主的人)→ 学生(以学习为主的人)。

概念概括的极限是哲学范畴。

概念的限制是缩小概念外延的逻辑方法,概念的概括是扩大概念外延的逻辑方法,二者的变化方向是相反的。

(三)概念概括的作用

(1)有助于把人的认识由特殊上升为一般;

(2)使人们思考问题的范围由小到大,逐步扩展;

(3)由种概念进入属概念,扩大了人们思考问题的范围;

(4)有助于明确概念。

(四)与概念概括有关的逻辑错误

1. 非属种概括

概括后的概念与原概念应有属种关系,否则就会导致犯"非属种概括"的逻辑错误。

例如,"冠状病毒性非典型性肺炎→典型性肺炎"就犯了"非属种概括"的逻辑错误。

又如,如果将人患H7N9型甲型流行性感冒概括为H7N9型禽流感,也犯了"非属种概括"的逻辑错误。

2. 概括失度

运用概念的概括扩大概念的外延要适度,即要符合实践的要求,否则就会犯"概括失度"的逻辑错误。

例如,"结核病是一种人类肺脏感染性疾病。"就是概括失度,这种概括说明不了问题。

(五)对概念进行概括与限制应注意的问题

(1)用一个属概念去概括一系列的种概念时,使用的属概念应当能恰当地包括所有的种概念。如果不能包括所有的种概念,就会出现"概括不当"的逻辑错误。

(2)对概念进行限制时,应当恰当地应用限制词,否则就会犯"限制不当"的逻辑错误。

(3)为了准确地使用概念,常常需要对外延过宽的概念加以限制。如果应当限制而不加限制,就会出现"外延过宽"的逻辑错误。

第三节　形式逻辑基本规律

一、形式逻辑基本规律概述

(一)形式逻辑基本规律的定义

形式逻辑基本规律简称逻辑基本规律,是指涉及逻辑思维全局的各个局部必须首先遵守的基本要求。

形式逻辑研究的是逻辑思维的规律和规则。逻辑思维的规律和规则的作用范围是不一样的。只涉及局部的,称为规则;涉及全局的,并且是各个局部必须首先遵守的,称为规律。

(二)形式逻辑基本规律的基本内容

为了确保思维的科学而有效,就要做到思维的确定性和思维的论证性。

思维的确定性是指在思维过程中应保持思维自身的同一,不能自相矛盾,不能相互否定。对两个互相矛盾的思维,必须承认而且只能承认其中一个。否则,思维的混乱就不可避免,而混乱的思维则是无效的思维。思维的确定性要求具体化为同一律、矛盾律和排中律三个逻辑规律。这三个逻辑规律从不同侧面体现思维必须具有确定性的基本要求。

思维的论证性是指在思维过程中,思维的论断部分与理由部分必须具有必然的内在联系;思维过程的各个环节,思想的各个部分不是牵强附会、生硬拼凑的。否则的话,思维的科学性就受到质疑与挑战。而缺乏科学性的思维也是无效的思维。思维的论证性要求具体化为充足理由律这一逻辑规律。

概括起来,形式逻辑基本规律的基本内容就是要求一个有效的思维活动必须具有确定性和论证性。形式逻辑基本规律的具体内容包括同一律、矛盾律、排中律和充足理由律。

(三)逻辑规律与逻辑规则的关系

掌握逻辑规律与逻辑规则的关系是重要的,这个关系引导人们在掌握逻辑规律的基础上去深入理解和遵循逻辑规则,同时在理解和遵循逻辑规则的具体思维实践中去更深刻地理解和掌握逻辑规律。

1. 逻辑规律与逻辑规则的区别

逻辑规律与逻辑规则是普遍与特殊、共性与个性、一般与个别的关系。逻辑规律是存在于整个思维过程中,对一切思维形式结构都起作用的普遍的、一般的、带共性的要求。逻辑规则是存在于思维活动的一定阶段,对特定的思维形式结构起作用的特殊的、个别的、带个性的要求。

2. 逻辑规律与逻辑规则的联系

逻辑规律是逻辑规则的抽象,逻辑规律决定和制约着逻辑规则;逻辑规则是逻辑规律的具体表现和展开。

二、同一律

(一)同一律的基本内容

任何一个思想与其自身是等同的。

(二)同一律的逻辑要求

在同一思维过程中,每个思想都必须是确定的,每个思想应当前后保持一致。

(三)违反同一律要求的常见逻辑错误

1. 混淆或偷换概念

混淆或偷换概念是指在同一思维或论辩过程中,把由同一语词或两个不同语词所表达的两个不同的概念相互混淆或等同起来,从而将一个概念变换为另一个概念而产生的逻辑错误。

例:理论性研究就是辩论是非、争论和讲道理。

2. 混淆或偷换论题

混淆或偷换论题是指在论证过程中,把两个不同的论题互相混淆或等同起来,从而用一个论题去替换原来所论证的论题。

例:流行病学数学模型是流行病学理论性研究的成功范例之一,所以,流行病学数学模型就是流行病学理论性研究。

(四)同一律的作用

同一律的作用是保证思维的确定性。遵守同一律是正确思维的必要条件。

三、不矛盾律

(一)不矛盾律的含义

不矛盾律简称矛盾律,是指在同一思维过程中,一个命题不可能既是真的又是假的。

(二)不矛盾律的逻辑要求

在同一思维过程中,思想必须前后一贯,不能自相矛盾;在二值逻辑中,由于一个命题不可能既是真的又是假的,那就意味着在任何一个思维或论辩过程中,对于同一对象不能同时做出两个互相矛盾或相反的断定。

(三)违反不矛盾律的常见逻辑错误

违反不矛盾律的逻辑错误,称为自相矛盾或逻辑矛盾。

例:在冠状病毒性非典型性肺炎流行期间,一位省级卫生主管官员在回答记者问时说:"可疑病人没有传染性。"

(四)不矛盾律的作用

不矛盾律的作用是保证思维的一贯性,即前后不自相矛盾。

四、排中律

（一）排中律的含义

排中律是指在同一思维过程中，一个命题不可能既不是真的，又不是假的。换句话说，如果一个命题不是真的，那么与之相矛盾的或具有下反对关系的命题则必是真的。或者说，两个互相矛盾的或具有下反对关系的命题即思想不可能同时都是假的。

（二）排中律的逻辑要求

在任何思维或论辩过程中，对两个互相矛盾的或具有下反对关系的命题，必须明确地肯定其中之一是真的，不能对两者同时加以肯定或否定。

（三）违反排中律常见的逻辑错误

模棱两可是指在一个命题的是非、真假之间，回避做出明确选择，既不肯定其为真，也不肯定其为假，从而表现为在两个互相矛盾的或具有下反对关系的命题之间，不做明确肯定的回答，既不肯定，也不否定，企图在是非、真假、肯定与否定之间选择第三种可能，这在二值逻辑中是不存在的，因而是错误的。

（四）排中律的作用

排中律的主要作用在于保证思维的明确性。思维的明确性是正确思维的一个必要条件。

矛盾律与排中律的比较如表 22-1 所示。

表 22-1　矛盾律与排中律的比较

不同方面	基本要求	逻辑错误	适用范围
矛盾律	对于互相矛盾、对立的概念或命题，不能都加以肯定	自相矛盾	既适用于矛盾的概念或命题，也适用于对立的概念或命题
排中律	对于互相矛盾的概念或命题，不能都加以否定	两不可	只适用矛盾的概念或命题，不适用于对立的概念或命题

五、充足理由律

（一）充足理由律的含义

充足理由律也称充分根据律，是指在论证过程中，一个命题被确定为真，应当具有充足的理由。

（二）充足理由律的逻辑要求

根据充足理由律，在论证过程中，如果一个推断被确定为真，那么这个论证一定为这个推断提供了充足理由；反之，如果一个论证没有为它的推断提供充足理由，那么这个推断的真实性是没有保证的，也是别人难以接受的。

（三）满足充足理由律的条件

（1）要有理由。

（2）理由是真实的。作为理由的命题应该是已经被实践证明了的公理或者已经被确认为真的科学原理、定理,或者是明显的事实。

(3) 理由与推断结论之间应该有必然的逻辑联系,根据理由可以得出推断结论。

(四) 违反充足理由律的常见逻辑错误

(1) "毫无理由":对自己所持的论点不做任何论证,不给任何解释。

(2) "虚假理由":虽然给出了论证的理由,但理由却是虚假的。

(3) "推不出":尽管所给出的理由是真实的,但理由与推断之间没有逻辑上的必然联系。由于理由不够或论据不足而不能得出推断结论。

(张绍艳、庄晓伟编写)

第二十三章 判 断

第一节 概 述

一、判断的定义

判断是指用肯定或否定形式来判断某种事物的存在与否或某种属性具有与否或与他事物具有某种关系与否的思维过程。

例1：中国现在仍然存在自然鼠疫疫源地。
例2：激素具有抗炎症、抗粘连、抗过敏、抗水肿的作用。
例3：吸烟是肺癌的危险因素。

二、判断的逻辑特征

（一）有所断定

判断必须对思维对象有所断定。如果对思维对象既无所肯定，也无所否定，那就不是判断。

（二）有真有假

判断是对客观事物情况的反映，而不是客观事物本身。因此，就存在是否真实地反映客观事物实际的问题。

例1：饮酒是心脑血管疾病的遏制因素。
例2：饮酒是心脑血管疾病的促进因素。
例3：饮酒是心脑血管疾病的无关因素。

三、判断的构成要素

判断是由主词、宾词、系词三个要素构成的。

例：我国（主词）存在（系词）达乌尔黄鼠鼠疫自然疫源地（宾词）。

（一）主词

主词是指表示判断对象的概念。它由名词或名词性词组组成。

（二）宾词

宾词是指表示判断对象所具有的属性的概念。它由名词或名词性词组或形容词组成。

（三）系词

系词是表示主词与宾词关系的词。系词一般用"是"或"不是"表达，"是"表示肯定判断，"不是"表示否定判断。但是，在语言表达上，并不是每一个表示肯定的判断或否定的判断都必须应用"是"或"不是"。

例1：今天天气很好。

例2：中国大陆没有妓院。

四、判断与句子的关系

（一）任何判断都必须用句子来表达，但并非所有的句子都表达判断

表达断定的语句在逻辑上也称作判断。一个语句能否被称为判断，关键在于它能否直接地表现出判断的两个逻辑性质。

（1）一般来说，陈述句表达判断。

例1：所有生物的生长都需要太阳。

例2：空气不是艾滋病传播的媒介。

（2）疑问句、祈使句、感叹句一般不表达判断，除非它们都对事物做出了判定。

例1：难道医学生不应该学习形式逻辑学吗？

例2：禁止吸烟！

例3：这套考试卷的题量好大呀！

（二）判断是思维形式，是逻辑学的研究内容；句子是表达完整思想的语言单位，是语言学的研究对象。判断与句子并非一一对应

（1）同一个判断可以用不同的语句表达。

例1：每一个学生都必须以学习为主。

例2：没有一个学生可以不以学习为主！

例3：难道学生可以不以学习为主吗？

以上三个句子的语法结构都不同，但都表示了同一个判断，即"每一个学生都必须以学习为主"。

（2）同一个语句在不同的语境中可以有不同的含义。

例：传染源不存在了。

"传染源不存在了"的原因可能是治愈了，可能是死亡了，也可能是移走了，还可能是转院了。

五、判断的分类

（一）全称判断、特称判断和单称判断

根据判断过程中思维对象数量的不同，可将判断划分为全称判断、特称判断和单称判断。

(二) 肯定判断和否定判断

根据判断是肯定的还是否定的,可将判断划分为肯定判断和否定判断(二分法)。

(三) 性质判断和关系判断

根据断定的是对象的性质还是对象之间的关系,可将判断划分为性质判断和关系判断(二分法)。

(四) 简单判断和复合判断

根据判断中是否包含有其他判断,可将判断划分为简单判断和复合判断(二分法)。

(五) 联言判断、选言判断、假言判断、负判断

根据复合判断中包含的联结项的不同,可将复合判断划分为联言判断、选言判断、假言判断和负判断。

(六) 模态判断和非模态判断

根据判断中是否包含模态词,可将判断划分为模态判断和非模态判断(二分法)。

1. 非模态判断

非模态判断是指不包含模态词的判断。

2. 模态判断

广义的模态判断是指包含有"必然""可能""应当""必须""允许""禁止"等模态词的判断。模态判断可分为真值模态判断和规范模态判断。所有的模态判断都有肯定式和否定式。

(1) 真值模态判断。

真值模态判断即狭义的模态判断,是指包含有"必然""可能"等模态词的断定事物可能性和必然性的判断。它又可以分为可能模态判断和必然模态判断。

① 可能模态判断是指断定事物可能存在或可能不存在某种情况的判断。常用的模态词是"可能""或许""也许"等。可能模态判断又可以分为肯定可能模态判断和否定可能模态判断。

断定事物可能存在某种情况的判断叫作肯定可能模态判断。

例:长期大量吸烟可能致癌。

断定事物可能不存在某种情况的判断叫作否定可能模态判断。

例:普通感冒患者可能不会发高烧。

② 必然模态判断是指断定事物必然存在或必然不存在某种情况的判断。常用的模态词是"必然""一定"等。必然模态判断又可以分为肯定必然模态判断和否定必然模态判断。

肯定必然模态判断是指断定事物必然存在某种情况的判断。

例:生物必然要新陈代谢。

否定必然模态判断是指断定事物必然不存在某种情况的判断。

例:谎言必然不会长久地骗人。

(2) 规范模态判断。

规范模态判断是指包含有"应当""必须""允许""禁止"等模态词的判断。

模态判断还可分为客观的模态判断和主观的模态判断。

客观的模态判断是指反映客观事物自身的必然性或可能性的判断。

例：共产主义的理想必然会实现。

主观的模态判断是指表示人们对事物认识的确切性程度的判断。

例：这本书可能是一本好书。

（七）判断的四类十一式

1. 依其"量"来分

（1）全称判断：对全部思维对象做出了断定。

例：任何事物都是成系统的。

（2）特称判断或偏称判断：对部分思维对象做出了断定。

例：苏州大学的一些医学生学习了医学逻辑学。

（3）单称判断：对某一个思维对象做出了断定。

例：这个学生的医学逻辑学学得很好。

2. 依其"质"来分

（4）肯定判断。

例：正常的人体由九大系统组成。

（5）否定判断。

例：艾滋病作为传染源的意义不如HIV携带者。

3. 依其"关系"来分

（6）直言判断或定言判断或原子判断。

例：任何事物的发生都必须具备三个基本条件。

（7）假言判断或条件判断。

例：如果熟练地掌握了流行病学知识体系，就具备了医学科研的基本素质。

（8）选言判断。

例：吸烟或者是肺癌的促进因素，或者是肺癌的遏制因素，或者是肺癌的无关因素。

4. 依其"必然性和可能性"来分

（9）或然判断。

例：适量饮酒可能有利于健康。

（10）实然判断。

例：苏州大学对医学生开设了医学逻辑学课程。

（11）必然判断。

例：人总是要死的。

判断的分类示意图如图23-1所示。

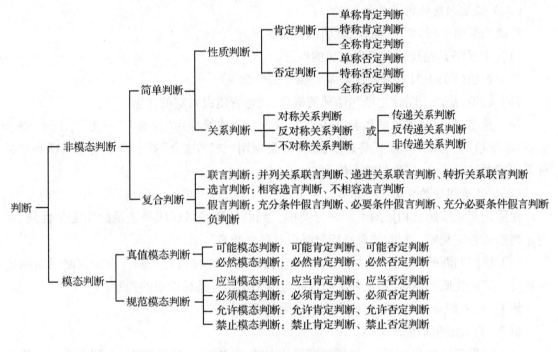

图 23-1 判断的分类示意图

第二节 简单判断

一、简单判断的概念

（一）简单判断的定义

简单判断是指只对某一思维对象的某一性质或关系做出断定的思维方式。简单判断只包含一种判断，而不包含其他判断，也不能分解为若干判断。简单判断由单句表达，但是单句不一定表达简单判断，有的单句不表达判断。

（二）简单判断的种类

简单判断分为性质判断和关系判断两大类。性质判断包括单称肯定判断、单称否定判断、特称肯定判断、特称否定判定、全称肯定判断、全称否定判断。关系判断包括对称关系判断、反对称关系判断、不对称关系判断，或者包括传递关系判断、反传递关系判断、不传递关系判断。

二、性质判断

（一）性质判断的定义

性质判断又叫直言断定，是指直接断定事物具有或不具有某种性质的判断。这种判断不依赖其他条件，直接对事物的性质做出断定。

（二）性质判断的构成要素

性质判断由主项、谓项、联项、量项四部分组成。

（1）主项（S）：是反映被断定对象的概念。

（2）谓项（P）：是反映被断定对象的属性的概念。

（3）联项：是用于联结主项和谓项的概念，表达肯定或否定的意思。

（4）量项：是反映主项的数量和范围的概念。全称量项用"所有""一切""任何"等表示；特称量项用"有些""有的"等表示；单特称量项用"该""这个"等表示。全称量项和单特称量项有时可以省略，特称量项不能省略。

（三）性质判断的分类

性质判断是按照质和量的不同来分类的。判断的质是指联项所表示的断定的性质，即肯定判断或否定判断。判断的量是指被断定对象的数量。

（1）根据判断的质的不同，性质判断可分为肯定判断和否定判断。肯定判断是指断定事物具有某种性质的判断；否定判断是指断定事物不具有某种性质的判断。

例1：传染期是决定传染病病人隔离期限的重要依据。

例2：高血压病不是传染病。

（2）根据判断的量的不同，性质判断可以分为单称判断、特称判断、全称判断。单称判断是指对某一个单独对象做出断定；特称判断是指对某类事物中的部分对象做出断定；全称判断是指对某类事物的全部对象做出断定。

例1：随机误差是由抽样而产生的差异。

例2：有的传染病具有周期性流行的特点。有的疾病是可以彻底治愈的。

例3：所有的偏倚都是系统误差。

（3）根据质与量的结合的不同，性质判断可分为以下六种，其名称和逻辑形式如下：

名称	逻辑形式
单称肯定判断	这个 S 是 P
单称否定判断	这个 S 不是 P
特称肯定判断	有些 S 是 P
特称否定判断	有些 S 不是 P
全称肯定判断	所有 S 是 P
全称否定判断	所有 S 不是 P

（4）因为单称判断和全称判断都是对全部主项外延的断定，所以二者统称为全称判断。这样，上面六种判断形式可归纳为以下四种：

名称	逻辑形式
全称肯定判断（A 判断）	所有 S 是 P
全称否定判断（E 判断）	所有 S 不是 P
特称肯定判断（I 判断）	有些 S 是 P
特称否定判断（O 判断）	有些 S 不是 P

(三) 性质判断之间的对当关系

性质判断之间的对当关系是指由相同素材构成的 A、E、I、O 四种判断之间的真假制约关系。在实践中，人们通常把反映主项的一类事物称为 S 类，反映谓项的一类事物称为 P 类。因此，在探讨主、谓项关系时，就可以用 S 与 P 来表示。S 与 P 之间的关系主要反映在二者的外延上，归结起来有以下五种关系：全同关系、真包含于关系、真包含关系、交叉关系、全异关系。

(四) A、E、I、O 四种判断的真假

1. SAP 的真假

SAP 是指全称肯定判断，它断定 S 类所有分子都是 P 类分子，所以只有 S 与 P 之间是全同或真包含于关系时，SAP 才是真的。当 S 与 P 之间是真包含关系、交叉关系、全异关系时，SAP 就是假的。

2. SEP 的真假

SEP 断定 S 类的所有分子都不是 P 类的分子，所以只有 S 与 P 之间为全异关系时，SEP 才是真的。当 S 与 P 之间是全同关系、真包含关系、真包含于关系或交叉关系时，SEP 就是假的。

3. SIP 的真假

SIP 断定 S 类中至少有一个是 P 类分子，所以只有当 S 与 P 之间是全同关系、真包含于关系、真包含关系、交叉关系时，SIP 才是真的。当 S 与 P 之间是全异关系时，SIP 为假。

4. SOP 的真假

SOP 断定了 S 类对象中至少有一个分子不是 P 类对象的分子，所以只有当 S 与 P 之间是真包含关系、交叉关系或全异关系时，SOP 才是真的。当 S 与 P 之间是全同关系或真包含于关系时，SOP 为假。

(五) A、E、I、O 之间的真假制约关系

性质判断之间的对当关系如图 23-2 及表 23-1 所示。

1. 矛盾关系

A 与 O、E 与 I 之间的真假制约关系为矛盾关系。其特点是：二者不能同真，也不能同假。换句话说，当一个判断为真时，另一个判断必假；当一个判断为假时，另一个判断必真。

2. 反对关系

A 与 E 之间的关系被称为反对关系。其特点是：二者不能同真，可以同假。也就是说，当其中一个为真时，另一个必假；当其中一个为假时，另一个是真假不定的（可真可假）。

3. 差等关系

A 与 I、E 与 O 之间的真假制约关系为差等关系。其特点是：二者可同真，亦可同假。也可以理解为：全称判断为真，特称判断必真；全称判断为假，特称判断真假不定；特称判断为真，全称判断真假不定；特称判断为假，全称判断必假。

4. 下反对关系

I 与 O 之间的真假制约关系为下反对关系。其特点是：二者不能同假，但可同真。也就是说，其中一个判断为假，另一个必然是真的；其中一个为真时，另一个真假不定。

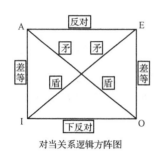
对当关系逻辑方阵图

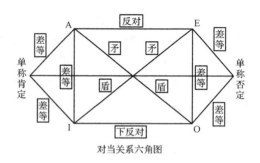
对当关系六角图

图 23-2 性质判断之间的对当关系示意图

表 23-1 A、E、I、O 四种直言判断的真假制约关系

已知真	A	E	I	O	已知假
A	真	假	真	假	O
E	假	真	假	真	I
I	不定	假	真	不定	E
O	假	不定	不定	真	A

（六）性质判断的主项与谓项的周延性

性质判断的主项与谓项的周延问题就是在判断中对主项外延与谓项外延的量的断定问题。在一个具体的判断中，如果断定了主项（或谓项）的全部外延，那么我们就称这个判断的主项（或谓项）是周延的；如果没有断定主项（或谓项）的全部外延，那么我们就称这个判断的主项（或谓项）是不周延的。

（七）真假判断标准

一个命题的断定与客观实际相符合，就是真的；如果不相符合，就是假的。

根据前面所讲的主项与谓项之间的关系，可以将直言命题的真假特征总结如表 23-2 所示。

表 23-2 直言命题的真假特征

关系判断	全同	全异	交叉	真包含于	真包含
全称肯定判断（SAP）	真	假	假	真	假
全称否定判断（SEP）	假	真	假	假	假
特称肯定判断（SIP）	真	假	真	真	真
特称否定判断（SOP）	假	真	真	假	真

三、关系判断

（一）关系判断直接演绎推理的定义

关系判断直接演绎推理简称关系推理，是指前提中至少有一个关系判断并且结论也为关系判断的推理。它是根据对象间关系的逻辑性质进行推演的。关系推理的前提和结论，有的全部是关系判断。

关系判断的两种重要性质是对称性和传递性。

例1：吸烟和肺癌是因果关系。
例2：必要因素加辅助因素等于充分因素。

按照关系判断的形式结构,以两项关系判断为代表,关系判断可用公式表示如下：

$$aRb 或 R(a,b)$$

上述公式表示 a 与 b 有 R 关系。式中的 a、b 表示主项,R 表示关系项,量项省略。

（二）关系判断的结构要素

关系判断由关系者项、关系项、量项三个要素组成。

1. 关系者项

关系者项也称主项,是表示关系判断中一定关系的承担者的概念。有两个主项的关系判断,位于前面的主项可以叫前主项,在后面的可以叫后主项；有三个以上主项的关系判断,其主项可以按次序分别叫作第一主项、第二主项、第三主项……关系者项通常用符号"a""b""c"……表示。

2. 关系项

关系项也称谓项,是表示关系判断中关系者之间关系的概念。关系项一般用符号"R"表示。

3. 量项

量项是表示关系判断中关系者项数量的概念。

在关系判断中,如果关系者项表示的是一个或一类对象,量项可以省略。

（三）关系判断的分类

1. 对称性关系

对称性关系可分为对称关系、反对称关系、半对称关系三种。

（1）对称关系。在两个或两类事物之间,如果甲事物对乙事物有某种关系,乙事物对甲事物肯定也具有同样的关系,那么二者之间的关系叫作对称关系。例如,相同关系、相等关系、相似关系、同时关系、共存关系、交叉关系、矛盾关系、对立关系、同盟关系、战友关系、邻居关系、同乡关系、同学关系、同事关系等都是对称关系。

（2）反对称关系。反对称关系是指如果甲事物对乙事物有某种关系,而乙事物对甲事物肯定不具有此种关系。例如,五大于三,而三肯定不能再大于五。像侵略、压迫、战胜、年长于、年幼于、大于、小于、之上、之下,以及长辈与晚辈之间的某些称谓关系等都是反对称关系。

（3）半对称关系。半对称关系也称非对称关系或不对称关系,是指如果甲事物对乙事物具有某种关系,而乙事物对甲事物可能具有、也可能不具有此种关系。例如,甲喜欢乙,乙可能喜欢甲,也可能不喜欢甲。像认识、尊重、佩服、支援、帮助、赞美、批评、信任等是半对称关系。

2. 传递性关系

传递性关系存在于三个（或三类）或三个以上的事物之间,包括传递关系、反传递关系、半传递关系。

（1）传递关系。在特定的论域里,对于任意对象 a、b、c,如果 a 与 b 的 R 关系为真,并且

b 与 c 的 R 关系也为真,那么 a 与 c 的 R 关系必真。在这种情况下,关系"R"是传递关系。表示传递关系的概念有"大于""小于""等于""晚于""属于""在前""在后""相等""平行"等。

例：从验证因果关系假设的可靠程度上讲,因为实验性研究优于分析性研究,分析性研究优于描述性研究,所以实验性研究优于描述性研究。

（2）反传递关系。在特定的论域里,对于任意对象 a、b、c,如果 a 与 b 的 R 关系为真,并且 b 与 c 的 R 关系也为真,那么 a 与 c 的 R 关系必假。在这种情况下,关系"R"是反传递关系。表示反传递关系的概念有"父子""母女""是……父亲""是……儿子""是……孙子""是……母亲""是……舅舅""比……大两岁""比……小三岁""比……早两天""比……迟一个月""比……大两岁"等。

例：张某耳聋的主要原因是注射链霉素,张某注射链霉素的主要原因是患肺结核,张某患肺结核的主要原因是劳累过度。所以,张某耳聋的主要原因不是劳累过度。

（3）非传递关系。非传递关系也叫不传递关系或半传递关系,是指在特定的论域里,对于任意对象 a、b、c,如果 a 与 b 的 R 关系为真,并且 b 与 c 的 R 关系也为真,那么 a 与 c 的 R 关系可真可假。在这种情况下,关系"R"是非传递的。

概念间的交叉关系、全异关系都是非传递关系。表示非传递关系的概念有"是……老师""认识""尊敬""近邻""批评""战胜""教唆""控告""相邻""离……很近"等。

例：如果甲某认识乙某,乙某认识丙某,那么甲某可能认识丙某,也可能不认识丙某。

第三节 复合判断

一、复合判断的概念

（一）复合判断的定义

复合判断是指在一个判断中还包含其他判断的思维形式。复合判断是由两个或两个以上简单判断或复合判断组成一个判断的思维形式。

复合判断的表现形式相当于句子中的复句。复句种类较多,故复合判断的种类、基本形式较多。不同种类复合判断的逻辑特性不同,由其组成的有效的推理形式也不一样。

例 1："并非所有疾病的病因都是清楚的"相当于"有些疾病的病因是清楚的,有些疾病的病因是不清楚的"。

例 2："患细菌性疾病的人血液中的中性粒细胞总数升高"相当于"如果病人所患疾病是细菌性疾病,那么该病人血液中的中性粒细胞总数一定是升高的"。

例 3："心脑血管疾病既是常见病,又是多发病"相当于"心脑血管疾病是常见病,心脑血管疾病是多发病"。

例 4："应用某一传染病的潜伏期可以推算该传染病暴发的暴露日期"相当于"推算传染病暴发的暴露日期,可以用第一例病人发病日向前推一个最短潜伏期,也可以用发病最高峰日向前推一个平均潜伏期,还可以用最后一例病人发病日向前推一个最长潜伏期"。

(二) 复合判断的组成要素

复合判断由肢判断和联结项两个要素组成。

1. 肢判断

肢判断是指在复合判断中所包含的其他判断。肢判断是作为复合判断组成要素的判断。肢判断可以是简单判断,也可以是复合判断。

2. 联结项

联结项是指将肢判断联结成复合判断的词项。它是构成复合判断的那些逻辑成分,是区别不同种类复合判断的唯一根据。

联结项的作用是:①将肢判断连接成为复合判断;②反映了复合判断与其肢判断之间的真假关系。

联结项的逻辑含义反映了相应的复合判断的逻辑特性。

(三) 复合判断的种类

复合判断的逻辑性质是由联结项所决定的。根据复合判断中联结项的不同,复合判断可以分为联言判断、选言判断、假言判断和负判断等。

二、联言判断

(一) 联言判断的定义

联言判断是指用两个或几个判断(简单判断或复合判断),对某一(某类)事物几种情况或者对几种事物某一(某些)情况,同时予以断定(肯定或否定)的思维形式。

(二) 联言判断的组成要素

联言判断由肢判断和联结项两个要素组成。联言判断的肢判断简称联言肢,联言肢可以是两个,也可以是两个以上。联言判断的联结项通常用"并且""和""同""也""既……又……""虽然……但是……""不但……而且……""一方面……另一方面……"等词语表示,有时可不用系词。

例:流行病学研究的主要内容不仅包括公共卫生问题的发生、发展和分布规律,并且包括公共卫生问题的影响因素,还包括应对公共卫生问题的策略和措施,也包括总结和完善医学的理论体系。

(三) 联言判断的结构形式

S 是(不是)P 和 P1……;S 和 S1……是(不是)P;S 和 S1……是(不是)P 和 P1……

如果 p、q、r……表示复合判断的肢判断,则两个肢联言判断的结构式是:p 并且 q。通常用"……并且……"作为联言判断联结项的代表。也可用数理逻辑中的符号表示为 $p \wedge q$,符号"$\wedge$"读作"合取"。

例:在医学科研实践中,不仅要有效地控制代表性误差,并且要有效地控制准确性误差,还要有效地控制均衡性误差。

(四) 联言判断的种类

联言判断可分为复合主词的联言判断、复合宾词的联言判断与复合主宾词的联言判断。

(五)联言判断的真值表

联言肢的真假决定联言判断的真假。如果两个联言肢都为真,则联言判断为真;如果一个联言肢为真,另一联言肢为假,则联言判断为假;如果两个联言肢都为假,则联言判断为假。

联言判断的真假情况是:p 真、q 真时,p 并且 q 真;p 真、q 假时,p 并且 q 假;p 假、q 真时,p 并且 q 假;p 假、q 假时,p 并且 q 假。联言判断 $p \wedge q$ 的真假值和肢判断 p、q 的真假值的关系可以用如表 23-3 所示的真值表来表示。

表 23-3 联言判断的真值表

p	q	p 并且 q
真	真	真
真	假	假
假	真	假
假	假	假

三、选言判断

(一)选言判断的定义

选言判断是指断定几种可能事物情况至少有一种存在的思维形式。

例:这篇论文的论点,或者明确,或者不明确。

(二)选言判断的组成要素

选言判断由肢判断和联结项两个要素(部分)组成。

1. 选言肢

选言判断的肢判断简称选言肢,是指组成选言判断的两个或两个以上的判断。

2. 联结项

选言判断的联结项简称联结项,是指将选言肢组合为选言判断的词项。一般用"或者""要么"等表示。

(三)选言判断的逻辑性质(特征)

选言肢至少有一个为真。

(四)选言判断的种类

根据选言肢断定的事物情况是不是可以共同存在(是否可以同真),选言判断又可以分为相容选言判断和不相容选言判断两种。

相容选言判断是反映客观事物几种属性可并存的一种判断。相容选言判断的选言肢至少要有一个选言肢是真的,也可能全是真的。如果没有一个选言肢是真的,那么这个判断便是假的。

不相容选言判断是反映客观事物的两种以上属性互相排斥的一种判断。联结项多用"不是……就是……""要么……要么……"等表示。不相容选言判断只能有一个选言肢是真的,否则便是假判断。

（四）正确运用选言判断

选言判断的选言肢要列举出断定对象的一切可能情况，无一遗漏（即绝对穷尽），或者对事物存在和发展的主要可能情况没有遗漏（即相对穷尽）。否则，就无法严格判明选言判断的真假，进行严密的推理，得出科学的必然的结论。

一个选言判断的各个选言肢的谓项一般应是并列概念。另外，要严格区分选言判断和联言判断。选言判断的各个肢判断之间是选择关系，而联言判断的各个肢判断之间是联合关系。

（五）相容选言判断的真假

（1）选言肢所断定的情况至少有一个存在时，相容选言判断就是真的。

（2）选言肢都为假时，相容选言判断才是假的。

相容选言判断的真假情况可以用如表23-4所示的真值表表示。

表23-4 相容选言判断的真值表

p	q	p 或者 q（p∨q）
真(T)	真(T)	真(T)
真(T)	假(F)	真(T)
假(F)	真(T)	真(T)
假(F)	假(F)	假(F)

（六）不相容选言判断的真假

（1）不相容选言判断的逻辑性质或特征是几种情况不可能同时存在，因此，它所包含的选言肢不能同时为真，也不能同时为假。

（2）只有一个选言肢真，其余选言肢为假时，该不相容选言判断为真；在其他任何情况下，该选言判断都是假的。

不相容选言判断的真假情况可以用如表23-5所示的真值表表示。

表23-5 不相容选言判断的真值表

p	q	p要么q（p∨q）
真(T)	真(T)	假(F)
真(T)	假(F)	真(T)
假(F)	真(T)	真(T)
假(F)	假(F)	假(F)

四、假言判断

（一）假言判断的定义

假言判断又称条件判断，是指断定某一事物情况的存在是另一事物情况存在的条件的思维方式。

（二）假言判断的要素构成

假言判断由假言肢和联结项两个要素（部分）构成。假言肢有两个：一个作为原因的，称为前件;另一个作为结果的,称为后件。联结项通常用"如果……那么……""只有……才……""当且仅当……则……"等表示。

(三)假言判断的思维形式

如果 S 是(不是)P,则 S1 是(不是)P1。这里有两个判断,前者称前件(p),后者称后件(q)。用"如果……则……"这一假言系词连接,是条件关系。前后次序一般不能颠倒。假言判断的语言形式为条件复句和假设复句。假言系词还有"只要……就……""只有……才……"等。假言判断的真假不由前、后件本身的真假来确定,而由前、后件的条件关系是否成立来确定。

(四)假言判断的分类

根据条件和结果之间关系的三种不同情况,假言判断分为充分条件的假言判断、必要条件的假言判断和充分必要条件的假言判断三种。

1. 充分条件的假言判断

充分条件的假言判断是指在一个假言判断中,前件是后件的充分条件。充分条件就是产生某一结果的充足的、足够的条件。有了它就一定会有某个结果。充分条件有两个最明显的特点:一是有此条件必有此结果,二是无此条件不一定无此结果。简言之,有之必然,无之未必不然。因此,对充分条件来说,有它和没有它其结果大不一样,有它结果是确定的(肯定有),没有它结果是不确定的(可能有,也可能没有)。

其逻辑形式是:如果 p,那么 q。

例:一些致病力极强的传染病,一旦感染,必定发病。

充分条件的假言判断的真假情况可以用如表 23-6 所示的真值表来表示。

表 23-6 充分条件的假言判断的真值表

p	q	如果 p,那么 q
真(T)	真(T)	真(T)
真(T)	假(F)	真(T)
假(F)	真(T)	真(T)
假(F)	假(F)	真(T)

2. 必要条件的假言判断

必要条件的假言判断是指在一个假言判断中,前件是后件的必要条件。必要条件就是产生某一结果所必需的、不可缺少的条件。缺少这个条件就没有这个结果。必要条件有两个明显的特点:一是无此条件必无此结果,二是有此条件不一定有此结果。简言之,无之必不然,有之未必然。其逻辑形式是:只有 p,才 q。

例:传染病患者在患病之前肯定感染过相应的病原体。

必要条件的假言判断的真假情况可用如表 23-7 所示的真值表来表示。

表 23-7　必要条件的假言判断的真值表

p	q	只有 p, 才 q
真(T)	真(T)	真(T)
真(T)	假(F)	真(T)
假(F)	真(T)	假(F)
假(F)	假(F)	真(T)

3. 充分必要条件的假言判断

充分必要条件的假言判断是指在一个假言判断中,前件是后件的充分必要条件。充分必要条件(简称充要条件)是指既是充足的又是不可缺少的条件。有了它就有某结果,没有它就没有某结果。充要条件的特点是:有此条件必有此结果,无此条件必无此结果。简言之,有之必然,无之必不然。其逻辑形式是:只要而且只有 p, 才 q。

例: 因为狂犬病病毒侵入患者脑内,所以该患者患有恐水症。

充要条件假言判断的真假情况可用如表 23-8 所示的真值表来表示。

表 23-8　充要条件假言判断的真值表

p	q	当且仅当 p, 则 q
真(T)	真(T)	真(T)
真(T)	假(F)	假(F)
假(F)	真(T)	假(F)
假(F)	假(F)	真(T)

正确运用假言判断:分清是不是假言判断;准确地选择假言判断的联结项;正确地进行各种假言判断之间的形式转换。

五、负判断

负判断是指否定一个判断而构成的新判断。

例: 并非所有偏倚都是系统误差。

"所有偏倚都是系统误差"是一个肯定的直言判断。这个直言判断前面加上"并非"二字,就构成了一个负判断,它是对这个全称肯定判断的否定。

负判断由肢判断和否定联结词两部分构成。被否定的判断叫作负判断的肢判断,否定肢判断的逻辑词叫作否定联结词。

负判断的逻辑形式是:并非 P。

负判断和它的肢判断是矛盾关系,二者不能同真,也不能同假。若肢判断为假,则负判断必真;若肢判断为真,则负判断必假。反之亦然。

(张绍艳、庄晓伟编写)

第二十四章 演绎推理

第一节 概 述

一、推理的定义

推理是指以一个或几个已知的正确的判断为前提,按照相应的逻辑形式和规则,推导出的结论为一个未知的判断的思维方式。

二、推理的组成要素

推理由前提和结论两种判断以及推理形式三个要素组成。前提是指作为推理出发点的已知的判断;结论是指由已知的前提条件(已知判断)推出的新的未知的判断;推理形式简称为论式,是指前提与结论之间的联结方式。

三、推理的逻辑要求

一个正确的推理要符合下列两个条件。

(一) 前提要真实

前提是结论的依据,结论是从前提推导出来的。前提不真实,结论就很可能是错误的。

例:所有流行病学研究结果都是必然的结论,抽样调查的结果属于流行病学研究结果,所以,抽样调查的结果都是必然的结论。

这个推理的推理形式是正确的,但它的大前提"所有流行病学研究结果都是必然的结论"是不真实的,所以结论是错误的。

(二) 形式要正确

有时前提是真实的,但由于推理形式不正确(违背推理的逻辑规则),推出的结论也很可能是错误的。

例:事件-因素研究需要有效地控制三种误差,临床治疗试验不是事件-因素研究,所以,临床治疗试验不需要有效地控制三种误差。

这个推理的小前提(临床治疗试验不是事件-因素研究)是否定判断,不符合小前提应该是肯定的推理规则,推理形式不正确,所以,结论也是错误的。

四、推理的分类

（一）根据前提的数量不同，分为直接推理和间接推理

直接推理是指以一个判断为前提进行的推理。直接推理主要包括三类：性质判断直接演绎推理、性质判断变形直接演绎推理、关系判断直接演绎推理。

间接推理是指以两个或两个以上判断为前提进行的推理。它主要包括三段论、混合关系推理、联言推理、假言推理、选言推理、假言选言推理、归纳推理和类比推理。

（二）根据推理方向的不同，分为演绎推理、归纳推理、类比推理

演绎推理是指由一般性前提推出个别性结论的推理方式。根据推理的前提是复合判断还是简单判断，演绎推理可分为简单判断推理和复合判断推理。

归纳推理是指由个别性前提推出一般性结论的推理方式。

类比推理是指由个别性前提推出个别性结论的推理方式。

（三）根据前提和结论之间是否蕴涵关系，分为必然性推理和或然性推理

必然性推理是指从真前提能够必然地推出真结论的推理方式。它包括各种直接推理、三段论、关系推理、假言推理、选言推理、完全归纳推理、科学归纳推理。必然性推理的结论是完全确实可靠的。

或然性推理是指从真前提只能或然地（并非必然地）推出真结论的推理方式。它主要包括简单枚举归纳推理和类比推理。或然性推理的结论不是完全确实可靠的。

（四）根据推理中是否包含模态判断，分为模态推理和非模态推理

模态推理是指根据模态判断性质进行推演的推理方式，或者说是根据模态判断间的关系而进行的推理方式。它的前提和结论是模态判断。非模态推理是指不包含模态判断的推理方式。

例：任何事物都必然要发展变化，所以，任何事物都不可能不发展变化。

这就是一个模态推理，它是根据模态判断中的"必然""可"这两个模态概念的性质来推演的。

第二节　简单判断推理

一、性质判断直接演绎推理的概念

（一）性质判断直接演绎推理的定义

性质判断直接演绎推理简称为性质判断直接推理，是指以一个已知的性质判断为前提，得出的结论为一个未知的性质判断的思维方式。

（二）性质判断直接演绎推理的分类

根据推理方式不同，可分为性质判断对当关系直接演绎推理与性质判断变形直接演绎推理。

二、性质判断对当关系直接演绎推理

(一)性质判断对当关系直接演绎推理的定义

性质判断对当关系直接演绎推理简称对当关系直接推理,是指根据相同素材的 A、E、I、O 四种判断之间的真假关系,由一个已知的性质判断为前提,推导出的结论为一个未知的性质判断的思维过程。

(二)对当关系直接推理的依据

对当关系推理是根据主、谓相同的 A、E、I、O 四种判断之间的真假制约关系(对当关系,表 24-1)进行的。

表 24-1　A、E、I、O 四种直言判断的真假制约关系

已知真	A	E	I	O	已知假
A	真	假	真	假	O
E	假	真	假	真	I
I	不定	假	真	不定	E
O	假	不定	不定	真	A

(三)对当关系直接推理的种类

(1)根据前提 A、E、I、O 的不同,对当关系直接推理可分为由 A 推 E、I、O,由 E 推 A、I、O,由 I 推 A、E、O 和由 O 推 A、E、I 四种。

(2)根据前提与结论的对当关系不同,对当关系直接推理可分为反对关系直接推理、下反对关系直接推理、等差关系直接推理、矛盾关系直接推理四种。

(3)根据前提与结论的真假关系不同,可分为由真推真、由假推假、由真推假、由假推真四种。

三、性质判断变形直接演绎推理

(一)性质判断变形直接演绎推理的定义

性质判断变形直接演绎推理简称变形直接推理,是指通过改变前提的形式而直接推出结论的推理方式。

(二)性质判断变形直接推理的种类

变形直接推理包括换质法、换位法、换质换位法三种推理方式。

1. 性质判断变形直接演绎推理换质法

性质判断变形直接演绎推理换质法简称换质法,是指通过改变前提的质(肯定改为否定,否定改为肯定),从而得出结论的直接推理方式。

(1)换质法的规则:① 结论判断的主项和量项与前提判断相同。② 结论判断的谓项是前提判断谓项的矛盾概念,即"P"改为"非 P"。③ 结论判断的质(联项)与前提判断的质(联项)相反。即若前提是肯定判断,则结论为否定判断;若前提是否定判断,则结论是肯定判断。

（2）换质法的步骤：①主项不变，量项不变；②把原判断的谓项换成其矛盾概念（不能是反对概念）；③改变原判断的联项，即把"是"改为"不是"，或者把"不是"改为"是"。

（3）换质法的结构式：①SAP→SEP；②SEP→SAP；③SIP→SOP；④SOP→SIP。

（4）换质法的作用：通过换质法，可以使人们更好地从两个不同的方面去了解主项和谓项所反映的客观事物之间的联系，可以更清楚地揭示出前提判断中主、谓项的周延情况，有助于人们更好地思考问题和表达思想。

2. 性质判断变形直接演绎推理换位法

性质判断变形直接演绎推理换位法简称换位法，是指通过交换前提中主、谓项的位置（主项变谓项，谓项变主项），从而得出结论的直接推理方式。

（1）换位法的规则：①不改变前提的质，只改变主、谓项的位置；②前提中不周延的项，在结论中也不得周延。

（2）换位法的步骤：①先确定原判断主谓项的周延性（全称判断的主项周延，否定判断的谓项周延；特称判断的主项不周延，肯定判断的谓项不周延）；②交换主谓项位置。

（3）换位法的结构式：①SAP→PIS；②SEP→PES；③SIP→PIS。

（4）换位法的作用：通过换位法，可以使人们更好地从两个不同的方面去了解主项和谓项所反映的客观事物之间的联系，同时可以更清楚地揭示出前提判断中主、谓项的周延情况，有助于人们更好地思考问题和表达思想。

3. 性质判断变形直接演绎推理换质换位法

性质判断变形直接演绎推理的换质换位法简称换质换位法，是对前提既换质又换位，从而得出结论的直接推理方式。它是换质法和换位法的综合运用，可以交替连续进行。

（1）换质换位法的结构式：原判断→换 质→再换位→再换质→再换位……

（2）换质换位法的规则：换质换位法除了要遵守换质法的三项规则和换位法的两项规则外，还有以下四项注意事项：①可以先换质再换位，也可以先换位再换质；②换质位以后要注意语句通顺；③I 判断不能换质，只能从先换位开始；④O 判断不能换位，只能从先换质开始。

（3）A、E、I、O 四种判断的换质换位。

① SAP→SEP→PES

例：医学生是应该学习逻辑学的（SAP）→医学生不是不应该学习逻辑学的（SEP）→不应该学习逻辑学的不是医学生（PES）。

② SEP→SAP→PIS

例：医学生不是不应该学习逻辑学的（SEP）→医学生是应该学习逻辑学的（SAP）→有些应该学习逻辑学的是医学生（PIS）。

③ SOP→SIP→PIS

例：有些定义没有揭示本质属性（SOP）→有些定义是非本质属性（SIP）→有些非本质属性是定义（PIS）。

④ SIP→SOP→？

SIP 不能换质换位，SIP 可换质为 SOP，但 SOP 不能换位，否则就违反了换位规则，所以

SIP 不能换质换位。

四、关系判断直接演绎推理

(一) 关系判断直接演绎推理的定义

关系判断直接演绎推理简称关系推理,是指前提中至少有一个关系判断,并且结论也为关系判断的推理,它是根据对象间关系的逻辑性质进行推演的。关系推理的前提和结论,有的全部是关系判断,有的部分是关系判断;但不是所有包含关系判断的推理都是关系推理。

(二) 关系推理的分类

1. 按照前提数目的多少划分

(1) 直接关系推理:是指只有一个前提的关系推理。

① 对称关系推理:是指根据关系判断所反映的对称关系进行的推理。可用公式表示为:

∵ a R b ,∴ b R a;或者表示为 aRb → bRa。

上式中的 a、b 表示对象,R 表示关系。其含义为:因为 a 和 b 有 R 关系,所以 b 和 a 也有 R 关系。

② 反对称关系推理:是指根据关系判断所反映的反对称关系进行的推理。可用公式表示为:

∵ aRb,∴ b̄ a;或者表示为 aRb → b̄ a。

上式中的 a、b 表示对象,R 表示关系。其含义是:因为 a 和 b 有 R 关系,所以 b 和 a 不具有 R 关系。

(2) 间接关系推理:是指由两个或两个以上的关系判断为前提,推出的结论为一个关系判断的推理。它可分为传递关系推理和反传递关系推理。

① 传递关系推理:是指根据关系判断所反映的传递关系进行的推理。可用公式表示为:

∵ aRb,bRc,∴ aRc;或者表示为(aRb)∧(bRc) → aRc。

上式的含义为:当对象 a 和 b 具有 R 关系,并且 b 和 c 具有 R 关系时,则 a 和 c 也具有 R 关系。

② 反传递关系推理:是指根据关系判断所反映的反传递关系进行的推理。可用公式表示为:

∵ aRb,bRc,∴ ā c;或者表示为(aRb)∧(bRc) → ā c。

上式的含义为:当对象 a、b 具有 R 关系,并且 b 和 c 具有 R 关系时,则 a 和 c 不具有 R 关系。

2. 按前提和结论的性质划分

(1) 纯粹关系推理:是指前提和结论都是关系判断的推理。

(2) 混合关系推理:是指一部分前提是关系判断,一部分前提是性质判断,而结论是关系判断的推理。

例:描述流行病学验证因素与事件关系假设不如分析流行病学,流行病学监测属于描述流行病学,所以,流行病学监测验证因素与事件关系假设不如分析流行病学。

上述推理中,第一个前提是关系判断,第二个前提是性质判断,结论是关系判断,所以,该推理属于混合关系推理。

3. 按照关系的不同逻辑特性划分

可分为传递关系推理和反传递关系推理,或者分为对称性关系推理和反对称关系推理。

第三节 直言判断推理

一、直言判断推理的定义

直言判断推理简称直言三段论或三段论,是指借助两个包含一个共同项的性质判断为前提,推出的结论为一个新的性质判断的思维方式。

二、三段论的组成要素

(一)三个词项

任何一个三段论都包含并且只能包含三个不同的概念。前提中两个判断有一个共同概念;每个判断都有各自的主项和谓项;表达这些概念的都叫词项,每个词项重复出现一次,实际上只有三个词项。

(1)小项:是指结论中的主项,用"S"表示。

(2)中项:是指在两个前提判断中出现,但在结论中不出现的概念。它起媒介作用,用"M"表示。

(3)大项:是指结论中的谓项,用"P"表示。

(二)三个直言判断

任何一个三段论都是由三个性质判断组成的:前两个判断是前提,最后一个判断是结论。

(1)大前提:是指包含大项"P"和中项"M"的前提判断。

(2)小前提:是指包含小项"S"和中项"M"的前提判断。

(3)结论:是指包含大项"P"和小项"S",由两个前提推出的新判断。

三、直言三段论的特点

(1)直言三段论是演绎推理,是从一般性前提推导出个别性结论。

(2)大前提表示一般性原理,小前提表示具体事物的情况。

(3)推理过程是由一般到个别。

(4)直言三段论是必然性推理。它的前提包含结论。如果前提为真,推理正确,则结论必真。

四、直言三段论公理

公理是指经过无数次实践反复证明,无须再经过特殊的逻辑证明就可确认的道理。
直言三段论有如下两条公理:
(1) 凡对一类事物的全部都有所肯定,则对该类事物中的每一个分子也有所肯定;
(2) 凡对一类事物的全部都有所否定,则对该类事物中的每一个分子也有所否定。

五、直言三段论的规则

(1) 必须且只能有三个不同的概念。直言三段论由大项、小项、中项三个概念构成。概念只能有三个,不能多,也不能少。多了或少了都是逻辑错误。

(2) 中项在前提中至少周延一次。中项至少周延一次,才能确保中项真正起到媒介作用。只有通过周延的中项,小项才能和大项发生确定的联系,推出的结论才是确实可靠的。如果中项在前提中一次都不周延,就起不到媒介作用。

周延是指判断本身直接或间接地对其主项(或谓项)的全部外延做了断定。

(3) 在前提中不周延的概念,在结论中也不得周延。直言三段论是演绎推理,它的前提蕴含结论,它的结论的断定范围不能超出它的前提的断定范围。如果大前提没有断定大项的全部外延,那么结论也不得断定大项的全部外延;否则,就会犯"大项不当周延"的错误。如果小前提没有断定小项的全部外延,那么结论中也不得断定小项的全部外延;否则,就会犯"小项不当周延"的错误。

(4) 至少要有一个前提是肯定的,即从两个否定前提推不出结论。如果两个前提都是否定的,大项与中项互相排斥,小项与中项也互相排斥,这样就无法通过中项来确定大项与小项之间是何种关系(是肯定还是否定),中项就起不到媒介作用,所以推不出结论来。

(5) 前提中若有一个是否定判断,则结论也一定是否定判断。在两个前提中,如果大前提是否定判断,那么小前提就是肯定判断。在这种情况下,中项与大项互相排斥,却与小项互相容合,并且通过中项媒介,小项也与大项互相排斥,所以,结论必然是否定的。

(6) 从两个特称前提也推不出结论。

(7) 前提中若有一个是特称的,则结论也必须是特称的。

六、直言三段论的格及其具体规则

(一) 直言三段论格的概念

直言三段论的格是指由中项(M)在大(P)、小(M)两个前提中的不同位置所形成的形式结构。直言三段论共有四个格(表24-2)。

表 24-2　直言三段论的四个格

	第一格	第二格	第三格	第四格
大前提	M－P	P－M	M－P	P－M
小前提	S－M	S－M	M－S	M－S
结　论	S－P	S－P	S－P	S－P

（二）直言三段论各个格的规则

第一格：中项是大前提的主项、小前提的谓项。其规则是：①小前提肯定；②大前提全称。

第二格：中项是大前提的谓项、小前提的谓项。其规则是：①两个前提中有一个是否定的；②大前提全称。

第三格：中项是大前提的主项、小前提的主项。其规则是：①小前提肯定；②结论特称。

第四格：中项是大前提的谓项、小前提的主项。其规则是：①如果前提中有一个是否定的，则大前提必须全称；②如果大前提是肯定的，则小前提必须全称；③如果小前提是肯定的，则结论必须特称；④任何一个前提都不能是特称否定判断；⑤结论不能是全称肯定判断。

七、直言三段论的式

三段论的式就是 A、E、I、O 四种判断在两个前提和结论中的各种不同组合所构成的三段论形式。简单地说，就是前提和结论的质（肯定或否定）、量（全称或特称）组合形式。

三段论的所有可能式都可以依据一般规则或各格的具体规则来判定它是否有效。经过筛选，三段论所有的可能式中，共有如下 24 个有效式：

第一格：AAA、EAE、AII、EIO、(AAI)、(EAO)；

第二格：AEE、EAE、AOO、EIO、(AEO)、(EAO)；

第三格：AAI、EAO、AII、EIO、IAI、OAO；

第四格：AAI、EAO、AEE、EIO、IAI、(AEO)。

八、直言三段论的省略式

（一）直言三段论省略式的定义

直言三段论的省略式是指人们在实际思维活动中，为了交流简洁明了，省略直言三段论三个直言判断中的一个的情况。

（二）直言三段论省略式的种类

1. 省略大前提

例：因为流感是一种传染病，所以它能导致人与人之间的传染。

这是一个省略大前提的三段论。还原后应为：所有传染病都能导致人与人之间的传染，流感是一种传染病，所以，流感能导致人与人之间的传染。

对于传染病来说，"所有传染病都能导致人与人之间的传染"这一论断是个显而易见、不言自明的道理，即使略而不讲，也心照不宣，所以常常被省略掉。

2. 省略小前提

例：所有传染病都能导致人与人之间的传染,流感也能导致人与人之间的传染。

这是一个省略小前提的三段论。还原后应为:所有传染病都能导致人与人之间的传染,流感是一种传染病,所以,流感也能导致人与人之间的传染。

这个三段论的省略式只有大前提和结论,小前提虽然没有讲出来,但小前提的内容也是不言自明的,言略而意达。

3. 省略结论

例：疾病的预防工作是艰巨的,而艰巨的工作不是一帆风顺的。

这是一个省略结论的三段论。还原后应为:疾病的预防工作是艰巨的(工作),艰巨的工作不是一帆风顺的,所以,疾病的预防工作不是一帆风顺的。

上面的省略式把结论省掉了,但结论的含义却是显而易见的。

(三) 三段论省略式的恢复

1. 恢复三段论省略式的原因

在实际应用中,三段论省略式可能隐藏着逻辑错误。例如,在省略大前提时,可能省略掉的正是一个虚假的大前提,又不易被发现。因此,为了发现省略式中隐藏的逻辑错误,就需要把省略式还原成完整的三段论。

2. 恢复省略三段论式的步骤

(1) 根据联结词(如:所以、因此),确定结论是否被省略。

方法:一般来讲,若给定的两个判断,其中一个有"所以""因此"等表示因果关系的联结词,或者两个给定判断之间有"因为……所以……"的推导关系,那么,结论就没被省略掉;如果无法加上"所以"等词,则结论被省略掉了。

(2) 确定大、中、小项和大、小前提。

方法:如果能找到结论,那么结论的主项就是小项,结论的谓项就是大项,在结论中没有出现而在另一个判断(前提)中出现的项就是中项。再根据该判断中出现的是大项还是小项,就可以确定它是大前提还是小前提了。

(3) 补充被省略的部分,从而构成三段论的完整形式,然后根据三段论规则进行检验。

第四节 复合判断推理

一、联言推理

(一) 联言推理的定义

联言推理是指以已知多个性质判断或一个联言判断为前提,推导出的结论为未知的一个联言判断或多个性质判断的思维方式。

(二) 联言推理的逻辑性质

当且仅当作为前提(或结论)的所有性质判断的肢判断为真时,作为结论(或前提)的那个联言判断的肢判断(性质判断的组合)才为真;而作为前提(或结论)的一个或多个性质判断的肢判断为假时,则作为结论(或前提)的那个联言判断的肢判断(性质判断的组合)为假。

(三)联言推理的种类

联言推理的基本形式(类型)有两种:分解式联言推理和组合式联言推理。

1. 分解式联言推理

分解式联言推理是指以一个已知的联言判断为前提,推导出的结论为未知的多个性质判断的思维方式。其结构式为:

因为 p 并且 q,所以 p(q);或者∵ p∧q,∴ p(q);或者 p∧q→p(q)。

例:

因为正常的人应该九大系统及其分系统等的要素齐备、形态正常、结构合理、关系协调、功能正常,所以正常的人应该九大系统及其分系统等的要素齐备,正常的人应该九大系统及其分系统等的形态正常,正常的人应该九大系统及其分系统等的结构合理,正常的人应该九大系统及其分系统等的关系协调,正常的人应该九大系统及其分系统等的功能正常。

2. 组合式联言推理

组合式联言推理是指以多个性质判断的肢判断为前提,以由前提中全部肢判断组合而成的联言判断为结论的思维形式。其结构式为:

因为 p 或 q,所以 p 并且 q;或者∵ p、q,∴ p∧q;或者(p、q)→p∧q。

例:

医学科研设计(开题报告)应当遵守哪些基本原则?

因为医学科研设计应当遵守重要性原则,即所研究的问题应当是重大的公共卫生问题;医学科研设计应当遵守必要性原则,即所研究的课题应当是没有解决或没有完全解决的关键问题;医学科研设计应当遵守合理性原则,即所形成的科研假设用现代化理论能够解释明了;医学科研设计应当遵守目的性原则,即研究的直接目标应当清楚明了;医学科研设计应当遵守科学性原则,即所应用的研究方法能够达到研究的目的;医学科研设计应当遵守先进性原则,即所应用的技术方法能够有效地控制选择偏倚、信息偏倚和混杂偏倚,研究对象应具有代表性,收集的信息应具有准确性,主要混杂因素在组间应具有均衡性;医学科研设计应当遵守可行性原则,即研究所需要的各种条件都已经具备;医学科研设计应当遵守简明性原则,即研究题目、立体依据、科研假设、研究目的、研究方法、技术方法、技术路线、时间安排等的阐述简明易懂。所以,医学科研设计应当遵守重要性、必要性、合理性、目的性、科学性、先进性(代表性、准确性、均衡性)、可行性、简明性等基本原则。

二、选言推理

(一)选言推理的定义

选言推理也称选言三段论,是指以一个已知的由多个肢判断组成的选言判断作为大前提,以其中一个或多个已知的选言判断肢作为小前提(其实质是一个性质判断),并根据选言判断的逻辑性质以及大前提和小前提之间的逻辑关系,推导出一个未知的选言肢判断(其实质是一个性质判断)结论的思维方式。

(二) 选言推理的分类

根据选言判断的判断肢是否可以同时存在,可分为不相容选言推理和相容选言推理。

1. 不相容选言推理

不相容选言推理是指以一个已知的由多个判断组成的不相容性选言判断肢作为大前提,以其中一个或多个已知的不相容性选言判断肢作为小前提(其实质是一个性质判断),并根据不相容选言判断的逻辑性质以及大前提和小前提之间的逻辑关系,推导出一个未知的选言肢判断(其实质是一个性质判断)结论的思维方式。

(1) 不相容选言推理的逻辑性质:不相容选言判断的选言肢只能有一个选言肢为真。

(2) 不相容选言推理的规则:① 大前提中的选言肢必须穷尽;② 否定一部分选言肢,就要肯定另一部分言支;③ 肯定一个选言肢,就要否定其他的选言肢。

(3) 不相容选言推理的有效逻辑形式。根据小前提性质(肯定、否定)和结论性质(否定、肯定)的不同,可分为以下两种:

① 肯定否定式:就是在小前提中肯定选言判断的一个选言肢,在结论中否定其他的选言肢。其逻辑形式可以表示为:

要么 p,要么 q;p。所以,非 q。

② 否定肯定式:就是在小前提中否定选言判断中除了一肢以外的其他选言肢,在结论中肯定前提中没有被否定的那个选言肢。其逻辑形式可以表示为:

要么 p,要么 q;非 p。所以,q。

2. 相容选言推理

相容选言推理是指以一个已知的由多个肢判断组成的相容性选言判断作为大前提,以其中一个或多个已知的相容性选言判断肢作为小前提(其实质是一个性质判断),并根据相容选言判断的逻辑性质以及大前提和小前提之间的逻辑关系,推导出一个未知的相容性选言肢判断(其实质是一个性质判断)结论的思维方式。

(1) 相容选言推理的逻辑性质:在穷尽选言肢的条件下,只要相容性选言肢有任何一肢或多肢为真,则相容选言推理就为真,即可能只有一肢为真,也可能二肢或二肢以上是真的。

(2) 相容选言推理的规则:① 大前提中的选言肢必须穷尽;② 否定一部分选言肢,就要肯定另一部分选言肢;③ 肯定一部分选言肢,不能否定另一部分选言肢。

(3) 相容选言推理的有效逻辑形式。根据上述规则,相容选言推理只有否定肯定式,即小前提否定大前提中的一部分选言肢,结论肯定余下的选言肢。可用公式表示为:

因为 p 或 q;非 p。所以,q。

三、假言推理

(一) 假言推理的定义

假言推理又叫假言三段论,是指以一个已知的假言判断肢为大前提,以一个已知的性质判断肢为小前提,根据假言判断的逻辑性质,推导出一个未知的性质判断肢结论的思维方式。

（二）假言推理的种类

由于假言判断分为充分条件、必要条件和充分必要条件三种类型的判断，因此，与其相对应的假言推理也有三种类型。

（三）假言推理的结构

假言直言推理的结构包括三部分：大前提是由假言判断构成的；小前提是由直言判断构成的；结论也是直言判断。

像直言三段论一样，假言推理的大前提反映一般情况，小前提反映特殊情况，结论反映根据一般情况推出来的关于某个事物的具体情况。

（四）充分条件假言推理

1. 充分条件假言推理的定义

充分条件假言推理是指以一个已知的充分条件假言判断为大前提，以一个已知的性质判断为小前提，根据充分条件假言判断的逻辑性质，推导出一个未知的性质判断结论的思维方式。

2. 充分条件假言推理的规则

（1）肯定前件，就要肯定后件。（必真）
（2）否定前件，不能否定后件。（有真有假）
（3）肯定后件，不能肯定前件。（有真有假）
（4）否定后件，就要否定前件。（必真）

3. 充分条件假言推理的有效式

根据小前提是大前提的前件还是后件及其性质（肯定、否定），可分为两个以下有效式：

（1）肯定前件式：是指小前提肯定大前提的前件（充分条件）、结论肯定大前提的后件（必然结果）的推理形式。

（2）否定后件式：是指小前提否定假言前提的后件、结论否定假言前提前件的推理形式。

（五）必要条件假言推理

1. 必要条件假言推理的定义

必要条件假言推理是指以一个已知的必要条件假言判断为大前提，以一个已知的性质判断为小前提，根据必要条件假言判断的逻辑性质，推导出一个未知的性质判断结论的思维方式。

2. 必要条件假言推理的规则

（1）肯定前件，不能肯定后件。（有真有假）
（2）否定前件，就要否定后件。（必真）
（3）肯定后件，就要肯定前件。（必真）
（4）否定后件，不能否定前件。（有真有假）

3. 必要条件假言推理的有效式

根据小前提是大前提的前件还是后件及其性质（肯定、否定），可分为以下两个有效式：

（1）否定前件式：是指小前提否定大前提的前件（必要条件）、结论否定大前提的后件

（可能结果）的推理形式。

（2）肯定后件式：是指小前提肯定大前提的后件（可能结果）、结论肯定大前提的前件（必要条件）的推理形式。

（六）充分必要条件假言推理

1. 充分必要条件假言推理的定义

充分必要条件假言推理是指大前提为充分必要条件假言判断的推理。充分必要条件假言判断的逻辑性质表明，当前件是后件的充分必要条件时，后件也是前件的充分必要条件，其前件与后件同真且同假。

2. 充分必要条件假言推理的规则

（1）肯定前件就要肯定后件，否定前件就要否定后件。

（2）肯定后件就要肯定前件，否定后件就要否定前件。

3. 充分必要条件假言推理的有效式

（1）肯定前件式：是指小前提肯定假言前提的前件、结论肯定假言前提后件的推理形式。

（2）否定前件式：是指小前提否定假言前提的前件、结论否定假言前提后件的推理形式。

（3）肯定后件式：是指小前提肯定假言前提的后件、结论肯定假言前提前件的推理形式。

（4）否定后件式：是指小前提否定假言前提的后件、结论否定假言前提前件的推理形式。

另外，在假言推理中，所有的前提都是假言判断的，叫作纯假言推理。一部分前提是假言判断，另一部分前提不是假言判断的，叫作混合假言推理。在混合假言推理中，常用的有假言直言推理、假言选言推理、假言联言推理。所谓假言直言推理，是一个前提为假言判断、另一个前提和结论为直言判断的推理方式。假言直言推理是日常生活中最常见、用得最普遍的假言推理，所以泛称假言推理。通常所说的假言推理，大多指的是假言直言推理。

四、假言选言推理（二难推理）

（一）假言选言推理的定义

假言选言推理又称"二难推理""两刀论法"，是指以两个具有合取关系的充分条件假言判断为大前提，以一个具有两个选言肢的选言判断为小前提，推导出的结论是一个令人难以接受的判断的思维方式。

（二）二难推理的有效逻辑形式

根据二难推理的结论是直言判断还是选言判断，可将二难推理分为简单式和复杂式两种。根据选言前提的选言肢分别是肯定假言前提的前件还是否定假言前提的后件，二难推理又可分为构成式和破坏式。结合两者，可以得到二难推理的四种形式：简单构成式、简单破坏式、复杂构成式和复杂破坏式。

1. 简单构成式

(1) 特点:两个假言前提的前件不同、后件相同,选言前提的两个选言肢分别肯定假言前提的两个不同的前件,结论肯定相同的后件。

(2) 逻辑形式:如果 p,那么 r;如果 q,那么 r。或者 p,或者 q。所以,总是 r。

例:不死之酒

东方朔偷饮了汉武帝求得的据说饮了能够不死的酒,汉武帝要杀他。东方朔说:"如果这酒真能使人不死,那么你就杀不死我;如果这酒不能使人不死,那么这酒就没有什么用处(你能杀得死我,但没必要杀我)。"汉武帝认为东方朔说得有理,就放了他。

这就是一个简单构成式二难推理:如果这酒真能使人不死(p),那么你就杀不死我(r);如果这酒不能使人不死(你能杀得死我)(q),那么它就没有什么用处(r)。

这酒或者能使人不死(p),或者不能使人不死(q)。

所以,你或者杀不死我(r),或者不必杀我(r)。总之,我不死(r)!

2. 简单破坏式

(1) 特点:两个假言前提的前件相同、后件不同,选言前提的两个选言肢分别否定假言前提的两个不同的后件,结论否定相同的前件。

(2) 逻辑形式:如果 p,那么 q;如果 p,那么 r。现非 q,非 r。所以,非 p。

例:无法刮脸的理发师

在某个城市中有一位理发师,他的广告词是这样写的:"本人的理发技艺十分高超,誉满全城。我将为本城所有不给自己刮脸的人刮脸,我也只给这些人刮脸。我对各位表示热诚欢迎!"这样一来,来找他刮脸的人络绎不绝。可是,有一天,这位理发师从镜子里看见自己的胡子长了,他本能地抓起了剃刀,你们看他能不能给他自己刮脸呢?

这就是一个简单破坏式二难推理:如果他不给自己刮脸,他就属于"不给自己刮脸的人"(p),他就该给自己刮脸(q);而如果他给自己刮脸呢,他又属于"给自己刮脸的人"(p),他就不该给自己刮脸(r)。

或者他不该给自己刮脸(¬q),或者他该给自己刮脸(¬r)。

所以,他不属于"不给自己刮脸的人"(¬p)。

3. 复杂构成式

(1) 特点:两个假言前提的前后件都不相同,选言前提的两个选言肢分别肯定假言前提的两个不同的前件,结论肯定两个不同的后件。

(2) 逻辑形式:如果 p,那么 r;如果 q,那么 s。或者 p,或者 q。所以,或者 r,或者 s。

例:

1978 年,时任美国国务卿基辛格向记者团介绍苏美关于限制战略武器谈判的情况。有记者问及美国有多少导弹潜艇在配置分导式多弹头导弹。由于此事涉及国防机密,基辛格机智地答道:"我不确切知道正在配置分导式导弹头的'民兵'导弹有多少,但导弹潜艇的数目我是知道的,可不知这个数字是否保密?"那位记者急于想知道内情,忙回答:"不是保密的。"基辛格马上抛出一句:"既然不是保密的,那你说是多少呢?"

这里,基辛格运用的是一个复杂构成式二难推理:如果潜艇数字是保密的(p),那么我不能说出(r);如果潜艇数字不是保密的(q),那么我不必说出(s)。潜艇数字或者是保密的(p),或者不是保密的(q)。所以,我或者不能说出(r),或者不必说出(s)。

4. 复杂破坏式

(1) 特点:两个假言前提的前后件都不相同,选言前提的两个选言肢分别否定假言前提的两个不同的后件,结论否定两个不同的前件。

(2) 逻辑形式:如果p,那么q;如果r,那么s。或者非q,或者非s。所以,或者非p,或者非r。

例:

如果批评别人时实事求是(p),那么别人会心悦诚服(q);如果批评别人时态度诚恳(r),那么别人会感到温暖(s)。

他的批评或者不能使别人心悦诚服(¬q),或者不能使别人感到温暖(¬s)。

所以,他批评别人时或者不实事求是(¬p),或者态度不诚恳(¬r)。

（张绍艳、庄晓伟编写）

第二十五章　归纳推理与类比推理

第一节　归纳逻辑

归纳逻辑是指以归纳推理和归纳方法为基本内容的知识体系,是关于或然性推理的逻辑。

一、归纳逻辑的推理类型

(1)根据思维进程的方向是由具体到一般还是由具体到具体,可将归纳逻辑所研究的推理分为归纳推理和类比推理。

(2)根据考察的是某类事物的全部对象还是部分对象,可将归纳推理分为完全归纳推理和不完全归纳推理。

(3)根据考察对象性质的不同,可将不完全归纳推理分为简单枚举推理、科学归纳推理、概率归纳推理、统计归纳推理、典型归纳推理和必然性不完全归纳推理。

(4)根据考察对象是否为自然,类比推理可以分为观察类比推理和实验类比推理。

归纳逻辑方法的分类详见图 25-1。

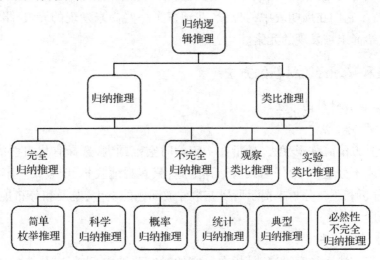

图 25-1　归纳逻辑方法分类图

二、归纳推理与演绎推理的关系

(一) 归纳推理与演绎推理的区别

1. 思维进程不同

归纳推理是从个别到一般;演绎推理是从一般到个别。

2. 对前提真实性的要求不同

归纳推理要求前提必须真实;演绎推理不要求前提必须真实。

3. 结论所断定的知识范围不同

归纳推理的结论大多超出了前提所断定的知识范围(除完全归纳推理外);演绎推理的结论没有超出前提所断定的知识范围。

4. 前提与结论间的联系程度不同

归纳推理的前提与结论间的联系大多是或然的(除完全归纳推理外);演绎推理的前提与结论间的联系是必然的。

(二) 归纳推理与演绎推理的联系

1. 归纳推理的结论为演绎推理提供了前提

演绎推理的一般性知识的大前提需要借助于归纳推理从具体的经验中概括出来;演绎推理为归纳推理提供了指导。

2. 归纳推理离不开演绎推理

归纳活动的目的、任务和方向是归纳过程本身所不能解决和提供的,只有借助于理论思维,依靠人们先前所积累的一般性理论知识的指导。而这本身就是一种演绎活动。

在实际思维过程中,归纳推理和演绎推理是相互依赖、相互渗透、互为补充的,夸大一个方面的作用而否定另一个方面的作用都是片面的。

例如,俄国化学家门捷列夫通过归纳发现了元素周期律,指出元素的性质随元素原子量的增加而呈周期性变化。后来用演绎推理发现,原来测量的一些元素的原子量是错的。于是,他重新安排了它们在周期表中的位置,并预言了一些尚未发现的元素,指出周期表中应留出空白位置给尚未被发现的元素。

三、收集和整理经验材料的方法

(一) 收集经验材料的方法

1. 观察性研究方法

观察性研究方法简称观察法,是指在一定的时空范围内,选择有代表性的研究对象,均衡地进行分组或不分组,不给任何人为干预措施,只客观地收集、记录某些事件或问题的资料,通过统计分析和逻辑分析来揭示所研究事件或问题的发生、发展和分布规律及其影响因素的性质和强度。

2. 实验性研究方法

实验性研究方法简称实验法,是指在一定的时空范围内,选择有代表性的研究对象,均衡地分成一个或多个实验组和对照组,人为地给予实验组干预措施,作用一定时间后,收集干预措施的效应资料,通过统计分析和逻辑分析来评价干预措施的有效性、安全性、经济性和可接受性。

(二) 整理经验材料的方法

整理经验材料的方法有比较、归类、分析、综合、抽象、概括等。

1. 比较

比较是指通过确定事物间的共同点与不同点来认识事物的科学方法。在运用这一方法时,要强调必须就事物的实质方面进行比较。比较的实质是识同和辨异。

2. 分类

分类是指根据事物的共同点与差异点,将事物区分成不同种类的研究方法。通过分类可以达到整理杂乱无章的表面现象的目的。归纳"分类"与演绎"划分"(有时也叫"分类")是性质不同的逻辑方法。前者从个体研究出发,逐步归纳而达到"类"的认识;后者则居高临下,从某一大类中划分出若干具体的类别项目,是由"总"到"分"地细化对象的过程。

3. 分析

分析是指把思维中作为整体的对象分解成部分、单元、环节、要素等进行研究、认识的思维方法。分析是将具体事物抽象化的过程,有助于人们对事物的深入了解,即对事物本质的认识。

4. 综合

综合是指把思维中关于研究对象的部分、单元、环节、要素等认识连接起来,从而形成关于对象的统一、整体认识的思维方法。显然,综合是建立于分析的基础之上的,但它并不是分析所得到的要素的简单相加。各要素在整体中的地位作用和在综合过程中是应予以区别的。

分析与综合相辅相成,是人的认识实现由此及彼、由表及里、由浅到深、由现象到本质的过程。分析是综合的基础,综合是分析的目的。

5. 抽象

抽象是指人们在研究活动中,应用思维能力,排除对象次要的、非本质的因素,抽出主要的、本质的因素,从而达到认识对象本质目的的方法。

6. 概括

概括是指在思维过程中把对象本质的、规律性的认识推广到所有同类的其他事物的方法。

第二节 归纳推理

归纳推理是指以已知的个别或特殊性判断知识为前提,推出未知的一般性判断知识结论的思维方式。

一、归纳推理的特征

（一）对某类知识的概括性

概括性是指对某一类客观对象的反映,在反映的过程中它要舍弃同类客观对象中不同个体的具体特征,从中抽象出共同的本质的特征。

（二）前提和结论联系的或然性

或然性即不确定性,是指或许可能、或许不可能或者有可能但不一定。推理的或然性是指从真前提只能或然地(并非必然地)推出真结论。

（三）结论的拓展性

拓展性是指开辟、扩大原本的范围。结论的拓展性是指将结论的适用范围加以扩大。这里是指将特称判断扩大到全称判断。

二、归纳推理的种类

归纳推理的分类如图25-2所示。

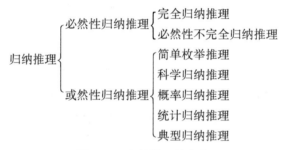

图25-2 归纳推理的分类

（一）完全归纳推理

完全归纳推理又称完归纳法,是指根据某类中的每一个对象具有(或不具有)某种属性,从而推出该类对象都具有(或不具有)某种属性的思维方式。

1. 完全归纳推理的结构式

S_1 是(或不是)P,S_2 是(或不是)P,S_3 是(或不是)P……S_n 是(或不是)P;

S_1、S_2、S_3……S_n 是S类中全部的个体对象。

所以,所有S都是(或不是)P。

例：因为亚洲有生物,欧洲有生物,非洲有生物,大洋洲有生物,北美洲有生物,南美洲有生物,南极洲有生物;并且,亚洲、欧洲、非洲、大洋洲、北美洲、南美洲、南极洲是世界上全部大洲。所以,世界上所有的大洲都有生物。

2. 完全归纳推理的特点

(1) 前提考察了某类事物的全部对象。

(2) 结论所断定的情况没有超出前提已知的范围。

(3) 只有对个别对象的断定都是真实的,才能保证结论必然真实。

完全归纳推理的前提蕴含了结论,其前提为真时,结论必然为真。它是必然性推理。

3. 完全归纳推理的规则

(1) 前提必须真实,即对个别对象的断定都是确实的。

(2) 前提要穷尽一类事物的全部对象。

被断定的个别对象之和是一类的全部对象。若有遗漏或只考察了部分对象,则结论就不可靠。

4. 完全归纳推理的作用

(1) 发现一般性论断(真理)。

例:数学家高斯少年时代的故事。

据说,老师让小学生计算从 1 连续加到 100 等于多少。当时才 10 岁的高斯很快就得出了正确答案:$101 \times 50 = 5050$。

这就是德国数学家、物理学家和天文学家卡尔·弗里德里希·高斯少年时代的故事,当时他才 10 岁。

(2) 论证一般性论断(真理)。

为了论证某个一般性论断,可以列举与此有关的一切对象,然后对其中的每个对象一一加以考察与确认,最后通过完全归纳推理,就可以证明这个一般性论断是真实的。

例:

所研究问题的重要性应作为科研设计的基本要求(原则)之一。描述性研究方法设计需要论述所研究问题的重要性(真),分析性研究方法设计需要论述所研究问题的重要性(真),实验性研究方法设计需要论述所研究问题的重要性(真),理论性研究方法设计需要论述所研究问题的重要性(真)。描述性研究、分析性研究、实验性研究、理论性研究为医学科研的全部研究方法。所以,所有的医学科研设计都必须论述所研究问题的重要性(真)。

(二) 必然性不完全归纳推理

必然性不完全归纳推理又叫特称性不完全归纳推理,是指根据一类思维对象的一个或若干个别对象必然具有或不具有某种属性,从而推出该类思维对象的部分对象具有或不具有这种属性的一般性结论的推理方式。

必然性不完全归纳推理的结论是特称性的知识,因而它又被称为特称性不完全归纳推理。

1. 应用必然性不完全归纳推理应具备的条件

(1) 前提必须真实。

(2) 前提中对个别对象的归类要准确。

(3) 个别对象具有或不具有某种属性是必然的。

2. 必然性不完全归纳推理的作用

(1) 结论所断定的范围虽然没有超出前提所断定的范围,但却给人们提供了新的认识,使人们对思维对象的认识从个别性认识上升到一般性认识。

(2) 虽然结论是特称性的一般性认识,但由于其结论是必然性的,从而为演绎推理提供了可靠的前提。

(3) 必然性不完全归纳推理在人们的日常生活、学习、工作中以及科学研究中有着重要的作用,特别是在论证过程中发挥着极为重要的作用。例如,生活规律与健康,掌握逻辑学知识与理性思维,系统理论的形成与发展等。

(三) 简单枚举归纳推理

简单枚举归纳推理又叫作简单枚举法,是指根据一类事物中部分对象有无某属性,并没有遇到相反事例,从而推出关于该类事物的一般性结论的推理方式。

1. 简单枚举归纳推理的逻辑结构式

S_1 是(不是)P,S_2 是(不是)P,S_3 是(不是)P……S_n 是(不是)P;

S_1、S_2、S_3……S_n 是 S 类的部分对象,并且没有出现反例。

所以,所有的 S 是(不是)P。

例:青霉素的抗炎作用

当初英国人弗莱明在一次意外中发现了青霉素,经过澳大利亚的弗洛里和钱恩的一系列临床实验,A 患者的炎症被消除了,B 患者的炎症也被消除了,D、E、F、G 患者的炎症都被消除了,于是他们得出结论:这种后来被命名为盘尼西林的药物,对链球菌、白喉杆菌等多种细菌感染有显著疗效。

这个发现并不具有必然性,因为时至今日人们已经发现,有些炎症使用青霉素并不起作用,甚至还有人因为过敏不仅没治好病反而丢了性命。所以简单枚举推理是或然性推理。

2. 简单枚举归纳推理的性质

(1) 属于不完全归纳推理。

(2) 概括的根据是没有反例。

(3) 结论是或然的。

3. 简单枚举归纳推理的作用

在研究对象无法穷尽而不能进行完全归纳推理时,简单枚举对事物进行的概括和扩展仍然是人们探求科学规律和获取新知识的重要手段。

但是,由于简单枚举归纳推理的依据是不充分的,其结论也只能是或然的,可靠程度较低。一旦在以后的实践中发现了相反的情况存在,原先的结论就会被推翻。

例如,过去有些用简单枚举归纳推理推出的结论,像"血都是红色的""天下乌鸦一般黑""哺乳动物都是胎生的"等。由于在南极洲发现一种鱼的血是白色的,在日本发现了白色的乌鸦,在澳洲发现了卵生的哺乳动物鸭嘴兽之后,原来的结论就不成立了。

4. 运用简单枚举归纳推理时应注意的问题

(1) 应尽量增加枚举的数量,扩展考察的范围,这样才能尽可能地增加结论的可靠性。

(2) 一旦发现反例,就应该推翻原来带有普遍性的结论。这就是所谓的"证伪"。

(3) 避免"轻率概括"或"以偏概全"。"轻率概括"是指错把对象的个别性质当作一般性质或者把局部夸大为整体或者把偶然事实当作必然事实。例如,"医学科研设计四原则"的归纳总结,就犯了"轻率概括"的逻辑错误。"以偏概全"是指将部分对象的性质或现象当成全部对象的性质或现象来对待。例如,在很多医学论文或研究设计中,用较小范围的调查结果来说明较大范围的某一事物的情况就犯了"以偏概全"的逻辑错误。

(四) 科学归纳推理

科学归纳推理是指以科学分析为主要依据,根据某类事物中部分对象与其属性之间的内在联系,推出该类事物的全部对象都具有(或不具有)某种属性的推理方式。

例如,人们得出 A、B 血型不能相互输血的结论,用的就是科学归纳推理。因为这两种血型具有相互对抗的抗原抗体,相遇时就会发生生物学上的凝集反应而危及生命,这就是通过科学归纳法推出的结论。

1．科学归纳推理的逻辑形式

S_1 是(或不是)P,S_2 是(或不是)P,S_3 是(或不是)P……S_n 是(或不是)P;

S_1、S_2、S_3……S_n 是 S 类中的部分对象,且 S 与 P 有因果联系。

所以,所有 S 都是(或不是)P。

2．科学归纳推理的特点

(1) 前提中考察了事物对象与其属性之间的内在联系。

(2) 结论的可靠性程度比较大。

(3) 相对简单枚举法而言,科学归纳推理前提数量的多少并不起主要作用。

3．科学归纳推理的作用

(1) 在进行严密科学研究和论证的科学形成过程中,科学归纳推理发挥了重要作用。

(2) 科学归纳推理在自然科学认识中有重要意义。

(3) 科学归纳推理在社会科学认识中也有重要意义。

4．科学归纳推理与枚举推理的异同点

(1) 相同点:①都属于不完全归纳推理;②前提中都只是考察了一类事物的部分对象;③结论都是对一类事物全体的断定,断定的知识范围超出前提。

(2) 不同点:科学归纳推理与简单枚举推理的不同之处如表 25-1 所示。

表 25-1　科学归纳推理与简单枚举推理的不同之处

	推理根据	前提的数量	结论
科学归纳推理	深入进行科学分析,在把握对象与属性之间因果联系的基础上得出结论	前提数量不具有决定性意义	可靠程度较高
简单枚举推理	已观察到的对象都具有某种属性,且无反例	前提数量越多,范围越广,结论越可靠	可靠程度较低

(五) 概率归纳推理

概率归纳推理是指根据某类思维对象中部分对象出现的概率,推出该类事物的全部对象也都具有这个概率的思维方式。

(六) 统计归纳推理

统计归纳推理是指根据某类思维对象中样本对象具有某种属性,推出该类事物都具有该种属性的思维方式。

(七) 典型归纳推理

典型归纳推理是指考察某类对象的一个典型对象,根据它具有或不具有某性质,从而概括出关于该类的一般性结论的思维方式。

三、穆勒的因果关系推断的五种方法

（一）求同法

求同法也称契合法。其内容是：在被研究的现象（a）出现的每个场合，如果发现某一情况（A）是共同的，那么这个共同的情况（A）和被研究的现象（a）之间就存在因果联系。

（二）求异法

求异法又称差异法。其内容是：如果在被研究现象（a）出现和不出现的两个场合之中，只有一个情况（A）不同，其他情况完全相同，而两个场合唯一不同的这个情况（A）在被研究现象（a）出现的场合中是存在的，在被研究现象（a）不出现的场合是不存在的，那么这个唯一不同的情况（A）就与被研究现象（a）之间存在因果联系。

（三）求同求异并用法

求同求异并用法又称契合差异并用法。其内容是：如果在几个场合中，有被研究的现象（a）出现，同时就有某个共同的情况（A）出现，而在另几个场合中，不出现被研究的现象（a）就不出现这个情况（A），那么，这个情况（A）和被研究的现象（a）之间就存在因果联系。

（四）共变法

共变法的内容是：如果在被研究现象发生变化的各个场合，只有一个情况是变化着的，那么这个唯一变化着的情况就与被研究现象之间存在因果联系。

（五）剩余法

剩余法的内容是：如果已知某一复合现象是另一复合现象的原因，同时又知道前一复合现象中某一部分是后一复合现象中某一部分的原因，那么，前一复合现象的其余部分与后一复合现象的其余部分就存在因果联系。

第三节 类比推理

一、类比推理的定义

类比推理是指以已知的两个或两类思维对象在一系列属性上均相同或相似的事实（判断）为大前提，以已知的其中一个（类）思维对象还具有其他属性的事实（判断）为小前提，推出的结论为未知的另一个（类）对象也具有同样的其他特定属性的判断的思维方式。

例如，哈维把自然界中的大气、水循环同血液循环相联系、相类比，提出血液在体内也是循环往复的大胆设想。他的这个假设被后来的观察和实验所证实。任何两个或两类对象之间的任何一点相似，都可以成为类比推理的条件。

二、类比推理的构成要素和逻辑形式

（一）构成要素

类比推理由大前提、小前提和结论三个要素（部分）组成。大前提是指已知的两个或两

类思维对象在一系列属性上均相同或相似的事实(判断);小前提是指已知的其中一个(类)思维对象还具有其他属性的事实(判断);结论是指推出的未知的另一个(类)对象也具有同样的其他特定属性的判断。

(二)逻辑形式

$$A 对象具有属性 a、b、c、d,$$
$$B 对象具有属性 a、b、c、x,$$
$$所以,B 对象也可能具有 d 属性。$$

三、类比推理的分类

(1)根据类比中对象"量"的不同,可分为个别性类比法、特殊性类比法和普遍性类比法。

(2)根据类比中的内容不同,可分为性质类比、关系类比、条件类比。

(3)根据类比中的前提和结论中的对象不同,可分为同类类比和异类类比。

(4)根据思维方向不同,可分为单向类比、双向类比和多向类比。

(5)根据结论的可靠程度不同,可分为科学类比和经验类比等类型。

(6)根据所依赖的搜集材料的方法不同,可以分为观察类比推理和实验类比推理两种。观察类比推理又可分为正类比推理、反类比推理和合类比推理三种,它们之间的差别是类推有某属性或无某属性。实验类比推理则以类推方向为标准,分为原型类比推理和模型类比推理。

四、类比推理的特征

(一)思维进程是个别到个别

演绎推理的思维进程是从一般到特殊(个别),归纳推理的思维进程是从特殊(个别)到一般,而类比推理的思维进程则是从个别到个别、特殊到特殊。

(二)结论具有或然性

人们进行类比推理时是具有一定客观根据的,这个根据就是客观事物的各种属性不是孤立存在的,而是互相联系、互相制约的。然而,事物与事物之间、属性与属性之间的联系毕竟太复杂,有的是必然的、本质的,有的是偶然的、非本质的,两类事物之间有某些相同的属性,并不表明其他属性必然会相同。

五、提高类比推理可靠性的方法

(一)前提中类比的相同属性应尽可能多

两个或两类事物的相同属性越多,它们所属的类别可能越接近,差异性就越小,已知的相同属性与推出属性之间的相关程度就越高,结论也越可靠。

(二)前提中类比的相同属性应是本质的

前提中类比的相同属性越是本质的,意味着两个或两类事物的类属关系越接近,其他的相同属性就越多,相同属性与推出属性之间的相关程度就越大,结论也越可靠。

（三）要注意排除被类比的事物中与推出属性相排斥的属性

被推论的事物如果存在属性相排斥的情况，那么推出的结论就不能成立。

六、类比推理的作用

（一）类比推理是探索真理的重要手段

类比推理是在已有知识的基础上进一步发展科学的一种有效的探索方法。在科学研究中具有开拓思路、提供线索、举一反三、触类旁通的作用。正如康德所说："每当理智缺乏可靠的论证思路时，类比这个方法往往指引我们前进。"科学史上很多著名的发现是借助于类比推理而获得的。

（二）类比推理可以帮助人们提出科学假说

类比推理是形成科学假说的重要推理形式。在科学史上，许多重要的科学假说都是利用类比推理的思维方法建立起来的。例如，非传染病流行的三要素预防、三环节预防、三级别预防。

（三）类比推理是人们说理论证的有效方法

类比推理作为一种或然性推理，一般来说，它并不能必然地确证一个判断。但是，由于类比推理把机智和生动融于言语之中，能够增强说服力，所以是论证时有效的辅助手段。

（四）类比推理是模拟方法的逻辑依据

自然界动植物的生长都极为巧妙，它们是孕育出新事物、新方法绝无仅有的好样板。人类还在蒙昧的幼年时期，为了生存繁衍，便开始模仿大自然，采用类比的方法，从自然界万事万物身上吸取有利于自己生存的优点，用来武装自己，改变命运。例如，蝙蝠和超声波探测仪。

（五）运用于科学实验——模拟方法

模拟方法也叫模型实验法，它是通过构造出某一被研究现象的模型，即用模型代替原型，从而间接地研究原型的规律的方法。例如，动物疾病模型。

（张绍艳、秦雅楠编写）

第二十六章 论 证

第一节 概 述

论证是概念、判断、推理知识的综合运用。

一、论证的定义

论证是指以一个或一些真实的已知判断为论据,运用某个或某些推理形式及其规则,确定另一未知命题(结论)的真实性的思维过程。

例:

所有合格的科研设计都必须有立题依据,立题依据中都必须阐明研究问题的重要性、研究内容的必要性或需求性或创新性、研究假设的合理性、研究目的的简明性。

所有医学科研设计都属于科研设计。

所有合格的医学科研设计都必须有立题依据,立题依据中都必须阐明研究问题的重要性、研究内容的必要性或需求性或创新性、研究假设的合理性、研究目的的简明性。

二、论证的结构

论证由论题、论据和论证方式三个要素组成。

(一) 论题

论题也称论点,是指在论证中需要确定其真实性的命题。它回答的是"论证是什么"的问题。它一般并不直接表明作者的态度和主张,只限定了变体的内容和范围。

论题一般有两类:一类是科学上已被证明的判断。对于这类论证,其目的主要在于宣传真理,使人们确信某个论题的真实性。另一类论题是科学上尚待证明的判断。对这类论题的论证,其目的在于探索论题的真实性。

(二) 论据

论据是指用来确定论点真实性或者可接受性的命题。它回答的是"用什么论证"的问题。论据是论证的基础,没有论据就不能论证。

在一个论证中,只能有一个论题,论据一般有多个。

(三) 论证方式

论证方式是指将论题和论据有机结合起来的逻辑形式,即从论据推出论点的逻辑过程。论证方式是论证的手段,它所回答的是"怎样用论据论证论题"的问题。

任何论证方式都是某种或某几种推理形式的具体应用。正确的论证方式是使论证成立的必要条件。

三、论证与推理的关系

(一) 论证与推理的联系

推理是论证的工具,论证是推理的应用,任何论证都要借助于推理才能进行。论据相当于推理的前提,论题相当于推理的结论,论证方式相当于推理形式。

(二) 论证与推理的区别

1. 认识过程不同

论证是先有论题后找论据,再用论据对论题进行论证;推理则是先有前提,后得结论。

2. 要求的重点不同

论证是由一个或几个判断的真实性推断出另一个判断的真实性,因此,论证的重点应放在论题和论据的真实性上,特别强调论据必须真实;推理只强调前提与结论之间的逻辑关系,推理形式本身并不要求前提为真。所以,任何论证都要运用推理,但并非任何推理都要运用论证,这是论证和推理的最根本区别。

3. 逻辑结构的繁简不同

论证的结构通常比较复杂,往往是由一系列的推理构成的。

四、论证的种类

(一) 根据论题的性质(肯定、否定)进行分类

1. 证明

证明是指用已知为真的判断确定另一个判断真实性的思维过程。

2. 反驳

反驳是指用已知为真的判断确定另一个判断虚假性的思维过程。

3. 既证明又反驳

既证明又反驳是指既用已知为真的判断确定另一个判断的真实性,又用已知为真的判断确定另一个判断虚假性的思维过程。

(二) 根据论据的性质不同(事实、事理)、是否混合应用以及是否分层次进行分类

1. 事实论证

事实论证是指以已经发生的客观事实作为论据进行论证。

2. 事理论证

事理论证是指以公理、原理、定理、定义、法律、法规、诊断标准、判定标准等事理作为论据进行论证。

3. 事实与事理联合论证

事实与事理联合论证是指把事实论据和事理论据结合起来运用作为论据进行论证,以加强论证的效果。

4. 多层次论证

多层次论证是指有些论证是在确定某一判断(论题)的真实性过程中,如果引用的论据(第一层论据)本身还不是很明显的真实性判断,就要引用其他判断(第二层论据)对这些论据进行论证。如此类推,还可以有第三层论据、第四层论据等。

(三)根据论证所用的推理形式不同进行分类

1. 演绎论证

演绎论证是指运用演绎推理的形式所进行的论证。它是根据一般原理来论证某一特殊论断。在演绎论证中,一般是以科学原理、定理、定律或其他一般性真实判断为根据,运用演绎推理的形式,推导出某一论题。

2. 归纳论证

归纳论证是指运用归纳推理的形式所进行的论证。它是根据一些个别或特殊性论断来论证一般原理。

3. 类比论证

类比论证是指根据两个对象在某些属性上的相同或相似,推论两者在其他属性上也有相同或相似。

(四)根据论证的方法进行分类

1. 直接论证

直接论证是指用真实的论据直接证明论题的真实性。直接证明的特点是从论题出发,为论题的真实性提供直接的理由。也就是说,它不需要借助于反论题的逻辑中介。

2. 间接论证

间接论证是指通过确定与原论题相矛盾的判断(反论题)或其他有关判断为假来确定原论题为真的证明方法。间接论证需要借助于反论题这一逻辑中介。间接论证又可分为反证法和选言证法。

(1)反证法。反证法又叫假言判断证明法,是指首先通过确定与原论题相矛盾的判断(反论题)为假,然后根据排中律(不能同假)的要求,证明原判断(原论题)为真的证明方法。

运用反证法的逻辑根据是排中律,即两个相互矛盾的判断之间不能同假,必有一真。

(2)排除法。排除法又叫选言判断证明法或穷举法,是指首先形成一个穷尽的选言判断(论题是其中的一个选言肢),并通过论据否定论题以外的其他选言肢,从而确定论题为真的证明方法。

在运用排除法时,必须按需要穷尽与论题相关的所有可能判断,否则会遗漏正确的判断。

五、论证的规则

1. 论题必须明确

如果违反这条规则,就会犯论题不明的逻辑错误。

2. 论题必须保持同一

如果违反这条规则,在写作上叫作"跑题",在逻辑论证中叫作转移论题或混淆论题。

3. 论据必须真实

如果违反这条规则,就会犯虚假理由或预期理由的逻辑错误。

4. 论据的真实性不能依靠论题来证明

如果违反这条规则,就会犯窃取论题或循环论证的逻辑错误。

5. 从论据应能推出论题

论证必须遵守形式逻辑的基本规律和各种推理形式的逻辑规则。如果违反这条规则,就会在论证过程中使论据与论题之间没有推论关系,从而犯推不出的逻辑错误。

论证的规则及违反规则所犯的逻辑错误如表26-1所示。

表26-1 违反该规则逻辑错误

规则对象	论证规则	违反规则所犯的逻辑错误
论题	1. 论题应当明确	论题不明
	2. 论题应当保持同一	转移论题或混淆论题
论据	3. 论据应当是已知为真的判断	虚假理由或预期理由
	4. 论据的真实性不能靠论题的真实性来论证	循环论证
论证方式	5. 从论据应能推出论题	推不出

六、论证的作用

(1)论证是提出科学假说的重要手段。任何科学假说的提出,都是在事实材料和已知科学原理的基础上通过逻辑论证来实现的。只有经过论证的假说,才有可能不被看作盲目猜测,而成为探索真理的阶梯。

(2)逻辑证明是实践证明的辅助工具。实践的触角一时伸展不到的方面,我们可以做逻辑判断。居里夫人发现镭,鲁班发明锯子,伽利略推翻"物体下落时其重力与速度成正比"的论断,都曾受益于逻辑证明,但最终验证还得靠实践。

(3)论证有助于传播真理。

(4)论证有助于批驳谬误。

(5)论证有助于提高论文写作水平。

第二节 证 明

一、证明的定义

证明是指用已知的真的命题确定另一个命题为真的思维过程。

例：吸烟是有害健康的,因为凡能产生有毒物质的都有害于健康,而吸烟能产生有毒物质。

这是一个证明,它用"凡能产生有毒物质的都有害于健康"和"吸烟能产生有毒物质"这两个已知为真的命题,通过推理来确定"吸烟是有害健康的"这个命题为真。

二、证明的种类

（一）根据证明所运用的推理形式的不同进行分类

1. 演绎证明

演绎证明一般称作演绎论证,是指运用演绎推理形式所进行的论证,即用一般性论据去论证特殊性论题的方法。其思维过程是用一般来证明特殊。

例：动物总是会死的,人是动物,所以人也会死。

这是一个典型的运用演绎推理得出所要证明结论的模式。在演绎证明过程中,只要大前提、小前提为真,结论就必然为真。

2. 归纳证明

归纳证明又称归纳论证,是指运用归纳推理形式所进行的论证,即以个别判断作为论据来证明一般性命题的真实性。其思维过程是由具体到一般。例如,公共卫生事件的抽样调查只观察了总体中的一部分对象,以一部分对象的观察结果来反映总体情况。这种由具体到一般的推理过程就是典型的归纳证明。

3. 类比证明

类比证明也称类比论证,是指运用类比推理形式所进行的论证,即以特殊判断作为论据来证明特殊命题的真实性或可能性。其思维过程是由特殊到特殊。例如,医学科研中的科研假设就是运用类比证明来建立研究假设的。

（二）根据运用的证明方法不同进行分类

1. 直接证明

直接证明是指用论据的真实直接从正面论证论点真实的证明方式,也就是按照推理规则,由论据的真实性或者可接受性合乎逻辑地推出论点的真实性或者可接受性。

以上所举例子都是直接证明的例子。

2. 间接证明

间接证明是指通过证明与原论题相矛盾但不与原命题同假的其他命题的假,根据排中律,间接地确定论题真实性的证明方式。间接证明包括反证法和选言证明法。

（1）反证法。反证法又叫假言证法,是指通过证明与论题相矛盾的判断的虚假来证明论题真实性的方法。

反证法的一般步骤是:第一,设与原命题相矛盾的反命题。第二,论证反论题为假。通常都是以反命题为前件构成一个充分条件假言命题,并以此为前提构成一个充分条件假言三段论的否定后件式,由于后件假,从而推出前件假。第三,根据排中率,由反论题假确定原命题必真。

反证法论证过程简明,对论题的论证不容置疑,应用范围广泛。在遗传咨询中,以运用反证法对单基因遗传病遗传方式进行判断为例,应用反证法可快捷地判断遗传病的遗传方式,有利于进一步展开遗传咨询工作。

（2）选言证明法。选言证明法也称排他法或穷举法,是运用选言推理的否定肯定式,首先证明与原命题相关的其他可能性论断都不成立,然后确定论题为真的一种间接证明方法。

选言证明法的一般步骤为:第一,把论题及与论题不相容的其他论断作为选言肢构成选言命题;第二,证明除论题外的其他各选言肢都不成立;第三,根据选言推理否定肯定式规则,推出论题为真。

可见,选言证明法是一个由否定假到肯定真的思维过程。例如,在建立因素与事件假设中的排除法就属于选言证明法。

第三节 反 驳

一、反驳的定义

反驳是指用一个或一些真实判断确定另一个判断的虚假性或确定论证不能成立的思维过程。也可以说,反驳就是人们常说的揭露谬误的过程。证明是求真,反驳是斥假。反驳可以看作是一种特殊形式的证明。

二、反驳的构成

反驳由反驳的论题、反驳的论据、反驳方法三部分构成。

反驳的论题即被确定为虚假的判断,也就是通常说的"论敌"的论题。反驳的论据即用来作为反驳根据的判断,它可以确定对方论据的虚假性。反驳论证方法即反驳中所运用的推理形式,就是指出某一论证的论据和论题之间没有逻辑联系,犯了"推不出"的逻辑错误。

二、反驳的种类

（一）根据反驳中所采用的推理形式进行分类

1. 演绎反驳

演绎反驳是指运用演绎推理形式来确定敌方论题的虚假性。例如,应用科学理论研究的一般概念来驳斥"流行病学数学模型就是流行病学理论研究"这一错误观点。

2. 归纳反驳

归纳反驳是指应用归纳推理形式来确定敌方论题的虚假性。例如,20世纪80年代,有的学者提出了"中国存在食物型地方性氟中毒"的观点。一些学者用大量的事实驳斥了这一观点,最后证实中国不存在食物型地方性氟中毒。这个反驳运用的是简单枚举归纳推理,通过大量的事实反驳了对方的观点。

事实上,归纳反驳一般都是和演绎反驳结合在一起运用的。

3. 类比反驳

类比反驳是指应用类比推理形式来确定论题的虚假性。

例:

有个妻子报案时称,她丈夫被火意外烧死了。法医曾做过一则实验,把一头活着的猪和一头死猪同时扔进火中,实验结果显示,活着的猪被投进火中烧死后口鼻中有大量烟灰,而死后的猪被投进火中后口鼻中没有烟灰。通过类比,如果死者是被大火烧死,那么他的口鼻中应有烟灰留下,但法医经解剖发现,死者口鼻中并没有烟灰,所以死者在发生火灾之前已经死亡,可以判定为他杀。

此案例中法官对关于"丈夫被火意外烧死"这一命题的反驳,运用的就是类比反驳。

(二) 根据反驳中所针对的论证要素的不同进行分类

1. 反驳论题

反驳论题是指以某一论证的论题为驳斥对象,通过反驳确定其为假。这是最有利的一种反驳方法。一旦要反驳的论题被驳倒,反驳目的就达到了。

上文所述归纳反驳中的例子就是针对论题进行反驳的。

2. 反驳论据

反驳论据是指以某一论证的论据为驳斥对象,通过反驳确定其为假,并由此确定该论题未被证明。

例:

甲:冠状病毒性肺炎就是有传染性的非典型性肺炎。

乙:衣原体肺炎、支原体肺炎、其他病毒性肺炎等都是非典型性肺炎,并且都有传染性。所以,冠状病毒性肺炎不应被称作传染性非典型性肺炎。

3. 反驳论证方式

反驳论证方式是指以某论证的论证方式为驳斥对象,通过反驳,确定其论题与论据之间没有必然的逻辑关系,由论据推不出论题。

例:

甲:医生,我发烧了,最近流行"非典",我一定得了"非典"。

乙:如果真的患了"非典",一定会发烧。但发烧并不一定就是患上"非典"。所以,你不一定是得了"非典"。

值得注意的是,驳倒了论证方式,并不等于驳倒了该论证的论题。驳倒了对方的论证方式,只能说明由对方的论据推不出论题,而不能说明该论题是假的。

(三) 根据反驳方法的不同进行分类

1. 直接反驳

直接反驳是指用论据直接确定被反驳论题为假的思维方式。

上文所述归纳反驳中的例子就是直接反驳。

2. 间接反驳

间接反驳是指通过论证另一个与被反驳的判断具有矛盾关系或反对关系的判断的真实性，从而确定原来被反驳的判断为虚假的思维方式。它一般包括独立证明反驳法和归谬法两种形式。

（1）独立证明反驳法：是指通过独立证明一个与被反驳论题相矛盾或相反的判断的真实性，然后根据矛盾律，间接确定被反驳论题虚假性的反驳方法。

例如，有人说中医是伪科学。如果中医是伪科学，那么中国古代几千年的医疗实践总结出的成果就是谬误的，那样就违背了实践出真知的真理。照此逻辑，中医学怎么可能有几千年的发展进步？这是思想狭隘闭塞的表现。

（2）归谬法：是指首先假定被反驳的论题是真实的，然后从这种假定中推出荒谬的结论或逻辑矛盾，进而确定反驳论题虚假性的反驳方法。

例如，上文所述类比反驳中的例子同样是一个典型的归谬法反驳的例子。

三、间接反驳与反证法的区别

首先，二者的作用不同。间接反驳用来确定某一判断的虚假性；而反证法用来确定某一判断的真实性。其次，二者的理论根据不同。间接反驳是通过确定与被反驳判断相矛盾或者相反的判断为真，再根据矛盾律确定被反驳判断的虚假性；而反证法则是通过确定反论题为假，再根据排中律确定原论题为真。由于二者的理论依据不同，间接反驳中独立论证为真的判断与被反驳的判断可以是矛盾关系，也可以是反对关系，但反证法中的反论题与原论题之间只能是矛盾关系，而不能是反对关系。

四、归谬法与反证法的关系

（一）归谬法与反证法的联系

反证法是通过确定反论题的假来间接确定论题的真实性，在确定反论题时，常常会运用归谬法。据此，我们可以讲，反证法中运用了归谬法，归谬法是为反证法服务的。

（二）归谬法与反证法的区别

首先，二者的应用目的不同。反证法用于论证，其目的在于确定某一判断的真实性；归谬法用于反驳，其目的在于确定某一判断的虚假性。其次，二者的结构不同，反证法的结构比归谬法的结构复杂。反证法需要设反驳题，归谬法则不需要设反论题；反证法需要运用排中律，由确定反论题为假间接地确定论题为真；归谬法则不用排中律，它根据充分条件假言推理的否定后件式直接推出被反驳的论题为假。

第四节 谬 误

一、谬误的定义

谬误有广义和狭义之分。广义的谬误是指人们在思维和语言表达中一切与实际不相符的认识;狭义的谬误是指人们在推理和论证过程中违反逻辑规律、规则而产生的逻辑错误。本书所讨论的是狭义的谬误。

二、谬误的种类

"谬误"一词的英文为 fallacy。就谬误作为一种逻辑错误而言,诡辩乃是其最恶劣的表现。

逻辑谬误可以分为形式谬误和非形式谬误。

所谓形式谬误,是指在思维形式的推导过程中直接违反演绎推理规则的一种谬误。例如,肯定后件式的充分条件假言直言推理、肯定否定式的相容选言推理、中项不周延的三段论等。

所谓非形式谬误,是指除了形式谬误之外的逻辑错误。非形式谬误常常牵涉具体的语义、语境等思维的内容方面,它包括歧义性谬误、关联性谬误、论据不足的谬误。下面着重介绍非形式谬误。

三、几种常见的非形式谬误

非形式谬误泛指并非由于逻辑形式上的不正确而产生的谬误,而是由于推理中一切语言的歧义性或者前提(论据)对结论(论题)的不相关性或不充分性而产生的谬误。非形式谬误分为以下三种:

(一)歧义性谬误

歧义性谬误是指在确定的语言环境下,没有保持语言所使用的词项、命题的确定性而产生的各种谬误。主要有下面几种歧义性谬误:

(1)语词歧义:是指对同一语词在不同意境下使用而引起的逻辑错误。

例:事物的终了意味着它的完善,死是生命的终了,所以,死意味着生命的完善。

(2)语句歧义:是指由句子语法结构的不确定而产生的对同一语句做不同意义的理解而产生的逻辑错误。

例:算命先生给人算卦后说:"父在母先亡。"

(3)语音歧义:是指对同一句子通过重音来强调其中不同部分而衍生出不同的意义理解而出现的逻辑错误。

例:我们不应当背后议论我们的朋友的缺点。

(4)合举与分举:是指由于混淆整体属性与各部分属性而做出错误的推论。例如,由某校是一流学校,推出该校的某教师是一流教师;或者反方向推论。

（二）关联性谬误

关联性谬误是指从语言、心理上相关而不是在逻辑上相关的前提出发进行推理，导致论据与结论没有逻辑关联性的逻辑错误。这类谬误表现众多，常见的有下列几种：

（1）诉诸起源：指通过某个理论、观点或事物的来源好坏来论证它们成立与否或好坏。

例：龙生龙，凤生凤，老鼠的儿子打地洞。

（2）诉诸无知：是一种以无知为论据而造成的谬误。

例：鬼肯定有的，因为没有人能证明鬼不存在。

（3）诉诸武断：指既未提出充分的论据，也未进行必要的论证，就主观做出判断。

例：看你艳如桃李，岂能无人勾引？年正青春，岂能冷若冰霜？

（4）诉诸权威：指不加分析地以某名人的言行为论据来证明论题的正确性。

例：铁块肯定比鹅毛先落地，因为这是亚里斯多德说的。

（5）诉诸怜悯：指仅以认定某人某事值得同情为理由而得出结论。

例：他家庭生活很困难，就不要判刑了。

（6）诉诸感情：指仅仅利用听众的私利和信任，用煽动性的言辞诱惑别人接受自己的理论和观点。

例：像我这样的人，难道你还不相信我的话吗？我难道会让你们吃亏吗？

（7）诉诸暴力：指借助于威胁和恫吓以迫使对方接受其论题。例如，"文化大革命"时期流行的上纲上线。

（8）人身攻击：指在论辩中用攻击论敌的个人品质等手段来代替具体的论证。

例：法官，他刚刑满释放，其证词可信吗？

（9）因人纳言或废言：指在论辩过程中，仅仅根据自己对立论者的喜好或厌恶，就对立论者的论点加以赞同或否定。

（三）论据不足的谬误

（1）轻率概括的谬误：指在归纳推理中，由个别特例推出一个普遍必然性的全称命题而产生的谬误。

（2）平均数谬误：指基于平均数的假象引申出一般性结论的谬误。

（3）错误抽样的谬误：指在归纳推理中，由于抽样片面、样本不具有代表性而造成的谬误。

（4）虚假相关的谬误：指把两类并非真正相关的事件误认为是相关事件而得出的错误结论。

（5）赌徒谬误：指由于意识不到独立事件的独立性而做出的错误推论。

四、识别与避免谬误的意义

逻辑谬误，不管是形式的还是非形式的，都是违反逻辑规律的要求和相应逻辑规则的，它们都是不正确思维的表现。研究谬误问题，有助于识别谬误、防止谬误，从而保证逻辑思维的正确。

（张绍艳、秦雅楠编写）